遗传病基础知识 436 问

主　　编　张　学
副主编　刘雅萍
参编人员（按姓氏笔画排序）

王蓉蓉	卢超霞	申育奇	白　晓	司　锘
刘克强	刘雅萍	孙　淼	李佳成	杨　威
杨　俊	汪　涵	张　学	陈　晨	孟晓露
赵秀丽	赵熙萌	柳　青	黄　佳	曹丽华
商　靓	韩士瑞	舒　适	雷星星	

中国协和医科大学出版社

图书在版编目（CIP）数据

遗传病基础知识436问／张学主编．—北京：中国协和医科大学出版社，2018.1
ISBN 978－7－5679－1000－3

Ⅰ.①遗…　Ⅱ.①张…　Ⅲ.①遗传病－基本知识－问答　Ⅳ.①R596－44

中国版本图书馆CIP数据核字（2017）第324874号

遗传病基础知识436问

主　　编：张　学
责任编辑：田　奇

出版发行：**中国协和医科大学出版社**
　　　　　（北京市东城区东单三条9号　邮编100730　电话010－65260431）
网　　址：www.pumcp.com
经　　销：新华书店总店北京发行所
印　　刷：三河市华晨印务有限公司

开　　本：710×1000　1/16
印　　张：14
字　　数：260千字
版　　次：2018年1月第1版
印　　次：2020年11月第10次印刷
定　　价：28.00元

ISBN 978－7－5679－1000－3

（凡购本书，如有缺页、倒页、脱页及其他质量问题，由本社发行部调换）

前　言

　　出生缺陷严重影响我国人口素质，给家庭和社会带来沉重负担，是影响经济发展和人们正常生活的社会问题。遗传因素（单基因病、染色体畸变和多基因病）是造成出生缺陷的主要原因之一。

　　随着科技的发展与进步，精准医学的提出，基因检测的普及，基因治疗药物的上市，我们身处在一个"基因组医学"时代。对人类基因组越来越详尽的解读，使人们对疾病的认识提升到了一个新的高度。因此，在出生缺陷干预工程实施中，遗传学基础知识的更新与普及、进一步加强遗传学知识的应用能力，是临床医生迫切需要的。

　　本书以遗传学基本概念、基础知识、基本原理到遗传病这样从浅入深、从点到面的层次展开，采用提出问题、用通俗易懂的语言回答问题的形式，全面覆盖出生缺陷、染色体与染色体畸变、基因与基因组、遗传变异与基因突变、孟德尔遗传方式、线粒体遗传、群体遗传、肿瘤与遗传、多因子病、免疫与遗传、药物代谢与遗传、遗传病诊断、遗传病治疗、遗传咨询以及人体主要系统遗传病等相关问题，旨在对遗传病预防与干预中涉及的主要遗传学问题进行系统的阐述，突出各个环节中的遗传咨询问题，从而提高基层临床医生遗传学知识及应用能力，使他们更有效地贯彻出生缺陷干预工程的实施。

　　为做好"出生缺陷干预救助项目：出生缺陷宣传和健康教育"工作，在中央专项彩票公益金的支持下，由中国出生缺陷干预救助基金会与中国医学科学院基础医学研究所共同编写本书。本书的编写团队是由张学教授带头组成的教学团队，该团队主要成员在相关领域从事研究和教学工作多年，具有较深的专业造诣。在编写过程中，也尽可能保证知识的系统性、全面性及通俗性。该教材主要定位于基层临床医学工作者，但其具有的广度和深度，也是不同层次、不同需求的从事医学遗传学研究、教学和临床医生们值得一读的工具书。

编　　者

2018. 1. 5

目 录

第一部分　遗传学基本概念

第二部分　遗传病相关基础知识

第三部分　遗传病举例

第一部分　遗传学基本概念

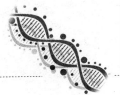

1. 遗传病（genetic diseases）

遗传病是指由遗传物质改变而引起的疾病。全部具有典型细胞结构的生物的遗传物质都是 DNA。遗传物质的改变包括数量、结构和功能的改变。

2. 染色体病（chromosomal abnormalities）

染色体病是染色体结构或数目异常引起的一类疾病，常表现为复杂的综合征。

3. 单基因病（single-gene disorders）

由单个基因突变所致的遗传病，按照遗传方式的不同包括常染色体显性遗传病、常染色体隐性遗传病、X 连锁显性遗传病、X 连锁隐性遗传病以及 Y 连锁遗传病。

4. 多因子病（multifactorial disorders）

多基因病是指遗传基础不是单个基因，而是涉及多个基因，同时还有环境因素的作用的人类常见病。通常也称为多因子病，一般有家族史。

5. 体细胞遗传病（acquired somatic genetic disease）

体细胞中的遗传物质发生改变引起的遗传病称为体细胞遗传病。其突变发生在体细胞中，因此一般不向后代传递。这类疾病一般指肿瘤。

6. 线粒体遗传病（mitochondrial diseases）

由线粒体 DNA 缺陷引起的疾病称为线粒体遗传病。由于受精卵中线粒体几乎全部来源于母亲，因此这类疾病呈现母系遗传的特点，男性不会把线粒体遗传病传递给子代。

7. 染色质（chromatin）

是细胞间期遗传物质的存在形式，是细胞间期核内伸展开的 DNA 蛋白质纤维。

8. 染色体（chromosome）

是细胞分裂中期遗传物质的存在形式，是高度螺旋化的 DNA 蛋白质纤维，是间期染色质结构紧密盘绕折叠的结果。

9. 染色单体 （chromatid）

通过染色体复制形成，由同一着丝粒连接在一起的两条遗传物质一样的染色体组分。

10. 常染色质 （euchromatin）

细胞间期螺旋化程度低，呈松散状，染色较浅而均匀，具有转录活性的染色质，常位于间期细胞核的中央部位。

11. 异染色质 （heterochromatin）

细胞间期螺旋化程度较高，呈凝集状，染色较深，很少进行转录或不具有转录活性的染色质，常分布在核膜内表面。包括组成性（专性）异染色质和功能性（兼性）异染色质。

12. 着丝粒 （centromere）

染色体上的特定部位，细胞分裂时出现的纺锤丝附着的位置，主要由 DNA 重复序列组成。

13. 端粒 （telomere）

是位于染色体末端的结构，其 DNA 由短而简单的串联重复序列组成。

14. 同源染色体 （homologous chromosome）

大小、形态、结构相同，一条来自父方，一条来自母方的一对染色体。

15. 姐妹染色单体 （sister chromatin）

染色体在细胞有丝分裂间期自我复制，形成由一个着丝点连接的两条完全相同的染色单体。

16. 联会 （synapsis）

减数第一次分裂前期，同源染色体在相同部位上准确配对的过程称联会。

17. 联会复合体 （synaptonemal complex）

联会过程中配对的同源染色体之间形成一种蛋白质的复合结构，称联会复合体。

18. 染色体组 （chromosome set）

人类等二倍体生物的每一个正常精子或正常卵子的全部染色体。

19. 单倍体 （haploid）

正常人配子的染色体组（基因组）含有 22 条常染色体和一条性染色体（X 或 Y）即 22＋X 或 22＋Y，称单倍体。

20. 二倍体 （diploid）

精子、卵子结合后形成的受精卵含有二个染色体组，称二倍体。

21. 染色体数目异常 （chromosomal numerical abnormalities）

如果人类体细胞的染色体数目超出或少于二倍体数，例如，某一号染色体有一条或多条发生增减，或染色体组成倍性增加，称染色体数目异常。

22. 整倍体 （euploid）

具有一套或几套整倍数染色体组的细胞和个体；染色体数目整组增加或减少。

23. 非整倍体 （aneuploid）

体细胞中的染色体不是二倍体，而是比二倍体少一条或多一条至几条染色体，也可以是缺少或增加了染色体的片段，这样的细胞或个体即称非整倍体。这是临床上最常见的染色体异常。

24. 亚二倍体 （hypodiploid）

染色体数目少于二倍体数。缺失一条染色体的那对染色体将构成单体性（monosomy）。典型病例为 45，X 的女性性腺发育不全（Turner 综合征）。

25. 超二倍体 （hyperdioploid）

染色体数目多于二倍体数，即同源染色体不是两条，而是三条、四条，故称超二倍体。多出一条染色体的那对染色体便构成三体性（trisomy）。典型病例为染色体 21 三体（trisomy 21）的唐氏综合征。这是人类最常见的染色体数目畸变类型。

26. 染色体不分离（chromosomal nondisjunction）

在细胞分裂进入中、后期时，如果某一对同源染色体或姐妹染色单体未分别向两极移动，却同时进入一个子细胞中，结果母细胞所形成的两个子细胞中，一个将因染色体数目增加而形成超二倍体，另一个细胞则由于染色体数目减少而形成亚二倍体。这一过程称染色体不分离。染色体不分离可发生于配子形成时的减数分裂过程中，称减数分裂不分离（meiotic nondisjunction）。染色体不分离发生于受精卵的卵裂早期或体细胞的有丝分裂过程中，称有丝分裂不分离（mitotic nondisjunction）。

27. 染色体结构畸变（chromosomal structural abnormalities）

染色体的断裂（breakage）和断裂后的重接（rejoin）是结构畸变的基础。如果某条染色体在发生断裂后在原位重接，将不引起遗传效应；如果染色体发生断裂后，未发生原位重接，将引起各种染色体结构畸变，又称染色体重排（chromosomal rearrangement）。

28. 相互易位（reciprocal translocation）

也称平衡易位（balanced translocation）。即两条非同源染色体各自断裂，断片与带着丝粒的片段相互交换重接，大多无遗传物质丢失，一般不会产生遗传效应。相互易位的携带者产生配子时形成特殊的 holiday 结构，形成一定比例的染色体异常配子。

29. 罗伯逊易位（Robersonian translocation）

两条近端着丝粒染色体之间的相互易位称为罗伯逊易位。两条近端着丝粒染色体在着丝粒处断裂后形成两条衍生染色体。一条由两者的长臂构成，几乎具有全部遗传物质；而另一条由两者的短臂构成，常丢失。

30. 等臂染色体（isochromosome）

染色体单体在减数分裂Ⅱ时发生横向分离导致短臂和短臂在一起，长臂和长臂在一起，从而形成染色体短臂等臂或染色体长臂等臂染色体。

31. 莱昂假说（Lyon hypothesis）

由英国女科学家 Mary Lyon 提出，女性两条 X 染色体中的一条随机失活，失活发生在胚胎发育早期15～16天，之后由其产生的子细胞中失活 X 染色体都是同一条，即失活之后是恒定的。

32. 基因组（genome）

是生物体内遗传信息的集合，是某个特定物种细胞内全部 DNA 分子的总和。人类基因组包括核基因组和线粒体基因组。

33. 小卫星 DNA（minisatellites DNA）

又称为可变数目的串联重复（variable numbers of tandem repeats，VNTRs），是指人类基因组中 20～200bp 大小 DNA 片段的重复单元，在群体中其重复次数呈多态性。

34. 微卫星 DNA（microsatellites DNA）

又称简单序列重复（simple sequence repeats，SSRs）或短串联重复（short tandem repeats，STRs），是指人类基因组中 2～6bp 大小 DNA 片段的重复单元，在群体中其重复次数呈多态性。

35. 单核苷酸多态性（single nucleotide polymorphisms，SNPs）

是指人类基因组中单个核苷酸 A、T、G 或 C 的改变而引起的 DNA 序列的改变。包括单个核苷酸的转换（transition）、颠换（transversion），也包括单个核苷酸的缺失（deletion）和插入（insertion）；其中 2/3 是 C 到 T 转换。SNP 在人类基因组中大约占 90% 以上，形成了物种（包括人类）之间基因组的多样性。限制性片段长度多态性（restriction fragment length polymorphisms，RFLPs）实质上也是一种 SNP。

36. 拷贝数变异（copy number variation）

是指人类基因组中大片段非重复 DNA 序列的缺失或重复；该片段长度至少 1kb，平均长度 250 kb；约占人类基因组 12%，由基因组重排所致。

37. 基因（gene）

位于染色体上由 DNA 组成的遗传功能单位，由调控序列、转录序列和（或）其他功能序列组成。其产物为蛋白质或 RNA 分子。

38. 外显子（exon）

DNA 编码序列出现于成熟信使 RNA 分子中。

39. 内含子（intron）

DNA 非编码序列，翻译之前从成熟信使 RNA 分子中移除。

40. 基因座（locus）

同源染色体上某一基因所在的位置。

41. 等位基因（allele）

位于一对同源染色体的相同位点上控制某一性状的不同形式的基因。

42. 基因型（genotype）

控制各种表现型的遗传组成，如 GG、Rr、Ss、Tt。

43. 表现型（phenotype）

生物体某特定基因所表现的性状（可以观察到的各种形体特征、基因的化学产物、各种行为特征等）。

44. 纯合子（homozygote）

具有相同等位基因的个体，如 GG、rr。

45. 杂合子（heterozygote）

具有一个正常基因（野生基因）和一个突变基因的个体，如 Rr、Ss、Tt 等。

46. 双重杂合子（double heterozygotes）

在两个不同基因座均为杂合子的个体，如 AaBb。

47. 复合杂合子（compound heterozygotes）

一对等位基因具有不同的突变形式的个体，又称为遗传复合体（genetic compound）。

48. 系谱图（pedigree）

以图解的方式提供家系中各种信息，广泛应用于病人的记录。系谱可以准确而有效地记录家族史，一目了然地显示家族成员之间的关系。根据系谱特征可以判断疾病的遗传方式，是否符合孟德尔遗传规律，用于遗传咨询中个体亲缘系数的计算、患病风险的计算和基因定位中的连锁分析。

49. 先证者（proband）

对某个遗传性状进行家系调查时，家系中第一个被确诊的病人。

50. 常染色体显性遗传（autosomal dominant inheritance）

致病基因位于常染色体上、杂合子即发病的一种单基因病遗传方式。

51. 常染色体隐性遗传（autosomal recessive inheritance）

致病基因位于常染色体上、杂合子不发病、致病基因纯合子发病的一种单基因病遗传方式。

52. X 连锁显性遗传（X-linked dominant inheritance）

致病基因位于 X 染色体上、杂合子（男性半合子）即发病的一种单基因病遗传方式。

53. X 连锁隐性遗传（X-linked recessive inheritance）

致病基因位于 X 染色体上、女性纯合子（男性半合子）发病的一种单基因病遗传方式。

54. Y 连锁遗传（Y-linked inheritance）

致病基因位于 Y 染色体上的一种单基因病遗传方式。

55. 母系遗传（maternal inheritance）

即线粒体遗传，由于受精卵的线粒体几乎全部来源于母亲，因此呈母系遗传，即女性病人的子代全部患病，而男性病人的子代全部都不患病。

56. 单倍剂量不足（haploinsufficiency）

二倍体生物中，杂合子即出现某种病理表型，即一半正常基因表达的产物不足以维持正常的基因功能，导致疾病或者不正常表型的产生，这种现象称为单倍剂量不足。

57. 显性负效应（dominant negative effect）

杂合子中，突变等位基因的产物不仅没有正常功能，而且干扰另一条正常等位基因产物的功能，因此，相比"单纯的没有该基因产物"，这种杂合子出现了更严重的病理表型。这种现象称为显性负效应。

58. 外显率（penetrance）

是指在一个群体中有致病基因的个体中，表现出相应病理表型人数的百分率。

59. 表现度（expressivity）

是指一种致病基因的表达程度，可以有轻度、中度和重度的不同，称为可变的表现度。

60. 亲缘系数（relationship coefficient）

有共同祖先的两个人，在某一位点上具有相同基因型的概率。亲子、同胞之间由于继承的关系，其基因相同的可能性为1/2，即亲缘系数为0.5，他们之间称为一级亲属（first degree relatives）。同理，祖父母、外祖父母、叔、伯、姑、舅、姨和某个人之间基因相同的可能性为1/4，亲缘系数为0.25，称二级亲属（second degree relatives）。堂兄妹、表兄妹之间基因相同的可能性为1/8，亲缘系数为0.125，称为三级亲属（third degree relatives）。

61. 近亲（consanguinity）

是指在3~4代之内有共同祖先的个体他们之间由于继承的关系，基因相同的可能性比无关个体之间要高得多。

62. 遗传异质性（genetic heterogeneity）

同一基因座不同形式的突变等位基因或不同的基因座导致相同/相似临床表型的现象。包括基因座异质性（Locus heterogeneity）如先天性耳聋和视网膜色素变性；及等位基因异质性（Allelic heterogeneity）如囊性纤维化。

63. 基因多效性（pleiotrophism）

一个基因可以导致多器官系统受累的不同表型，即单个基因可产生多种临床效应。

64. 遗传早现（genetic anticipation）

一些遗传病在连续几代中有发病年龄越来越早，且病情越来越严重的现象称为遗传早现。遗传早现是三核苷酸重复扩展疾病的特征。

65. 遗传印记（genetic imprinting）

等位基因的表达与否取决于亲本来源的现象，即由双亲性别决定的基因功能上的差异，又称为亲代印记（parental imprinting，PI）。印记是发生在基因组中某些特定区域的一种正常过程，与亲本之一生殖系的表观遗传标记相关。遗传印记导致基因的单等位基因表达，或有些情况下，涉及印记区域内的多个基因。

66. 修饰基因（modifier gene）

某些基因并不能直接导致某种遗传性状的出现，它通过与致病基因在同一相关或并行的生物通路中相互作用而影响给定基因型的表型。这种影响可以是增强（导致更严重的表型）或抑制（使表型减轻）。可以潜在改变基因多效性（一个基因可以导致多器官系统受累的不同表型），导致表型的不同组合。

67. 基因组病（genomic disorders）

拷贝数变异即基因组中特定区域拷贝数的改变（亚显微水平的基因组上的微缺失或微重复）所导致的人类疾病称为基因组病。

68. 单亲二体（uniparental disomy）

二倍体生物中，来自父母一方的染色体片段被另一方的同源部分取代，或者一个个体的两条同源染色体都来自同一亲体。

69. 微缺失综合征（microdeletion syndrome）

用普通光学显微镜无法检测到的染色体水平的微小缺失，通常涉及多个基因共同导致综合征。可用荧光原位杂交（FISH）或微阵列比较基因组杂交（aCGH）检测出。

70. 密码子（genetic code）

mRNA 每相邻的三个核苷酸变成一组，在蛋白质合成时，代表某一种氨基酸。

71. 错义突变（missense mutation）

错义突变是点突变的一种，是指经碱基替换后，mRNA 上编码某种氨基酸的三联密码子变成了另外一种氨基酸的密码子，引起多肽链上某一氨基酸种类的改变。

72. 无义突变（nonsense mutation）

无义突变属于点突变的一种，由于某个碱基的改变导致终止密码子提前出现，从而使肽链合成提前终止，产生截短的、通常没有正常功能的蛋白产物。

73. 同义突变（samesense mutation）

又称沉默突变（silent mutation），由于生物的遗传密码子存在兼并现象，即在某一碱基发生改变后，尽管改变了原有三联遗传密码子的碱基组成，但是编码的氨基酸依然保持不变，也就是说新、旧密码子编码相同的氨基酸，此现象称同义突变。

74. 剪接突变（splicing mutaiton）

真核生物的基因在转录过程中，都需要经过剪接，将前体 mRNA 中内含子部分去掉，形成成熟的 mRNA。在所有发生剪接的序列中，每个内含子与外显子交界处都有几个高度保守的碱基（GT-AG 法则），它们对于剪接位点的识别以及剪接的效率有着重要的作用。当这些位点发生突变，前体 mRNA 的剪接方式会发生改变，称为剪接突变。

75. 整码突变（in-frame mutation）

DNA 序列插入或缺失了一定数量（3 的整倍数）的核苷酸，该基因开放阅读框（ORF）并不发生改变的一种突变类型。

76. 移码突变（frameshift mutation）

移码突变是指由于 DNA 序列插入或缺失了一定数量（非 3 的整倍数）的核苷酸，造成该基因开放阅读框（ORF）完全改变的一种突变类型。

77. 动态突变（dynamic mutation）

指基因组内一些简单（如三核苷酸）串联重复序列的重复拷贝数在每次减数分裂/有丝分裂过程中增多或减少。如某些遗传性神经系统疾病家系，三核苷酸重复序列拷贝数增加超过一定数目后可致病。

78. 新生突变（de novo mutation）

个体所携带的突变不是由亲代传递而是在配子发生或胚胎发育过程中发生的突变称为新生突变。新生突变事件发生的时间早晚决定该突变是否存在于所有或部分生殖腺细胞，从而决定其是否可以传递下去。

79. 嵌合（mosacism）

个体或其特定组织的细胞有不同的遗传组成、染色体结构或数目称为嵌合。包括体细胞嵌合和生殖腺嵌合。嵌合是由于胚胎发育过程中有丝分裂发生错误造成的。

80. 生殖腺嵌合（gonadal/germline mosaicism）

个体产生的配子可能有不同的遗传组成、染色体结构或数目。

81. 体细胞嵌合（somatic mosaicism）

个体不同组织有不同的遗传组成、染色体结构或数目。

82. 假常染色体区（pseudoautosomal region）

人类 X 和 Y 染色体的长臂端及短臂远端有高度同源的区段，此区域可发生减数分裂配对和染色体互换。

83. 遗传度（heritability）

多基因遗传病由遗传因素和环境因素共同作用所致，其中遗传因素的作用大小称为遗传度。

84. 易感性（susceptibility）

由遗传基础决定的一个个体是否易于患病的风险。

85. 易患性（liability）

多基因遗传病中，由遗传基础和环境因素共同决定一个个体患病可能性的大小。

86. 连锁不平衡（linkage disequilibrium）

也称等位基因关联。在某一群体中，不同座位上某两个等位基因出现在同一条单体型上的频率与预期的随机频率之间存在明显差异的现象。

87. 比较基因组杂交 （comparatice genome hybridization）

是一种将消减杂交和 FISH 相结合，用于检测两个（或多个）基因组间相对 DNA 拷贝数变化，并将这些异常定位在染色体上的技术。通过以被检组织的基因组 DNA 为杂交检测样本，以正常组织的 DNA 样本为参照，分别用不同颜色的荧光标记，两者按 1：1 混合，与正常细胞中期染色体进行杂交（反向原位杂交），再通过检测两种颜色的荧光强度，根据颜色比例、强度来显示基因组结构状况。

88. 遗传平衡定律 （Hardy-Weinberg equilibrium law）

该定律需要符合以下条件：①一个很大的群体；②随机婚配而非选择性婚配；③没有自然选择；④没有新突变发生；⑤没有大规模的迁移。该定律基于一个原则：群体中的基因频率和基因型频率在世代传递中保持不变。数学表达式：$(p+q)^2$，即 p^2（AA）$+2pq$（Aa）$+q^2$（aa）$=1$。

89. 杂合性丢失 （loss of heterozygosity，LOH）

导致某一特殊基因正常的两个成对等位基因出现不同的基因组变化；常反应该基因的一个等位基因的部分或全部基因组序列缺失。LOH 一般与肿瘤的抑制基因（如 p53）有关，在两个等位基因都存在时，会抑制恶性肿瘤的发生。而当一个等位基因明显异常或缺失时（另一个等位基因已经处于没有活性的状态）不再有抑制功能，细胞就转化为癌细胞。另外一种对杂合性丢失的理解是，杂合子同源染色体上的等位基因，其中一个等位基因的部分或全部基因组序列常丢失，导致该等位基因不能表达，表现为未丧失的等位基因的纯合子性状。

90. 全基因组关联分析 （genome-wide association study）

关联分析（病例–对照研究）是指比较病人和对照组之间某一变异在频率上的差异，当该变异的频率在两组之间有显著差异时，即为关联。而全基因组关联分析（GWAS）是将全基因组范围内的变异进行的病例–对照研究。GWAS 是研究常见病（多基因病）遗传易感性一种常用且有效的方法。

第二部分　遗传病相关基础知识

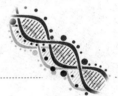

一、遗传病的概念

91. 什么是遗传?

遗传 (heredity) 就是将表型性状从亲代传递给子代。在这一过程中，子细胞或有机体获得了亲代细胞或有机体的性状。通过遗传的过程，个体所表现出的变异可以累积并且通过特定表型的自然选择而引起一些物种的进化。

例如，新生儿的诞生往往在亲朋好友的祝福声中被评判："哇，真是太像妈妈了!"或者"仔细一看跟爸爸也很像啊。"这种"亲代相传"的现象正是上述遗传现象的体现。

遗传获得的性状是由基因控制的，称为基因型 (genotype)。一整套可观察到的结构和行为的性状统称为表型 (phenotype)。表型是基因型与环境相互作用产生的。不是所有的表型都可遗传。例如，太阳照射造成的棕色肤色就是一个人的表型与环境相互作用的结果。所以，这种肤色并不会从父母传给子女。但是，有些人比其他人更容易被太阳晒黑，这是由他们的基因型决定的。

92. "龙生龙，凤生凤"即体现了"遗传"的概念吗?

俗语有"龙生龙、凤生凤，老鼠的儿子会打洞"的说法。这句话里即体现了"遗传"的基本概念。

生物的亲代与子代之间存在相似和（或）不相似的现象。生物与非生物的本质区别之一在于生物体能进行自我复制，从而构成生命的连续系统。遗传就是子代在这个连续系统中重复亲代的特性和特征（性状）的现象，其实质是由于亲代所产生的配子，带给子代按亲代性状进行发育的遗传物质——基因。相同的基因规定着生物体发育相同的性状，于是表现为遗传，体现了生物界的稳定性。对于人类来说，这就是为什么我们长得像父母的原因。

93. "一龙生九子，九子各不同"是与"遗传"相悖的吗?

"一龙生九子，九子各不同"与"遗传"并不相悖。生物界的稳定性是相对的，因为基因在世代延绵的长期发展过程中，难免会在此时或彼时发生结构的改变。结构改变了的基因使生物体发育为不同的性状，于是出现了变异。有些变异是可遗传变异，这些可遗传变异使遗传有了新的内容，也使生物的漫长生命连续系统得以持续的发展、进化。没有遗传，不可能保持性状和物种的相对稳定性；没有变异，不会产生新的性状，也就不可能有物种的进化和新品种的选育。对于人类来说，这就是为什么兄弟姐妹之间有相似但又不同的原因。

94. 什么是遗传病？

遗传病是指由遗传物质改变而引起的疾病。遗传物质包括染色体、染色体上的基因或 DNA 以及线粒体 DNA，其发生的改变包括数量、结构和功能的改变。遗传因素在遗传病发生中的决定作用不同：有些遗传病的发病几乎完全由遗传因素决定，如先天性聋哑、成骨不全症、甲型血友病、染色体病等；有些遗传病的发病除遗传因素决定外还需要环境诱因，如蚕豆病（G6PD 缺陷症）除了具备致病基因突变外，还需进食新鲜蚕豆才会诱发该病；而有些遗传病的发病是遗传因素和环境因素的共同作用引起的，如常见病高血压、糖尿病、精神分裂症等都属于多因子病。

95. 遗传病的主要特点是什么？

遗传病的主要特征是遗传物质发生改变。通常具有以下几个特点：

（1）家族聚集性：即家族中有多个成员患病，或一对夫妇反复生育患同种病的孩子，从而呈现家族聚集现象。

（2）垂直传递性：在有血缘的亲属中自上代往下代传递，无血缘的家族成员不受影响。血缘亲属之间不能横向传递，如哥哥不能传给弟弟。

（3）先天性：很多遗传病的致病基因在出生前即已表达，因此婴儿出生时已患病，表现为先天性。但也有一些遗传病是在出生后一段时间才发病，不表现为先天性。

（4）终身性：一方面，大多数遗传病目前没有有效的治疗手段，一旦发生，很难彻底纠正或根治；另一方面，病人的致病变异终身携带，虽然少数遗传病的病人可通过饮食控制、内外科治疗技术及基因治疗技术等手段在一定程度上改善甚至完全纠正临床症状，但其致病基因仍保持终身，并可通过生殖传给子女。

96. 先天性疾病一定是遗传病吗？

不一定。先天性疾病是指婴儿出生时就已经有表现或有迹象的疾病，包括遗传因素在内的多种因素均能导致疾病的发生。胎儿由于遗传物质发生改变而致病的先天性疾病属于遗传病。除此之外，先天性疾病还可能是由于胎儿在母体子宫内生长发育的过程中，受外界环境或母体因素的影响，例如大剂量射线照射、缺氧、病菌感染或服用某些药物等各种致畸因素，致使胎儿发育异常，出生时表现出一些疾病症状，这种情况下的疾病虽然是先天性的，可并非是遗传病。

97. 如何确定某种先天性疾病是否是遗传病？

要确定某种家族性疾病是否是遗传病，首先应考虑该家族性疾病是否是由家族共同的生活环境，生活条件及生活习惯造成的，若是由环境因素引起的，那家系中的外来成员也有可能患同种疾病，而如果是由遗传因素引起的，则外来成员患同种疾病的概率很低，因此可把家系中外来成员的患病情况作为遗传病判断的参考。排除环境因素的影响外，如果要确定该家族性疾病为遗传病，还需进行家系分析，对家系成员行染色体检查或基因诊断来明确其遗传基础，若检查出家系中病人发生了遗传物质的改变，而正常人没有改变，则可确定为遗传病。

98. 家族性疾病一定是遗传病吗？

家族性疾病是指有家族聚集现象的疾病，即在一个中家庭有两个以上成员患同一种疾病，其发病可能与遗传因素有关，也可能是由家族共同的生活环境和生活习惯造成的。遗传病常表现为家族性疾病，显性遗传病的家族聚集现象尤为明显，家系中可以看到连续几代都有病人，呈现家族聚集现象。但家族性疾病并不一定都是遗传病，还可能是由于家庭成员生活在相同的环境中，具有相同的生活习惯引起的。如某地区因碘缺乏引起甲状腺功能低下（俗称大脖子病），该病属于家族性疾病，却不是遗传病。

99. 如何确定某种家族性疾病是否是遗传病？

要确定某种家族性疾病是否是遗传病，首先应考虑该家族性疾病是否是由家族共同的生活环境，生活条件及生活习惯造成的，若是由环境因素引起的，那家系中的外来成员也有可能患同种疾病，而如果是由遗传因素引起的，则外来成员患同种疾病的概率很低，因此可把家系中外来成员的患病情况作为遗传病判断的参考。排除环境因素的影响外，如果要确定该家族性疾病为遗传病，还需进行家系分析，对家系成员行染色体检查或基因诊断来明确其遗传基础，若检查出家系中病人发生了遗传物质的改变，而正常人没有改变，则可确定为遗传病。

100. 父母都正常，孩子为什么会患遗传病？

父母正常却生出患遗传病的孩子有以下几种情况：

（1）该遗传病为常染色体隐性遗传病，父母虽没有疾病表型，但均为致病变异携带者，将各自的致病变异传递给了孩子，导致孩子患病。这种情况在父母近亲婚配的家庭中常见，双亲来自共同祖先时，其携带相同基因变异的概率很高，婚配后生出遗传病患儿的概率也高。

（2）该遗传病为常染色体显性遗传病，父母之一为病人，但因疾病表型不外显，表现为外表正常的致病变异携带者。

（3）该遗传病为 X 连锁隐性遗传病，且患儿均为男性。母亲表型正常，但为致病变异携带者，父亲为正常人，母亲将携带致病变异的 X 染色体传给了儿子导致患儿出生。

（4）该遗传病为染色体病，父母一方为表型正常的染色体平衡易位携带者，其与正常人婚配后，因形成核型异常的配子而生出患儿。

101. 人类遗传病有哪些种类？

遗传病是由遗传物质改变引起的，依据遗传物质改变的不同，可将遗传病分为以下五类：

（1）单基因病：由单个基因突变所致的遗传病，包括常染色体显性遗传病、常染色体隐性遗传病、X 连锁显性遗传病、X 连锁隐性遗传病以及 Y 连锁遗传病。

（2）多基因病：多基因病病因复杂，一般有家族史，其遗传基础不是单个基因，而是涉及多个基因，同时还有环境因素的作用。

（3）染色体病：染色体病是染色体结构或数目异常引起的一类疾病，常表现为复杂的综合征。

（4）体细胞遗传病：体细胞中的遗传物质发生改变引起的遗传病称为体细胞遗传病。其突变发生在体细胞中，因此一般不向后代传递。这类疾病包括：恶性肿瘤、白血病、自身免疫病等。

（5）线粒体遗传病：由线粒体 DNA 缺陷引起的疾病称为线粒体遗传病。这类疾病为母系遗传，如 Leber 遗传性视神经病。

102. OMIM 是什么？

在线《人类孟德尔遗传》（Online Mendelian Inheritance in Man，OMIM）是医学遗传学最全面、权威、适时的人类基因和遗传病知识数据库，其网址是 http://www.omim.org/。它包括所有已知遗传病的全面信息，每一条记录内容都有一个唯一的编号（MIM 号），对应一个基因或者某种疾病。它不仅有对遗传病的临床表现、生化特征、诊断、治疗及预防等信息的描述，还提供疾病相关位点或致病基因的染色体定位、结构组成、功能、与疾病的连锁关系、动物模型等信息，并附有相关的参考文献，免费供全世界范围人员查询使用。此外，OMIM 还鼓励使用者对现有的记录内容进行评论和注释，也可以提供改进意见和辅助材料，提交的意见和注释会通过 NCBI 转交给 John Hopkins 大学的专职数据注释员。

103. 为什么要收集家族史？

家族史是指一种疾病病人的家系成员发病情况。

收集家族史是遗传病诊疗和研究过程中相当重要的工作，从先证者或索引病例开始，追溯调查收集家族中的成员关系、婚姻情况、生育情况、遗传病表型等详细信息，有助于遗传病的诊断、判断遗传病的遗传方式、可能的预后情况、再次生育的风险等，为遗传病的诊断、治疗方案的选择、确定基因检测的目的基因建立可靠的信息基础。家族史的缺失或信息不完整将对遗传病的诊疗和研究工作带来非常大的困难。

104. 收集家族史应该收集哪些资料？

收集家族史应前应让被询问者理解此项工作的重要性，使其尽可能配合并确保信息真实有效。

家系成员资料应尽可能全面且翔实，采集对象包括病人和非病人。与疾病表型相关的细节信息尤为重要。

具体内容应包括家族中各成员的年龄、性别、亲属关系，婚姻史，生育史，健康状态等。针对家系中病人询问应了解其所患疾病的症状、病程进展和既往治疗情况，查看之前可靠的医学检查结果，尽可能明确疾病诊断和分型，询问有无并发症或其他看似无关的疾病或异常身体状况，询问家系中已死亡成员的死亡原因和相关疾病史。针对环境因素影响较大的遗传病家系成员，应询问有无与疾病发生相关的生活环境特点和生活习惯。

二、医学遗传学发展简史

105. 孟德尔的主要贡献是什么？

1822 年，孟德尔生于奥地利的一个贫寒农民家庭。1840 年考入奥尔米茨大学哲学院攻读古典哲学，毕业后于当地教会中学教授自然科学。后至维也纳大学深造，受到了相当系统严格的科学训练和多普勒、恩格尔等杰出科学家的影响。

1856 ~ 1864 年，孟德尔在家乡通过对 22 个具有可以互相区分的稳定性状的豌豆品种进行长达 8 年的严谨实验，于 1865 年发表《植物杂交学说》，阐述了遗传学三大基本规律中的两个，即遗传性状的分离规律和自由组合规律，这是科学意义上

"遗传学"诞生的标志。正是因为他的这一成就,人们称他为"遗传学之父"。

106. 基因的分离定律指的是什么?

它是遗传学的三大定律之一,由奥地利遗传学家孟德尔经豌豆杂交试验发现。

其内容为:具有相对性状的亲本 P1(纯种高茎;含基因对 DD)和 P2(纯种矮茎;含基因对 dd)产生的子代第一代仅表现 P1 的性状(杂种高茎;含基因对 Dd);子代第二代既有 P1 的也有 P2 的性状,并且出现 P1 与 P2 性状的比例为 3:1,即高茎(包括纯种和杂种):矮茎(纯种)的比例为 3:1(图1)。

孟德尔把在杂种子代第一代(即 F1)显现出来的性状叫作显性性状,没有出现的叫作隐性性状。

杂种子代第二代(即 F2)开始出现不同性状叫作性状的分离,两种性状的数目的比例叫作分离比。

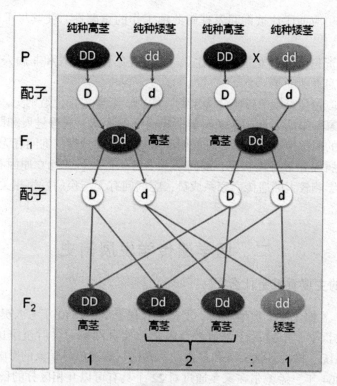

图1 基因的分离定律

具有相对性状的亲本 P1 和 P2 产生的子代第一代仅表现 P1 的性状;子代第二代既有 P1 的也有
P2 的性状,并且出现 P1 与 P2 性状的比例为 3:1,即高茎:矮茎的比例为 3:1

107. 基因的自由组合定律指的是什么?

它是遗传学的三大定律之一，由奥地利遗传学家孟德尔经豌豆杂交试验发现。

其内容为：非同源染色体上的决定不同对性状的基因在形成配子时等位基因分离，不同对基因（非等位基因）之间互不干扰，独立组合。孟德尔在做两对相对性状的杂交实验时发现，基因分离比为 $9:3:3:1$（图2）。

这一结果表明，它是由两对基因分别由基因的分离定律独自分离的比例 $3:1$ 产生的。在真核生物中，自由组合在第一次减数分裂时发生。

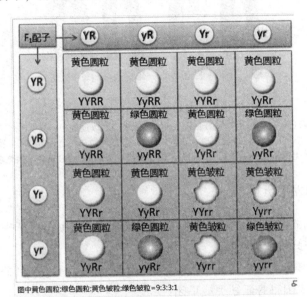

图中黄色圆粒:绿色圆粒:黄色皱粒:绿色皱粒=9:3:3:1

图2　基因的自由组合定律

决定豌豆黄、绿和圆、邹的两对基因位于不同染色体上，在形成配子时等位基因分离，控制黄绿性状的基因和圆邹性状的基因之间互不干扰，独立组合。这两对相对性状最终的比例为 $9:3:3:1$

108. 基因的连锁与互换规律指的是什么?

它是遗传学的三大定律之一。1909 年美国遗传家摩尔根及其学生在孟德尔定律基础上，利用果蝇进行的杂交实验，揭示了位于同源染色体上不同基因座的两对以上等位基因的遗传规律，即著名的连锁与互换规律。

其基本内容是（图3）：生殖细胞形成过程中，位于同一染色体上的基因连锁在一起，作为一个单位进行传递，称为连锁律。在生殖细胞形成时，一对同源染色体上的不同对等位基因之间可以发生交换，称为交换律或互换律。

连锁和互换是生物界的普遍现象，也是造成生物多样性的重要原因之一。一般而言，两对等位基因相距越远，发生交换的机会越大，即交换率越高；反之，相距越近，交换率越低。

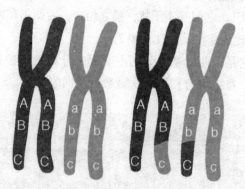

图 3 基因的连锁与互换规律

减数分裂时同源染色体之间遗传物质的连锁交换。生殖细胞形成过程中，位于同一染色体上的基因是连锁在一起，作为一个单位进行传递，如图 AB、ab 总是连锁在一起传递。在生殖细胞形成时，一对同源染色体上的不同对等位基因之间可以发生交换，如图 Bc、bC 就是互换之后形成的新组合

109. I 型短指的发现历程？

1903 年，Farabee W. C. 在其哈佛大学博士毕业论文中报道了一个短指家系，认为其符合孟德尔显性遗传特征。

1908 ~ 1914 年间，Drinkwater 对多个 I 型短指家系做了系统的研究，发现短指和身材矮小表型的成因是骨骺缺失或早闭。

1963 年，Haws 与 McKuisik 对 Farabee 报道的家系做了进一步研究。确认家系中连续三代女性出现I型短指，疾病表型包括身材矮小，拇指关节僵硬和智力发育迟缓。

2000 年，上海交通大学的贺林教授带领 Xinping Yang 等人通过在中国偏远地区采集 I 型短指大家系并进行连锁分析，将两个无近亲关系的 I 型短指家系致病位点定位于 2q35 - q36 处。

2001 年，此团队在三个无关大家系病人中，在位于连锁区域内的 IHH 基因中发现了三种不同的杂合错义突变，至此确定了本疾病的致病基因。

2005 年，贺林院士的团队在小鼠模型中成功再现疾病表型并揭示了其分子发病机制。

I 型短指从报道到鉴定致病基因再到揭示其分子发病机制，历经一个世纪之久，

堪称遗传病研究的典范。

110. 先天代谢异常是指什么？

先天代谢异常又称遗传代谢病，是一组先天性生化紊乱所致的疾病，属单基因病。先天性代谢异常的概念由 Archibald Garrod 于 1908 年提出，是人类遗传病中的一大类别，主要是由于单基因突变而造成的酶蛋白质分子或相关代谢通路上酶的辅因子、伴侣分子等结构或数量异常所引起的疾病。绝大多数表现为常染色体隐性遗传，也有少数为 X 染色体隐性遗传。一般临床表现包括新生儿、乳儿时期哺乳困难、呕吐、呼吸障碍、脱水、代谢性酸中毒等为主要症状；智力障碍等中枢神经系统症状；肝脾大；肌肉萎缩或无力；皮肤颜色和毛发的异常；尿液有异味等。但这些症状都不特异，不能作为诊断的标准。先天代谢异常通常需要实验室生化检查和基因诊断来确诊。

111. 什么是低渗染色体制片技术？

细胞遗传学是遗传学的分支，主要关注细胞结构，特别是染色体的结构与功能。

1879 年，J. Arnold 首先观察到人类染色体。此后直到 20 世纪初，由于普遍采用的"切片法"很难使观察者在镜下观察到一个细胞中所有的完整染色体，数出的染色体数目普遍较少，多为 24 条。1923 年，Theophilus Painter 发表论文称人类染色体数为 48 条，但由于其使用的"压片法"很难使染色体充分铺展开，使得错误的染色体数在 32 年间成了学界主流共识。

1956 年，美籍华裔科学家蒋有兴使用徐道觉发明的低渗染色体制片技术，使得染色体得到良好的铺展，从而得出人类染色体为 46 条的正确结论。

通过低渗染色体制片技术，可对染色体在玻片上进行多种方法的显带处理，包括高分辨显带。这对染色体的形态特征辨认、染色体变异的观察、染色体病的诊断提供了基础，使得细胞遗传学这一分支的建立成为可能。

112. 染色体显带技术的价值是什么？

染色体显带技术建立于非显带染色体基础之上，通过对染色体标本进行特定程序的处理并使用特定染料染色，使染色体沿长轴显现明暗或深浅相间的横带纹，称为染色体带，从而构成染色体的带型，这种方法称为染色体显带技术。1968 年，瑞典细胞化学家 Caspersson 等应用荧光染料氮芥喹吖因对染色体进行染色，称为 Q 显带。随后又出现了其他数种显带技术。常见的显带有 Q 带、G 带、R 带、C 带、T 带、N 带。

该技术使得各条染色体上稳定的形态特征得以被简单地在光学显微镜下用肉眼观察到，包括染色体诸如缺失、重复、倒位、易位、融合等多种变异方式，具有较高的分辨能力。

这对细胞遗传学发展早期最为关注的内容：以染色体为基础研究分离、重组、交换、连锁等遗传现象、与染色体相关的细胞功能研究、进化过程中的染色体演化等，提供了前所未有的便捷条件。

113. 聚合酶链反应技术发明的意义是什么？

聚合酶链反应（PCR）是一种分子生物学技术，在两小时左右的时间内，将数量低至单个或数个拷贝的特异 DNA 片段准确地体外扩增为数千至数百万个拷贝，达到可以进行操作分析和鉴定的水平。

PCR 技术的操作简单且价格低廉，得到了极为广泛的应用。获得大量的单一 DNA 片段可用于构建载体、制作核酸探针，通过 Sanger 测序、高通量测序方法可以对 PCR 生成的 DNA 模板进行测序，通过荧光实时定量 PCR 可以对基因组 DNA 或 cDNA 进行定量检测。由于 PCR 技术所需的 DNA 模板量极低，可针对肝炎、HIV 等微生物特有的 DNA 序列进行病原微生物检测，对古生物样本中的 DNA 进行分析，在法医学的生物样本鉴定中也得到了广泛应用。

PCR 极大地简化了扩增特定 DNA 片段的操作流程，是划时代的生命科学技术之一。PCR 的发明者 K. B. Mullis 于 1993 年获得诺贝尔化学奖。

114. "人类基因组计划"是什么？

人类基因组计划（human genome project，HGP）是自然科学史上第一个特大型国际合作科研计划。由美国科学家于 1985 年率先提出，1990 年 10 月 1 日由美国能源部和国立卫生研究院（NIH）正式启动，随后英国、日本、法国、德国、中国等先后加入，组成了国际人类基因组测序联盟（International Human Genome Sequencing Consortium，IHGSC），计划 15 年时间、投入 30 亿美元破解人类基因的密码，并绘制出人类基因的图谱。

HGP 的主要技术目标是构建人类基因组的四张图，即遗传图、物理图、转录图和序列图。其中精确确定约 3000Mb 的人类基因组 DNA 分子中的核苷酸序列是 HGP 的主要任务。此外还包括对：模式生物基因组的研究以及围绕人类基因组研究相关的技术、教育、社会、法律、伦理等研究。

2000 年 6 月 26 日，IHGSC 联盟宣布人类基因组草图的完成。2003 年，人类基因组精细图完成。

115. "人类基因组计划"的意义是什么？

"人类基因组计划"的完成为全世界带来人类基因的共同工作蓝本，在此框架下采用"定位－候选基因克隆"的全新思路，发现了一大批单基因遗传病致病基因；利用 HGP 发现的遗传标记开展全基因组关联分析，发现多种多因素疾病的易感基因；HGP 带来测序技术的飞跃和测序成本的降低，使多种遗传病的基因诊断变得更为可行、便宜，并由此发展了高发病种人群突变基因杂合子筛查、产前无创筛查技术；对于糖尿病、高血压、癌症等疾病的病因研究也将会受益于基因组遗传信息的破解；通过检测病人遗传病因、对药物的敏感性、有效性，实现个体化的疾病预防和精准治疗。在分子生物学水平上深入解析疾病发生发展过程将大力推动新的疗法和新药的开发研究，对医学、遗传学乃至整个生命科学产生无法估量的深远影响。

三、人类染色体与染色体畸变

116. 染色体是什么？它们位于哪里？

染色体是细胞核中载有遗传信息（基因）的物质，在显微镜下呈圆柱状或杆状，主要由脱氧核糖核酸和蛋白质组成，在细胞发生有丝分裂时期容易被碱性染料（例如甲紫和醋酸洋红）着色，因此而得名（图 4）。1879 年德国生物学家弗莱明（Fleming W）在染色细胞核时观察到着色的丝状和粒状物质，这些物质平时散漫地分布在细胞核中，在细胞分裂时浓缩成一定数目和形状的条状物，到分裂完成时，条状物又疏松为散漫状。这种物质在 1888 年正式被命名为染色体。

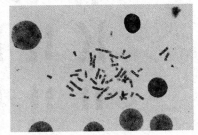

图 4　人类染色体

117. 人类的染色体数目是固定的吗？

1952 年，美国华裔科学家徐道觉首先利用了低渗技术，发现了分散良好的人染色体中期分裂象；1956 年，美籍华裔遗传学家 Joe Hin Tjio 和 Levan 首次发现人的体细胞的染色体数目为 46 条，标志着人类细胞遗传学的建立。46 条染色体按其大小、形态配成 23 对，第 1～22 对叫作常染色体，为男女共有，第 23 对是性染色体（男性 XY，女性 XX）。

每种生物的染色体数目与结构是相对恒定的，但在一定的生理、病理或外界条件下可能发生改变。有些先天性疾病是由于染色体数目的变异引起的，如唐氏综合征是由于第 21 对染色体上多了一条所引起的。因此开展染色体的研究，在临床上对疾病的早期诊断和开展产前遗传咨询对提高民族的素质十分重要。

118. 染色体核型是什么？如何正确解读？

一个体细胞中全部染色体系统排列所构成的图像就是染色体核型。图 5 和图 6 为人类正常男性和女性的染色体核型。核型分析是将一个细胞的全部染色体按照染色体的大小、着丝粒位置及其他特征配对、排列，以确认其是否具有正常的核型组成的过程。

经染色或荧光标记的染色体，通过一定的光学或电化学显色设备就可以清晰而直观地观察到染色体的具体形态结构，再与正常核型进行对比寻找差异，进而确定染色体的缺失、重复和倒置等现象。

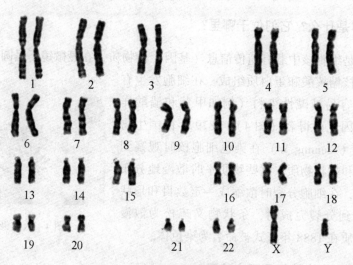

图 5　正常男性的染色体核型

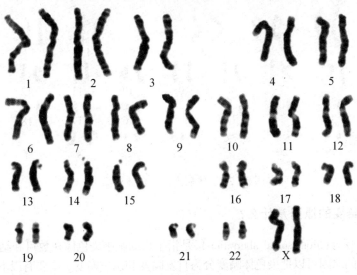

图6 正常女性染色体核型

　　染色体在形态结构或数量上的异常被称为染色体异常，由染色体异常引起的疾病为染色体病。现已发现的染色体病有100余种，染色体病在临床上常可造成流产、唐氏综合征、先天性多发性畸形等。临床上染色体检查的目的就是为了发现染色体异常和诊断由染色体异常引起的疾病。图7、图8分别为唐氏综合征的临床表现和染色体核型。

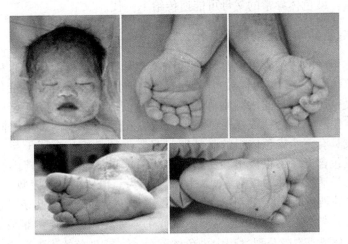

图7 21-三体患儿临床表现

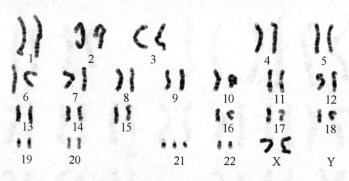

图 8　21 三体病人的染色体核型

119. 染色体畸变的原因是什么？

染色体畸变（chromosomal aberration）是指生物细胞中染色体在数目和结构上发生的变化。按发生的原因可以把染色体畸变分为自发畸变和诱发畸变。主要有以下几种原因：

高龄孕妇：孕母年龄愈大，子代发生染色体病的可能性愈大，可能与母体卵子老化发生染色体畸变有关。

放射线：人类染色体对辐射甚为敏感，孕妇接触放射线后，其子代发生染色体畸变的危险性增加。

病毒感染：传染性单核细胞增多症、流行性腮腺炎、风疹和肝炎等病毒都可以引起染色体断裂，造成胎儿染色体畸变。

化学因素：许多化学药物、抗代谢药物和毒物都能导致染色体畸变。

遗传因素：染色体异常的父母可能遗传给下一代。

120. 染色体数目异常产生的原因是什么？

多数真核生物的体细胞中，都具有两个染色体组，这样的生物体和它们的体细胞都称为二倍体（2n）。染色体数目异常包括整倍性变化和非整倍性变化。

成套的染色体组数目的增减则称为整倍性改变，如三倍体和四倍体。如三倍体产生的原因主要有双雄受精或双雌受精。双雄受精是指一个两个精子同时与一个卵子结合，形成具有三个染色体组的受精卵；双雌受精是指一个卵子与一个次级卵母细胞结合形成包含三个染色体组和受精卵。四倍体形成的原因有核内复制和核内有丝分裂，在人类活产个体中极为罕见。图 9 所示为三倍体染色体核型。

体细胞中的染色体不是二倍体，而是比二倍体少或多一条至几条染色体，也可以是缺少或增加了染色体的片段，这样的细胞或个体即称非整倍体。非整倍体形成的原因主要由减数分裂或有丝分裂过程中染色体不分离，或染色体丢失造成。非整倍体是临床上最常见的染色体病，如 21 三体综合征、13 三体综合征、18 三体综合征、Turner

综合征和 Klinefilter 综合征。

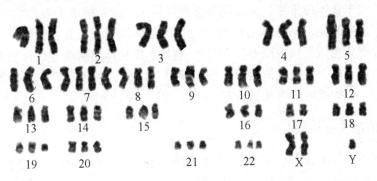

图 9　三倍体核型

121. 染色体结构畸变产生的原因是什么?

　　染色体断裂的错误修复和染色体重组异常是染色体结构异常的基础。各种原因（如紫外线照射或化学诱变剂）造成的 DNA 损伤或重组过程出现错误可引起染色体断裂。细胞中具有识别和修复染色体断裂的各种酶,修复过程包括将两个断裂末端连接或为一个断裂末端加上端粒,当染色体的断裂不能正确修复时可发生结构异常。此外,重组错误也可导致染色体结构异常。减数分裂过程中同源染色体配对,非姐妹染色单体之间在重组的过程中发生断裂和重新连接,这些过程中出现错误也会导致染色体结构异常。图 10 所示为染色体结构畸变的一种猫叫综合征（5p-）的染色体核型。

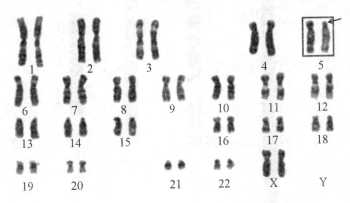

图 10　猫叫综合征病人核型（第 5 号染色体短臂缺失）

122. 染色体结构畸变有哪些类型?

　　染色体结构畸变（chromosomal structural aberration）又称为染色体重排（chromosomal rearrangement），是指在物理、化学、生物等多种因素的作用下，染色体发生断裂，断裂片段未在原位重接，而是移动位置与其他片段相接或丢失，造成基因数目、位置或顺序发生改变。染色体结构畸变包括染色体缺失、重复、倒位、易位、环状染色体、等臂染色体等。按照 ISCN 的统一规定，染色体结构畸变的核型简式描述方法为：染色体总数、性染色体组成、缩写字母表示异常类型，第一个括弧内为染色体序号，第二个括弧内写明断裂点发生的臂、区、带号。

123. 染色体缺失是什么？

染色体缺失（deletion）是指染色体片段的丢失，分根据丢失片段的位置不同，可分为末端缺失（terminaldeletion）和中间缺失（interstitialdeletion）两类。

（1）末端缺失：指染色体臂发生断裂后未能重接，无着丝粒的片段不能与纺锤丝相连，在细胞分裂后期未能移向两极而发生丢失（图 11-A）。该例结构畸变可以描述为：46，XX（XY），del（1）（q23），其含义为 1 号染色体长臂 2 区 3 带发生断裂，其远端片段（q23→qter）丢失，残余的染色体由短臂末端至长臂 2 区 3 带构成。

（2）中间缺失：指一条染色体的同一臂内发生两次断裂，两个断点之间的无着丝粒片段丢失，两个断端重接（图 11-B）。该例结构畸变的简式为：46，XX（XY），del（7）（q21q32），其含义为 7 号染色体长臂 q21 和 q32 发生两处断裂，中间片段丢失，两端片段重接。

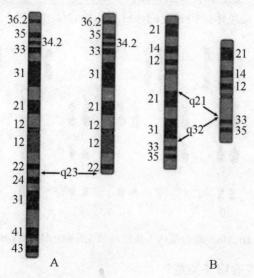

图 11　染色体末端缺失（A）与中间缺失（B）

124. 染色体重复是什么？

染色体重复（duplication）是指染色体上的部分片段增加了一份以上（图12）。该例结构畸变的简式为：46，XX（XY），dup（5）（q23），其含义为5号染色体长臂q23片段重复。染色体重复又可分为顺接重复、反接重复以及同臂重复、异臂重复等。

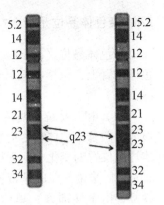

图12　染色体重复

125. 染色体倒位是什么？

染色体倒位（inversion）是指同一染色体发生两次断裂，两断点之间的片段旋转180°后重接，导致染色体上基因的顺序发生重排，分为臂内倒位（paracentric inversion）和臂间倒位（pericentric inversion）。

（1）臂内倒位：指同一臂内（长臂或短臂）发生两次断裂，中间片段旋转180°后重接（图13-A）。该例结构畸变的简式为：46，XX（XY），inv（1）（p21p33），即1号染色体短臂p21和p33同时发生断裂，中间片段倒转后重接，形成一条臂内倒位的1号染色体。

（2）臂间倒位：指一条染色体的长臂和短臂各发生一次断裂，中间片段旋转180°后重接（图13-B）。该例结构畸变的简式为：46，XX（XY），inv（2）（p14q24），其含义为2号染色体的短臂p14和长臂q24同时发生断裂，中间片段倒转后重接，形成一条臂间倒位的2号染色体。

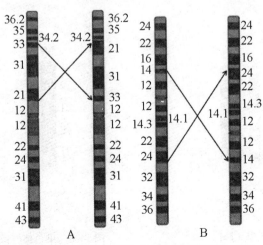

图13　染色体臂内倒位（A）与臂间倒位（B）

126. 染色体易位是什么？

　　染色体易位（translocation）是指一条染色体的断裂片段重接到另一条非同源染色体的臂上，包括相互易位（reciprocaltranslocation）、罗氏易位（Robertsonian translocation）等。

　　（1）相互易位：两条染色体分别发生断裂，断裂片段相互交换位置后重接，新形成的两条染色体称为衍生染色体（derivationchromosome）。若相互易位仅涉及染色体片段位置的变化，而无染色体片段的增加或减少，称为平衡易位（balancedtranslocation）。平衡易位的携带者一般外观正常，但其产生的配子大部分都有染色体结构异常，由于（部分）单体或（部分）三体而导致流产、死胎或畸形儿。如图14-A所示，该例结构畸变的简式为：46，XX（XY），t（N；M）（q31；q12），其含义为N号染色体长臂q31和M号染色体长臂q12同时发生断裂，两个断裂片段交换位置后重接，分别形成衍生的两条染色体，即der（N）和der（M）。

　　（2）罗氏易位：又称着丝粒融合（centricfusion），是发生于近端着丝粒染色体之间的一种特殊的相互易位。两个近端着丝粒染色体在着丝粒部位或附近发生断裂，两者的长臂在着丝粒处重接，形成新的衍生染色体，两者短臂在分裂时则丢失，因而罗氏易位携带者仅有45条染色体。罗氏易位携带者表型一般正常，只是在形成配子时才会出现异常，造成流产或死胎等。如图14-B所示，其结构畸变的简式为：45，XX（XY），-13，-14，+t（13；14）（p11；q11），其含义为13号染色体短臂p11和14号染色体的长臂q11同时发生断裂，两条长臂在着丝粒部位融合连接，形成的衍生染色体包含了13号染色体的13q11→qter节段和14号染色体的14p11→qter节段，短臂部分丢失。

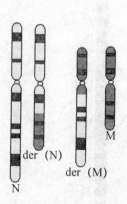

图 14-A　染色体相互易位

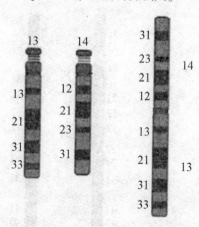

图 14-B　染色体罗氏易位

127. 环状染色体是什么？

环状染色体（ring-chromosome）是指一条染色体的长臂和短臂同时发生断裂，含有着丝粒的中间片段两断端发生重接，形成环状染色体（图 15）。该例结构畸变的简式为：46，XX（XY），r（2）（p21q31），其含义为 2 号染色体的 p21 和 q31 分别发生断裂，断点远端的两个末端片段丢失，含有着丝粒的中间片段两断端相接形成环状 2 号染色体。

128. 等臂染色体是什么？

等臂染色体（isochromosome）是指细胞分裂时，连接两条姐妹染色单体的着丝粒发生异常横裂，长臂和短臂各自形成一条等臂染色体，一条具有两个长臂，另一条具有两个短臂。如图 16 所示，具有两个长臂的等臂 X 染色体的简式为：46，X，i（Xq）；具有两个短臂的等臂 X 染色体的简式为：46，X，i（Xp）。

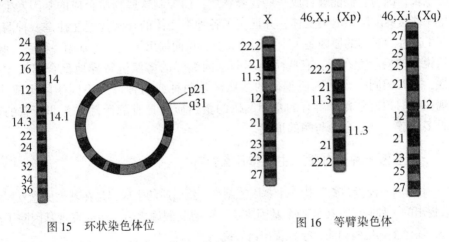

图 15　环状染色体位　　　　图 16　等臂染色体

四、基因与基因组

129. "基因"是什么？它们是真实存在的吗？位于哪里？

生物体的分子遗传单位。它是一段 DNA 序列编码一个有功能的多肽或 RNA 链，基因中储存着构建一个生物体细胞的遗传信息，并且在物种世代间传递。一个生物体包含很多具有不同生物学功能的基因，例如头发的颜色、血型等。基因在染色体上的位置叫位点（locus）。一条染色体由一条长链 DNA 分子组成，成千上万的基因位于其上。一个生物体/细胞的全部遗传信息称为一个基因组（genome），它们被组装成染色体。基因是具有遗传效应的 DNA 片段。生物体的生、长、衰、病、老、死等一切生命现象都与基因有关，它也是决定生命健康的内在因素。有些基因直接以自身构造发挥作用，有些则参与调控遗传信息的表现。图 17 所示为染色体和 DNA 的结构模式图。

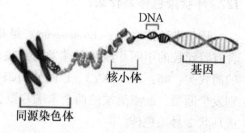

图 17　染色体与基因

130. "一个基因一种酶"主要指什么？

"一个基因一种酶"假说认为一个基因仅参与一种酶的生成，决定该酶所参与的反应并影响表型。

1941 年，Beadle 和 Tatum（单位，翻译）发现野生型的红色链孢霉可以在基本培养基上生长，因为它们能够合成一些营养物质；而控制这些物质合成的基因发生突变将产生一些营养缺陷型的突变体，并证实了各种突变体的异常代谢往往是一种酶的缺陷，产生这种酶缺陷的原因是单个基因的突变，从而提出了"一个基因一种酶"假说。

该说法的局限性在于：有些酶由不同基因编码的多肽链特异地聚合起来才呈现出活性；有时候同一个基因所编码的多肽链是两种或两种以上不同酶的组成成分。而且现在我们知道，并非所有的基因编码的蛋白质都具有酶活性；并非所有的基因都编码多肽链，更不会参与酶的形成。

131. "一个基因一种蛋白质"主要指什么？

"一个基因一种蛋白质"指一个基因控制一个蛋白质的生成，是在基因概念发展的早期阶段提出的一种假说。在"一个基因决定一种酶"假说之后，研究发现基因除了决定酶之外，还产生其他蛋白质，于是提出该假说。

这种假说的局限之处在于：首先，有些蛋白质由多个不同基因编码的多肽链聚合而成；有时候同一个基因所决定的多肽链是两种或两种以上不同蛋白质的组成成分；有些基因通过选择性剪接可编码多种多肽链。其次，并非所有基因都编码多肽链，也就谈不上决定蛋白质。

132. "一个基因一条多肽链"主要指什么？

"一个基因一条多肽链"主要指的是一个基因控制一条多肽链的生成。有的蛋白质可以由几条多肽链组成，例如人血红蛋白由 α 链和 β 链组成；一个基因编码的多肽链又可以参与不同蛋白质的组成，因此将"一个基因一种蛋白质"的说法修正为"一个基因一条多肽链"（图18）。

这种说法的局限之处在于并非所有基因都为蛋白质编码，还有一些基因负责转录有活性的 RNA，如 tRNA 和一些起调节作用的小 RNA、长非编码 RNA 等；且同一基因由于剪接加工过程的不同，可以产生多种 mRNA，编码多种多肽链，即"一个基因多条多肽链"。

随着人们对基因的认识由浅入深，基因的概念逐渐清晰，现在人们知道基因是具有遗传效应的 DNA 片段，它决定细胞内 RNA 和蛋白质（包括酶分子）等的合成，从而决定生物的遗传性状。

133. DNA 是什么？DNA 和基因有什么关系？

DNA（deoxyribonucleic acid），是脱氧核糖核苷酸的简称，是自然界绝大多数生物（除少数 RNA 病毒及朊病毒）的遗传物质。DNA 组成单位为四种脱氧核苷酸，即腺嘌呤脱氧核苷酸（dAMP）、胸腺嘧啶脱氧核苷酸（dTMP）、胞嘧啶脱氧核苷酸（dCMP）、鸟嘌呤脱氧核苷酸（dGMP）（问38-图）。

基因是具有遗传效应的 DNA 片段，是含有特定遗传信息的核苷酸序列，是控制生物性状的基本遗传单位。简而言之，基因是指一段具有特定核苷酸序列的 DNA 片段，遗传信息就编码在 DNA 分子的核苷酸序列中。DNA（极少数生物为 RNA）是主要的遗传物质，指导细胞中蛋白质的合成，控制细胞的代谢、增殖和分化。

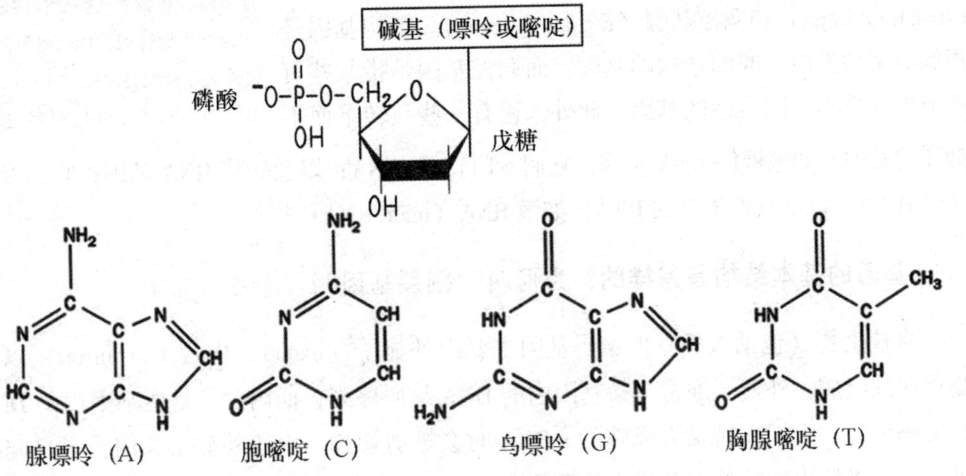

图18　脱氧核糖核酸以及构成 DNA 的四种碱基
腺嘌呤（A）、胞嘧啶（C）、鸟嘌呤（G）、胸腺嘧啶（T）

134. DNA 双螺旋结构的生物学意义是什么?

DNA 分子是由两条多核苷酸链反向平行组成的双螺旋结构, 外部是磷酸和脱氧核糖交替构成的磷酸戊糖骨架, 内部碱基遵循碱基互补配对原则 (A = T 或 G ≡ C), 碱基之间由氢键连接, 脱氧核苷酸之间由磷酸二酯键链接 (图 19)。

DNA 双螺旋结构模型的提出, 不仅意味着探明了 DNA 分子的结构, 更重要的是由于腺嘌呤 (A) 总是与胸腺嘧啶 (T) 配对、鸟嘌呤 (G) 总是与胞嘧啶 (C) 配对, 只要确定了其中一条链的碱基顺序, 另一条链的碱基顺序也就随之确定。碱基互补配对是遗传信息储存和传递的前提, 是 DNA 复制、转录的分子基础。DNA 双螺旋结构既保持了遗传物质的稳定性, 同时又具有一定的突变能力, 可以更好地适应环境。

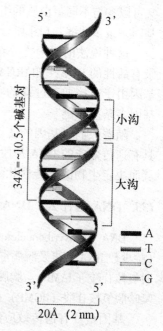

图 19　DNA 的双螺旋结构
DNA 分子是由两条多核苷酸链反向平行组成的双螺旋结构, 外部是磷酸和脱氧核糖交替构成的磷酸戊糖骨架, 内部碱基遵循碱基互补配对原则 (A = T 或 G ≡ C), 碱基之间由氢键连接

135. 基因是如何分类的?

按照基因在细胞内分布的部位, 可将其分为细胞核基因和线粒体基因。按照基因的功能, 可将其分为结构基因 (structural gene) 和调控基因 (regulatory gene)。结构基因是指编码某种蛋白质或酶结构的基因; 而调控基因是指某些可调节控制结构基因表达的基因。此外, 还有一些只转录而不翻译的基因, 如核糖体 RNA 基因, 它们专门转录 rRNA; 以及转移 RNA 基因, 它们专门转录 tRNA; 以及其他类型的 RNA, 如微 RNA (microRNA) 等。

136. 基因的基本结构是怎样的? 为何叫"割裂基因"?

真核生物 (包括人类) 的编码基因主要由外显子 (exon)、内含子 (intron) 以及侧翼序列组成。外显子通常是指基因内的 DNA 编码序列; 而内含子是指基因内的 DNA 非编码序列, 它们在转录为成熟的 mRNA 时会被剪切掉。由于外显子和内含子呈间隔排列, 故真核生物的基因又称为割裂基因 (split gene) (图 20)。割裂基因中的外显子与内含子连接处高度保守, 即每个内含子 5' 端的两个碱基都是 GT (称为 5' 剪接位点, 给点), 3' 端的两个碱基都是 AG (称为 3' 剪接位点, 受点), 这种连接方式称为 GT-

AG 法则（GT-AG rule），是真核生物基因表达时剪切内含子和拼接外显子的共有机制。侧翼序列指的是位于基因 5' 端和 3' 端两侧一段不被转录的 DNA 序列，它们对基因的转录和表达具有重要的调控作用，包括启动子、增强子及终止子等。

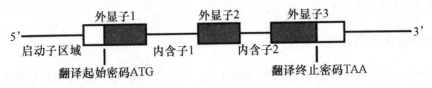

图 20　割裂基因的基本结构

137. 什么是中心法则？

中心法则（central dogma of molecular biology）最早是由佛朗西斯·克里克于 1958 年提出的，这是所有生物共同遵循的法则：即遗传信息通过自我复制从 DNA 传递给 DNA，通过转录从 DNA 传递给 RNA，再通过翻译从 RNA 传递给蛋白质，完成遗传信息的转录和翻译。RNA 也可以自我复制，即遗传信息从 RNA 传递给 RNA；RNA 也可以反转录成 DNA，即遗传信息从 RNA 传递给 DNA。这些都是对中心法则的补充（图 21）。

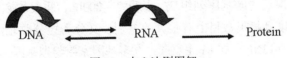

图 21　中心法则图解

138. 基因表达指的是什么？

基因表达是所储存的遗传信息转变为由特定的氨基酸种类和序列组成的多肽链，再由多肽链构成蛋白质或酶分子，从而决定生物各种性状（表型）的过程。基因表达包括两个过程：①转录：以 DNA 为模板转录合成前体 mRNA 进而经过加工和修饰（加帽、加尾、剪接）形成成熟 mRNA 的过程；②翻译：以成熟 mRNA 为模板，按照核苷酸三联遗传密码子顺序合成多肽链/蛋白质的过程。蛋白质分子进一步经过翻译后修饰后形成一定的空间结构从而行使一定的功能。

139. 真核生物的基因表达调控是如何实现的？

基因表达实质上就是遗传信息的转录和翻译。真核生物大多为多细胞的复杂的有机体。基因表达的调控呈现特定的时间和空间性，即通过控制基因在特定的时间和/或特定的组织表达，来实现有序的细胞增殖、分化的发育过程。真核生物有细胞核结构，将转录和翻译过程在时间和空间上分隔开，且在转录和翻译后都有复杂的信息加工过程，因此其基因表达的调控是通过多阶段水平实现的，包括转录前，转录水平，转录后，翻译和翻译后五个水平。

140. 什么是人类基因组?

基因组（genome）是生物体内遗传信息的集合，是某个特定物种细胞内全部DNA分子的总和。人类基因组包括核基因组和线粒体基因组。核基因组较大，由24条线性双链DNA分子构成（包括 1~22 号常染色体和 X、Y 两条性染色体），长约3×10^9 bp；线粒体基因组较小，是环状的双链DNA分子，长约 16.6kb。

141. 人类核基因组主要的组成成分是什么?

人类核基因组大约包含21000个基因，这些蛋白质编码序列大约占总基因组的1%。大约5%的核基因组为物种间高度保守的序列，这些序列包括 RNA 编码基因、在DNA 和 RNA 水平调节基因表达的顺式调控元件。大约50%高度重复序列，是指 DNA序列在基因组中有多数拷贝，拷贝数目从十几份到几百万份不等（图22）。包括①高度重复序列，通常由很短的碱基序列组成，长度 2~200bp，重复次数超过百万份；②中度重复序列，在长度和拷贝数目上有很大的差别，又分为短分散元件（SINE），如 Alu家族；长分散元件（LINE）如 Kpnl 家族；③多基因家族与拟基因。

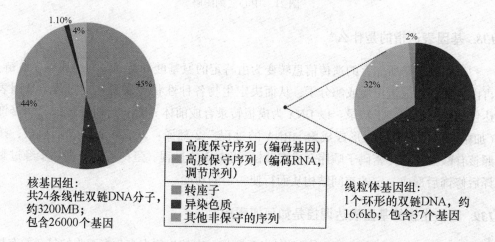

核基因组：
共24条线性双链DNA分子，约3200MB；
包含26000个基因

- ■ 高度保守序列（编码基因）
- ■ 高度保守序列（编码RNA，调节序列）
- ■ 转座子
- ■ 异染色质
- ■ 其他非保守的序列

线粒体基因组：
1个环形的双链DNA，约16.6kb；包含37个基因

图22　人类核基因组和线粒体基因组组成成分示意图

142. 编码基因和非编码基因分别是什么?

基因是携带遗传信息的特定 DNA 序列,是细胞内遗传物质的结构和功能单位,它以脱氧核糖核酸(DNA)的化学形式存在于染色体上。

编码基因是指能编码蛋白质的基因,又分为结构编码基因和调控编码基因,它们的产物分别为构成生物体的结构蛋白质和在生长发育过程中起调控作用的调控蛋白质。

非编码基因是指不具有编码蛋白质的能力,即只转录出无翻译能力的 RNA 序列。目前已知此类基因在人类基因组中大约有 6000 个,但随着人们认识这个数字还在增加,这类基因包括 tRNA 基因、rRNA 基因、microRNA 基因、长非编码 RNA 基因,它们虽然不能产生蛋白质,但在调控基因表达上发挥着重要的作用。

143. RNA 基因有哪些? RNA 基因是否与人类疾病相关?

RNA 基因是人类基因组中的非编码基因,目前已知的 RNA 基因大约有 6000 多个。人类基因组全长 3×10^9 bp,至少 85% 的 DNA 序列被转录,RNA 基因就是那些被转录但是没有进一步翻译的 DNA 序列,这些 RNA 基因的功能非常多样化,包括①协助蛋白质合成和输出(如 tRNA 基因、rRNA 基因);②协助 RNA 成熟(如 snRNA、RnaseP、snoRNA 等);③DNA 合成、端粒相关功能;④基因表达调控功能(如 microRNA 基因、长非编码 RNA 基因等)。生物体内的 RNA 种类繁多,功能多样,分布在细胞的不同部位,与生物的生长发育密切相关,因此 RNA 基因的突变也与人类疾病有密不可分的关系。例如 microRNA 肿瘤发生发展中起很重要的作用。

五、遗传变异与基因突变

144. 人类基因组主要有哪些遗传多态性?

基因组遗传多态性主要指 DNA 水平的遗传多态性。它是指在一个群体中同一基因座上存在两个以上的等位基因,其等位基因频率至少为 1%,则携带该等位基因的杂合子频率至少(大于等于)为 2%,这种情况下则认为该基因座具有多态性。群体中的每个个体之间的表型差异(即物种多样性)很大程度上归因于基因组 DNA 多态性。DNA 多态性主要有可变数目串联重复序列(VNTR)、短串联重复序列(STR)、单核苷酸多态性(SNP)、拷贝数变异(CNV)等。

145. 分子遗传标记是什么? 主要有哪些?

在没有人类基因组计划之前,遗传学家们寻找遗传病的致病基因必须依赖于遗传标记，从而将该基因定位于特定的染色体位置。这就像我们在现实生活中寻找某个建筑物一样，如果我们知道它位于哪个村庄，又或者靠近某家餐厅，那么我们寻找的范围将会大为缩减，这种寻找将更有目的性且效率更高。

遗传标记是位于染色体上的一个位置确定的基因或者 DNA 序列，在我们的基因组里有上百万个这样的"地标"。当我们通过遗传学手段（如连锁分析）发现一种疾病和某个"地标"联系起来的时候（即连锁），就可以推断该疾病的致病基因在这个遗传标记的附近，这样我们通过在这一区域内更为精细的寻找就更容易发现致病基因，而不是在基因组中如同"大海捞针"一样盲目寻找。

常用的遗传标记主要包括：限制性片段长度多态性（RFLP，问题50），短串联重复序列（STR，问题51）和单核苷酸多态性（SNP，问题52）。

146. RFLP 是什么？

作为基因组中的"地标"，遗传标记是遗传学家们定位遗传病的致病基因必须依赖的。限制性片段长度多态性（restriction fragment length polymorphism，RFLP）即为遗传学家所采用的第一代遗传标记。

RFLP 是利用限制性内切酶对不同个体的 DNA 进行酶切，由于识别位点的变化而导致产生的限制性片段的长度与数量呈现出的多态现象。DNA 序列的改变（即突变），如果引起某个限制性内切酶酶切位点的丢失、产生或移位，就会导致这种多态性的出现。作为遗传标记，RFLP 首先被应用于致病基因的连锁分析和定位，但由于其难以检测微量 DNA 样本、操作步骤繁琐且有放射性和必须依赖于酶切位点变化等特点，逐渐被第二、三代遗传标记所取代。图 23 所示为 RFLP 示例。

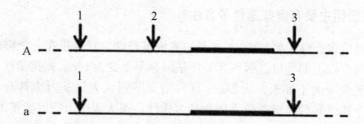

图 23　由于酶切位点丢失而产生的 RFLP

基因组 DNA 经过酶切后，只有包括粗线部分（探针结合位置）的片段才可以被检测到。
A 等位基因有三个酶切位点，酶切后只有 2～3 之间的片段可以检测到；
a 等位基因由于突变使酶切位点 2 消失，酶切后只可以检测到 1～3 之间的较长的片段

147. STR 是什么?

短串联重复序列（short tandem repeats，STR），又称之为微卫星（microsatellite），是继 RFLP 之后的第二代分子遗传标记，是由 2 到 6 个碱基组成的重复单位不断重复而形成的一类 DNA 序列，重复次数通常为 5 ~ 50 次。如：TATATATATA 即为一个双核苷酸重复的微卫星，而 GTCGTCGTCGTCGTC 为一个三核苷酸重复的微卫星，以此类推。在人类基因组中有成千上万个 STR，由于其重复次数变异较大，所含的多态信息量要远高于 RFLP 及之后的第三代分子遗传标记 SNP，因此广泛应用于亲子鉴定、法医学鉴定及基因定位等领域。有些遗传病如脆性 X 染色体综合征、脊髓小脑共济失调等，是由于 STR 的一种三核苷酸重复如 CAG、CTG 的重复次数不稳定发生异常扩增而导致的。因此，STR 重复次数的检测也常应用于此类疾病的基因诊断。

148. SNP 是什么?

单核苷酸多态性（single nucleotide polymorphism，SNP）是指基因组中某一位置单个核苷酸的变异而产生的多态性，可以分为单个碱基的转换（嘌呤与嘌呤、嘧啶与嘧啶之间的变换）或颠换（嘌呤与嘧啶之间的变换），也可由碱基的插入或缺失所致。SNP 一般以二等位多态性最为常见，即该 SNP 在群体里有两种不同的核苷酸，如 A 和 G；基因型则为 AA、AG 或 GG。

SNP 作为第三代分子遗传标记，每个 SNP 包含的多态信息少于 STR，但由于其分布广泛、数量巨大，可以用于大规模高通量的基因分型及基因定位，如全基因组关联分析（genome-wide association studies，GWAS），为致病基因的定位及疾病相关变异的鉴定提供了有效的手段。

149. CNV 是什么?

拷贝数变异（copy number variation，CNV）是指在人群中，基因组特定区域发生重复、缺失或者拷贝次数改变的现象，涉及范围一般在 1kb 以上。CNV 属于染色体结构变异的一种，常由基因组重排而导致。CNV 在人类基因组中广泛存在，且覆盖范围要远高于 SNP 和 STR。如编码唾液淀粉酶的 AMY1 基因在不同人群中的拷贝次数存在显著的差异。

CNV 对个体的表型有着重要的调控作用，与许多疾病的发生也密切相关，如 SNCA 基因的拷贝数增加可以导致帕金森病的发生；7 号染色体长臂 7q11.23 区段的丢失可以导致 Williams 综合征的发生。目前 CNV 的检测手段主要包括：微阵列比较基因组杂交（array CGH），微阵列单核苷酸多态性（SNP array），多重连接依赖探针扩增（MLPA）及定量 PCR 等。

150. 基因突变的类型主要有哪些？

生物体的遗传物质通常都能够保持其固有的分子组成与结构特点，表现为相对的遗传稳定性。然而在内外环境的作用下，遗传物质难免会产生某些变化，这就是所谓的突变。广义上的突变，既包括细胞水平的染色体数目及结构异常，也包括分子水平的 DNA 碱基对的组成与序列变化。后者即为我们常说的基因突变。

基因突变（图24）可以归纳为静态突变和动态突变两种主要类型，前者在世代传递中保持相对稳定，而后者常由三核苷酸的重复扩增所引起，在世代传递中可呈现重复次数逐代递增的现象。其中，静态突变主要包括点突变和小片段插入/缺失。点突变又可根据其突变效应细分为同义突变、错义突变、无义突变和终止密码突变；而小片段插入/缺失可根据该片段是否为 3 的整倍数，分为整码突变和移码突变。

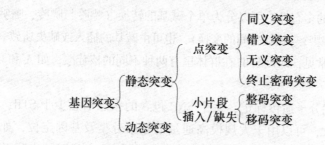

图24　基因突变的主要类型

151. 错义突变是什么？它与疾病的关系是什么？

错义突变是点突变的一种，是指经碱基替换后，mRNA 上编码某种氨基酸的三联密码子变成了另外一种氨基酸的密码子，引起多肽链上某一氨基酸种类的改变。

错义突变是否导致疾病取决于突变的氨基酸在蛋白中的位置以及突变前后氨基酸的性质是否接近。我们知道，每个有功能的蛋白质都有许多重要的功能结构域。如果错义突变导致的氨基酸改变发生在这些位置，而且改变之后的氨基酸与原氨基酸特性相差较大，那么原有的结构域就会被破坏，使得蛋白质无法发挥其原有的功能，进而引发相关疾病；如果改变前后的氨基酸性质相仿，或者改变的氨基酸位于蛋白质不重要的部分（如各结构域之间的连接区域），可能不会引发疾病或者引起的疾病症状较轻。

152. 无义突变是什么？它与疾病的关系是什么？

无义突变属于点突变的一种，由于某个碱基的改变导致终止密码子提前出现，从而使肽链合成提前终止，产生截短的、通常没有正常功能的蛋白产物。那无义突变与疾病有着怎样的关系呢？

首先，如果一个基因发生了无义突变，其编码的蛋白质就会失去该突变后面的 DNA 所编码氨基酸序列，产生异常的蛋白质，从而引起相应的遗传病。例如：G542X 是 *CFTR* 基因上一种最常见的无义突变，它会导致产生截短的 CFTR 蛋白，最终导致囊性纤维化的发生。其次，携带无义突变的基因转录出的 mRNA，往往在翻译为截短蛋白之前就会通过无义介导的 mRNA 降解（NMD）机制被降解，直接导致该基因编码的蛋白无法表达，从而导致疾病的发生。

153. 移码突变是什么？它与疾病的关系是什么？

移码突变是指由于 DNA 序列插入或缺失了一定数量（非 3 的整倍数）的核苷酸，造成该基因开放阅读框（ORF）完全改变的一种突变类型（图 25）。我们知道，三联密码子有连续性、不间断性的特点。即使发生插入或缺失，在翻译时仍然按照三个碱基对应一个氨基酸的关系依次读取，因此，在发生移码突变之后，其后的氨基酸序列将完全改变。不难理解，移码突变发生的位置越靠前，其对应的蛋白保留的原有序列越少，对其功能的影响越大，进而也越容易导致疾病的发生。另外值得注意的是，当发生移码突变后，往往在突变后不远处就会出现终止密码子。这时，转录出的 mRNA 有可能在翻译之前就通过无义介导的 mRNA 降解（NMD）机制被降解，既不产生正常蛋白质，也不产生突变蛋白质。

DNA模板链	TAC	CAT	TAG	GAT	CCC	ATT
mRNA序列	AUG	GUA	AUC	CUA	GGG	UAA
氨基酸序列	Met	Val	Ile	Leu	Gly	Ter

DNA模板链	TAC	CAT	AGG	ATC	CCA	TT.
mRNA序列	AUG	GUA	UCC	UAG	GGU	AA
氨基酸序列	Met	Val	Ser	Ter	…	…

图 25　移码突变

原 DNA 序列（上图）第 7 位的 T（红色）缺失（下图），导致突变之后的
密码子全部发生改变，并很快出现终止密码子

154. 剪接突变是什么？它与疾病的关系是什么？

真核生物的基因在转录过程中，都需要经过剪接，将前体 mRNA 中内含子部分去掉，形成成熟的 mRNA。在所有发生剪接的序列中，每个内含子与外显子交界处都有几个高度保守的碱基（GT-AG 法则），它们对于剪接位点的识别以及剪接的效率有着重要的作用。当这些位点发生突变，前体 mRNA 的剪接方式会发生改变，称为剪接突变。

剪接突变主要有以下两种结果。第一，mRNA 发生移码，其结果与移码突变（见问题58）相似，往往会发生 NMD 或产生截短蛋白，导致疾病发生；第二，mR-NA 无移码，突变蛋白将会多出几个氨基酸或少几个氨基酸，对蛋白质整体功能的影响取决于其插入或缺失的位置，如果位于蛋白重要的功能域便会导致疾病，而如果位于相对不重要的区域则不会引起疾病，或疾病较轻。

155. 动态突变是什么？它与疾病的关系是什么？

动态突变又称为不稳定三核苷酸序列重复序列，是指某些单基因遗传性状的异常或疾病发生是由于 DNA 分子中某些短串联重复序列尤其是基因编码区域或侧翼序列的三核苷酸重复扩增所引起，并且这种三核苷酸的重复次数可随着世代交替的传递而呈现逐代递增的累加突变效应。动态突变最初是在与人类神经系统疾病相关的基因中发现的，目前已知的动态突变性疾病已超过30余种，如 Huntington 舞蹈症、脊髓肌萎缩、脊髓小脑共济失调、眼咽肌型肌营养不良、颅锁骨发育不良、并多指（趾）等。

156. 同义突变是什么？它与疾病的关系是什么？

由于生物的遗传密码子存在兼并现象，即在某一碱基发生改变后，尽管改变了原有三联遗传密码子的碱基组成，但是编码的氨基酸依然保持不变，也就是说新、旧密码子编码相同的氨基酸，此现象称同义突变。同义突变一般发生在三联密码子的第3个碱基，不改变氨基酸的序列，一般不产生表型效应。同义密码子却在大多数生物体中表现偏好性，而且同义突变也不一定永远是沉默突变。在以下特殊情况下，如同义突变激活隐匿的剪接位点，引起 RNA 合成、转录后调控、翻译起始、翻译效率、蛋白质稳态等过程的异常，这些都将影响蛋白质的最终表达，可能成为致病因素。

157. 近端调控区突变是什么？它与疾病的关系是什么？

近端调控区突变是指位于结构基因 5' 端上游 1~2kb 启动子区的突变。启动子能活化的共有序列可被 RNA 聚合酶识别，使 RNA 聚合酶与模板 DNA 准确结合并具有转录起始的特异性，一般分为广谱表达性启动子、组织特异性启动子、肿瘤特异性启动子等多种形式。基因的启动子区域发生突变，则可能导致基因表达的调节异常，这种变化可常见于恶性肿瘤，例如 TERT 启动子突变在多种癌症病人的肿瘤组织中都广泛存在，如膀胱癌、恶性黑色素瘤和脑胶质瘤等，TERT 启动子突变可以导致 TERT 基因的转录水平提高 2~4 倍。此外，对 Huntington 舞蹈症病人研究发现，当把 HD 基因转录起始位点上游 –126 ~ –141 区域 DNA 删除后，HD 基因表达量显著下降。

158. 远端调控区突变是什么？它与疾病的关系是什么？

远端调控区突变是指位于基因远端几个 Mb 范围的调控区域的 DNA 序列或结构变异。远端调控区序列一般为增强子元件，增强子调控基因具有远距离效应，无方向性，为顺式调节。例如肢端畸形中的三节指节拇指 – 多并指综合征（triphalangeal thumb-polysyndactyly syndrome，TPTPS）是由于极化活性区调控序列（ZRS）的基因组 DNA 重复突变导致。ZRS 是位于 *LMRB1* 基因第 5 内含子长度约 800bp 的高度保守序列，作为顺式增强子调控 1Mb 远的 Sonic Hedgehog（SHH）基因在肢芽极化活性区（ZPA）特异表达，ZRS 是目前被认为距离目的基因最远的调控元件之一。

159. CNV 与人类疾病的关系是什么？

拷贝数变异（copy number variation，CNV）是由于基因组发生重排而导致的，一般指长度为 1 kb 以上的基因组大片段的拷贝数增加或者减少，主要表现为亚显微水平的缺失和重复。CNV 是基因组结构变异（structural variation，SV）的重要组成部分。CNV 位点的突变率远高于单核苷酸多态性（single nucleotide polymorphism，SNP），是人类疾病的重要致病因素之一。CNV 是生殖相关疾病（精子发生障碍和男性不育、对艾滋病毒 HIV 的易感性等）、神经系统和精神疾病（帕金森病、阿尔茨海默病、智障、自闭症、精神分裂、佩梅病）、红斑狼疮、肥胖以及杜氏肌营养不良、腓骨肌萎缩症和先天性心脏病等先天性出生缺陷等重大疾病的重要致病因素。

160. 为什么基因会发生突变？

在生物体内细胞的生命活动及个体世代传递过程中，遗传物质 DNA 通常能够保持其固有的分子组成结构特点及特定的生物学功能属性，维持遗传相对稳定性。然而，受内外环境因素的作用和影响，DNA 分子水平上遗传物质发生某些变化，称为基因突变。自然界中 DNA 受到物理（紫外线、电离和电磁辐射）、化学（羟胺类、亚硝酸类、碱基类似物、芳香族化合物和烷化剂类）及生物学（病毒、细菌和真菌）因素的作用发生损伤、修复过程中出现错误导致自发突变。诱发突变则是指在人为干涉下经过特殊的人工处理所产生的基因突变。无论是自发突变还是诱发突变，都是一定的内外环境因素作用于遗传物质的结果。

161. 什么叫基因组病?

由基因组结构变异导致的疾病统称为基因组病。基因组结构变异通常是指基因组内大于 1kb 的 DNA 片段缺失、插入、重复、倒位、易位等。将人类基因组参考序列作为参照标准,个体基因组结构变异可定量描述为拷贝数获得(插入和重复)及拷贝数丢失(缺失),或是位置变异(染色体易位和重排)及方向变异(倒位),人类基因组结构变异可涉及数个基因及调控序列,多个基因功能缺失或改变,导致机体表型变化、疾病易感性改变或发生疾病。不明原因智力障碍、生长发育迟缓、多发畸形、孤独症病人中,由于基因组结构变异而致病的占到了 20% 以上。

六、遗传方式

(一) 典型的孟德尔遗传

162. 常染色体显性遗传的系谱特点是什么?

常染色体显性遗传的疾病致病基因位于常染色体,系谱特点为:①患病与性别无关,男性和女性患病机会均等;②系谱中连续几代都能看到病人,疾病呈连续传递;③病人的双亲中通常有一个是病人,致病基因由患病的亲代遗传而来,如果双亲都未患病,则可能是由新发突变所致,或者双亲之一为生殖腺嵌合体;④双亲均未患病时,则子女一般不会患病,除非发生新的基因突变,或者双亲之一为生殖腺嵌合体;⑤病人后代有 50% 的风险患病(图 26)。

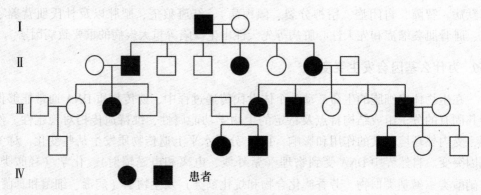

图 26　常染色体显性遗传系谱

163. 常染色体显性遗传的家系中为什么致病基因突变携带者不患病?

常染色体显性遗传的家系中偶尔可见携带致病基因突变的个体并不患病,即本身不表现出显性性状,但他们却可以将致病基因遗传给后代并使后代表现出相应的表型,这涉及外显率问题。外显率是指某一杂合显性基因在特定的群体及环境中表现出相应表型的比例,外显率等于100%时称为完全外显(complete penetrance),低于100%时则为不完全外显(incomplete penetrance)或外显不全。在不规则显性遗传的系谱中,那些携带显性基因却不表现出相应表型的个体称为顿挫型,在系谱中由于顿挫型的存在可以出现隔代遗传的现象。顿挫型本身虽然不表现出显性形状,但他们可以把显性基因传递下去,使后代具有该显性形状。

164. 来自同一个家系、患同一种常染色体显性遗传病的病人为什么病情有轻有重?

病人为杂合子时,在不同条件下,可以表达出相应的表型,表现为显性;也可以不表达出相应的性状,表现为隐性。这种显性性状的传递有些不规则,称为不规则显性。

造成不规则显性最常见的原因之一是外显率问题。外显率是指在一个群体中有致病基因的个体中,表现出相应病理表型人数的百分率。不规则显性的另一原因为表现度问题,表现度的差异则指一种致病基因的表达程度可有轻、中、重的不同。来自同一个家系的不同家族成员表现出不同程度的疾病表型,就是由于表现度差异造成的不规则显性。造成表现度差异的原因包括:其他修饰基因或环境因素在发育过程中影响了一些疾病的症状表现。

165. 来自同一个家系、患同一种常染色体显性遗传病的病人为什么有时受累器官都不同?

一种基因的作用常表现多效性(pleiotropy)和表现度差异(variable expressivity)。一个基因或一对基因的表达所产生的蛋白质会影响多个器官系统的结构和功能,称为基因多效性。在常染色体显性遗传病中,这种显性性状的传递有些不规则,其主要的原因为表现度问题。表现度的差异则指一种致病基因的表达程度可有轻、中、重的不同。这些也会给临床诊断造成困难。

如 Marfan 综合征的重型可有骨骼、眼、心血管系统的严重损害,轻型则只有骨骼和眼的异常，或只有骨骼和心血管系统的异常。另外女性病人表型往往比男性病人表现轻。同一家系中的病人是相同的突变基因所致，其表现度的差异可能是由于受不同环境因素的影响的结果，或受修饰基因作用所致。修饰基因是指除该病的主致病基因外，基因组中另外的基因，其作用可加强或减弱主基因的表达。

166. 表型正常的夫妻为什么会生出患常染色体显性遗传病的孩子？

有三种可能，一是夫妻双方并不患病，受精卵在胚胎发育过程中发生基因突变，导致孩子患病，即病人为新生突变；二是夫妻一方为病人，但是外显不全，没有明显的疾病表型，患病的父母将自己的致病基因传递给孩子，受环境影响或修饰基因不同，孩子表现出该疾病的表型；三是夫妻一方为生殖腺基因突变的嵌合体，本身因携带致病突变剂量少而不发病，但可将致病基因传递给孩子，导致孩子患病。

167. 表型正常的夫妻育有一个常染色体显性遗传病患儿，他们再次生育需要注意什么？

首先对该患儿进行基因诊断，明确致病突变，再对这对夫妻进行该突变的验证，确定夫妻一方是否为外显不全的病人。如果夫妻中一人为外显不全的病人，再次生育的时候需要对胎儿进行产前诊断，明确胎儿是否携带该致病突变；如果这对夫妻未检测到该致病突变，患儿的突变可能为新生突变，这对夫妻再次生育的患儿的风险较低，可以选择是否进行产前诊断；但患儿突变也可能来自嵌合体的父母，故这对夫妻再次生育的患儿的风险低于50%但远远高于人群发病率，需要进行产前诊断。

168. 常染色体隐性遗传的系谱特点是什么？

（1）致病基因的遗传与性别无关，男女患病机会均等。

（2）病人双亲表型正常，但都是致病基因肯定携带者。

（3）病人的同胞有1/4的发病风险，病人表型的正常同胞有2/3为可能携带者；病人的子女一般不发病，但是肯定携带者。

（4）系谱中病人的分布往往是散发的，通常看不到连续传递。

（5）在近亲婚配的情况下，子女的发病风险比随机婚配明显增高（图27）。

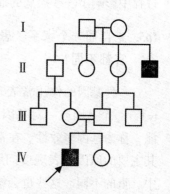

图27　常染色体隐性遗传系谱图

169. 表型正常的夫妻为什么会生出患常染色体隐性遗传病的孩子?

这对表型正常的夫妻,是杂合突变的肯定携带者。两个杂合的携带者（Aa X Aa）婚后所生的子女中,将有 1/4 个体是该病的病人,他们每生育 1 次,都有 1/4 的机会生出该病的患儿,他们的无病子女中,有 2/3 的可能是携带者。

170. 表型正常的夫妻育有一个常染色体隐性遗传病患儿,他们再次生育需要注意什么?

说明这对夫妻均是杂合子,各携带一个致病突变,他们生育的后代有 1/4 的概率患病。他们再次生育之前,可以先对患儿进行该遗传病的基因诊断,明确致病突变,再对这对夫妻进行突变验证,确定患儿携带的两个致病突变分别来自父母的哪一方,等到再次妊娠时,根据基因诊断的结果对胎儿进行产前诊断,从而确定胎儿是否遗传了父母的两个致病突变,如果胎儿只遗传父母一方的致病突变,而又没有发生新生突变,则患儿将不会表现出相应的疾病表型。

171. X 染色体显性遗传的系谱特点是什么?

（1）人群中女性病人数目多于男性病人,在罕见的 XD 遗传病中,女性病人的数目约为男性病人的 2 倍,但女性病人病情通常较轻。

（2）病人双亲中一方患病;如果双亲无病,则来源于新生突变。

（3）由于交叉遗传,男性病人的女儿全部都为病人,儿子全部正常;女性杂合子病人的子女中各有 1/2 的可能性发病。

（4）系谱中常可看到连续传递的现象,即连续几代中都有发病病人,这点与常染色体显性遗传一致（图 28）。

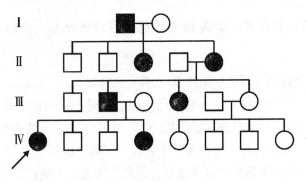

图 28　X 连锁显性遗传系谱图

172. 从系谱图如何判断是常染色体显性遗传还是 X 连锁显性遗传?

常染色体显性遗传与 X 连锁显性遗传的相同点是：在系谱中常可看到连续传递现象，即每代都有病人。不同点是：X 连锁显性遗传（图 28）呈现交叉传递的现象，男性病人的女儿全部都为病人，儿子全部正常；女性杂合子病人的子女中各有 1/2 的可能性发病。而常染色体显性遗传（见图 26）病人的子代有 1/2 的发病可能，没有性别差异。

173. 表型正常的夫妻为什么会生出患 X 染色体显性遗传病的孩子?

一种可能原因是家庭成员中首次出现基因突变：夫妻一方的生殖细胞（精子或卵子）或受精卵本身，在相应基因发生致病变异，即所谓新生突变（De novo mutation），因此父母体细胞（尤其是表型相关组织的细胞）并未携带致病变异，因此也没有疾病表型；而孩子全身组织或相关组织的细胞均携带致病变异，从而出现疾病表型。

还有可能是母亲虽然携带了致病变异，但由于 X 染色体失活不随机、即 Lyon 化偏倚，在绝大多数疾病相关组织中都是疾病基因所在染色体区域失活，因此突变等位基因产物少、对相关表型无明显影响，母亲表型正常；而孩子从母亲继承到带有致病变异的 X 染色体，如果孩子是男孩，则为病人；如果孩子为女孩，随机 lyon 化，致病基因所在染色体区域有一半随机失活，剩下的一半异常基因型能够产生异常表达产物、对表型有影响，从而孩子发病。

另有可能是父母一方虽然携带了致病变异，但相应疾病表型外显不全/不外显（non-penetrance），而孩子外显。不外显的原因有多种可能，可能该个体有特殊的遗传背景、特殊的生活方式或者其他随机因素影响了该表型的出现。

174. 表型正常的夫妻育有一个 X 染色体显性遗传病患儿，他们再次生育需要注意什么?

该夫妻再次生育仍有可能生出患儿（原因见问题 78 之答案），针对再次生育需要进行遗传咨询。咨询前提应是首先对已出生患儿进行疾病突变检测，确定致病变异；并检测患儿父母，了解父母携带状态。针对可能情况（见问题 78），预估再次生育患儿的风险，必要时对再次妊娠胎儿进行产前基因检测。

如果夫妻双方均未发现携带致病变异，即新生突变，不能排除父母一方为致病突变的生殖腺嵌合体。此时后代风险一般较难估计，可以考虑进行胎儿产前基因诊断。

如果检测到母亲携带致病变异，预计母亲发生"Lyon 化偏倚"或"外显不全"，再次生育后代的再发风险为（不考虑后代发生"Lyon 化偏倚"或"外显不全"）：无论男性女性均为 1/2。

如果检测到父亲携带致病变异，预计父亲为"外显不全"，后代发病风险为（不考虑后代发生不外显）：女性 100%，男性都无风险。

在特定疾病，新生突变概率发生概率、外显不全发生概率可能有经验值，预估风险时应加以考虑使用。

175. X 染色体隐性遗传的系谱特点是什么？

（1）系谱中病人主要为男性，或者仅有男性病人。

（2）男性病人的父母通常表型正常，母亲经常是表型正常的突变携带者、母方经常有受累男性亲属（譬如舅舅、外祖父、姨表兄弟等）。

（3）家系中没有男－男传递；但男性病人与女性携带者婚配时会看似男－男传递，因为夫妻双方都能够传递突变 X 染色体给受累女儿。

（4）女性病人出现的情况见于：女性为突变纯合子（譬如父亲是病人同时母亲是携带者），或者 X 染色体非随机失活（图 29）。

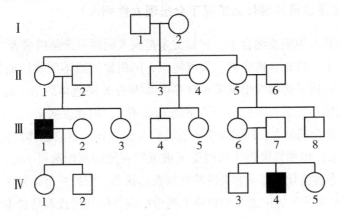

图 29　X 连锁隐性遗传系谱图

176. 表型正常的夫妻为什么会生出患 X 染色体隐性遗传病的孩子？

可能的原因包括：①患儿为男性，患儿母亲为致病变异的杂合携带者，一般不会表现疾病；②患儿为男性、携带新生突变，即：父母均未发现是变异携带者，但父母之一的生殖细胞或患儿受精卵时期一条 X 染色体上的基因发生新生突变，患儿携带异常 X 染色体而发病；③患儿为女性突变杂合携带者、但因 X 染色体 Lyon 化偏倚，疾病发生关键组织的多数细胞中突变 X 染色体有表达活性，而正常 X 染色体失活，因此表现疾病表型。

177. 表型正常的夫妻育有一个 X 染色体隐性遗传病患儿，他们再次生育需要注意什么？

该夫妻再次生育仍有可能生出患儿，针对再次生育需要进行遗传咨询。咨询前提应是首先对已出生患儿进行疾病突变检测，确定致病变异；并检测患儿父母，了解父母携带状态。

在 X 连锁隐性遗传病中，再次生育患儿的风险一般主要取决于母亲的遗传构成状态。如果母亲外周血白细胞中检出致病变异，传递致病变异给后代的风险是 1/2，继承该致病变异的男孩将受累，继承致病变异的女孩为杂合携带者。如果母亲外周血白细胞中未能检出致病变异，病因可能为新生突变，即母亲或父亲可能为生殖腺嵌合体或患儿发育早期/受精卵阶段发生突变。

必要时对再次妊娠胎儿进行产前基因检测。

178. X 染色体隐性遗传病什么情况下会出现女性病人？

（1）女性病人为突变纯合子；譬如父亲是病人同时母亲是携带者。

（2）患儿为女性杂合携带者、但可能因为随机原因或不明原因而发生 X 染色体 Lyon 化偏倚，疾病关键组织中携带正常等位基因的 X 染色体失活，而携带突变等位基因的 X 染色体不失活，即所谓"不幸的 Lyon 化"，因此发病；

（3）女性杂合携带者，同时发生不随机的 X 染色体 – 常染色体易位。如果易位 X 染色体片段失活、相邻常染色体基因受累被沉默可能因基因剂量不足产生致命疾病，因此易位 X 染色体会优先保持非失活的开放表达状态，而另一个正常 X 染色体优先被失活。此时，如果发生易位的 X 染色体上携带疾病等位基因或者易位本身会干扰 X 染色体上某基因的表达，这种非随机的 X 染色体失活也会导致女性携带者出现表型。

（4）45，X0 特纳综合征女性病人缺失一条 X 染色体，如果剩余的一条 X 染色体上有一个突变等位基因，则该女性成为突变基因的半合子，因此也会患病。

179. X 染色体隐性遗传病的女性携带者（杂合子）为什么也会有该病表型？

X 连锁隐性遗传病的女性携带者通常无表型，偶尔表现出表型，根本原因是与

X染色体失活有关。

X染色体失活发生在哺乳动物胚胎早期，一旦一个细胞选择了哪条X染色体（父源或母源）失活，这种选择会传递到子代细胞中。X连锁隐性遗传病女性杂合子是相应X连锁突变的嵌合体，单个细胞或表达正常等位基因或表达突变等位基因。

当疾病表型取决于一种在体内循环遍布的产物时，例如在血友病，女性携带者表现为一种介于正常细胞与异常细胞之间的平均水平，出现中度表型，通常临床表现正常、生化检测异常。当表型是局部个别细胞的特征时，如在少汗型外胚层发育不良，女性携带者表现为正常组织和异常组织的斑片状嵌合。

X连锁隐性遗传病偶尔出现表型明显的杂合子，是指女性携带者受累严重，因为此时很不幸的，疾病关键组织里的绝大多数细胞失活的恰是正常X染色体，而携带突变等位基因的X染色体有活性。具体原因见问题83之答案。

180. **Y连锁的系谱特点是什么？**

Y连锁遗传是指位于Y染色体上的Y染色体/男性特有基因及其性状的遗传，这部分基因/区域不能与X染色体之间发生重组。这些性状系谱特点：①只有男性受累；②男性病人总有个受累父亲（或父亲没有受累而由于新生突变导致此男性病人）；③男性病人的所有儿子受累（图30）。

的确有一些Y染色体连锁表型，但是除了男性性功能异常，目前几乎没有Y染色体遗传疾病的报道。因为女性完全没有Y染色体，可想而知只Y染色体不可能携带对健康很重要的基因。因此，Y染色体连锁基因要么编码不重要的性状、要么编码男性特有的功能，而相应基因缺陷不可能导致除了男性性功能障碍以外的其他疾病。

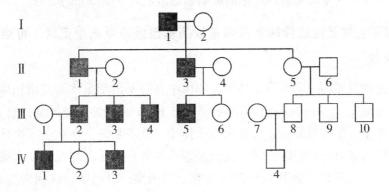

图30　Y连锁系谱图

181. 典型的 Y 连锁家系中出现女性病人，可能的原因是什么？

在 X 染色体、Y 染色体的长短臂末端均有一小段区域，其序列在 X、Y 染色体之间同源，在男性的减数分裂时可以配对重组，被称作拟常染色体区（Pseudoautosomal region，PAR）。其中短臂末端的 PAR1 区域，男性减数分裂中，XY 染色体之间几乎绝对发生重组，因此 Y 染色体上的变异也能传递给女儿，更类似常染色体遗传模式。

如果突变开始位于 X 染色体，其后代中的传递模式类似常染色体遗传；但是当某后代男性精子发生中，该突变重组到 Y 染色体上后，则后代开始出现典型 Y 连锁遗传模式，即仅男 – 男传递。

相反，如果突变开始位于 Y 染色体，后代传递模式则呈现仅限于男 – 男传递的 Y 连锁遗传模式；但当某男性后代病人的精子发生中，突变重组至 X 染色体上以后，则开始呈现类似常染色体遗传模式，可以出现女性病人。

（二）不典型的孟德尔遗传

182. 某遗传病家系内病人表型差异很大，可能的原因是什么？

在不同遗传背景和环境因素的影响下，相同基因型个体表型的表现程度可能不同，称为表现度差异（variable expression），这是由于致病基因在不同个体表达程度的不同，因此表现出的表型也有轻重之分，这是常染色体显性遗传的常见特征。疾病表型除受致病基因决定外，还受环境和遗传背景的影响。遗传背景中，修饰基因对表型形成有显著的修饰作用，可以增强或减弱主基因的表达，从而出现不同的表现度。此外环境因素对主基因表达的影响也是造成表现度差异的原因。

183. 某常染色体显性遗传病家系内某致病基因携带者表型正常，可能的原因是什么？

在特定的群体和一定环境条件下，群体中某一基因型个体表现出相应表型的百分比称为外显率（penetrance），当外显率等于 100% 时称为完全外显，低于 100% 时称为外显不全。在携带某一显性基因的个体中，并不是每一个杂合子个体都能表现出该显性致病基因所控制的性状，也就是说存在外显不全的情况，在常染色体显性遗传家系中可出现某致病基因携带者具有正常表型，但仍能将疾病表型向下传递，在家系系谱中出现隔代遗传的现象。外显不全的原因尚不清楚，可能是存在其他对表型具有加强或减弱作用的修饰基因对致病主基因控制的表型效应产生影响，此外环境因素也可能对致病主基因的表达产生影响。

184. 某些遗传病只有在母亲（父亲）患病时，疾病才会向后代传递，为什么？

某些常染色体显性遗传的疾病表型，男女均可患病，而且父母双亲均可以将致病基因传递给后代，但只有特定性别的某一方（父亲或者母亲）向下传递致病基因时子女才发病，这种现象称为遗传印记。如图 31 所示，该家系的疾病表型存在印记效应，当致病基因从父源传递时，子女无疾病表型，如I1 传递给II2 和II4。仅当致病基因从母源传递时，子女才表现出疾病表型，如III8 传递给IV8，IV8 传递给 V3。这种印记现象的产生是由于基因在不同生殖细胞中受到修饰，从而影响基因的表达。

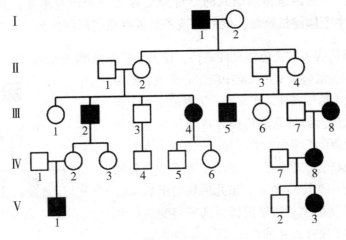

图 31　家系图示遗传印记现象

185. 一对表型正常的夫妇连续生育两个常染色体显性遗传病的患儿，可能的原因是什么？

这一对表型正常的夫妇可能存在生殖腺嵌合的情况，即父母双亲之一的生殖腺可能存在携带突变和不携带突变的不同细胞，这种来源于同一合子细胞，但发育出具有不同遗传差异的细胞系的个体称为嵌合体。父母双亲表型正常，是由于父母的体细胞不携带突变，故没有疾病表型。但配子细胞中的生殖系突变可传递给子代，使子代携带疾病表型。因此，先前无家族史的健康夫妇也可能生出不止一个患有显性遗传病的后代。家系图上可表现出隐性遗传的现象，但子代表现出的疾病表型会稳定的向下传递，如图 32 所示，I1 和I2 均为正常表型，但母亲（I2）存在生殖腺嵌合，生育的子代中有两名病人（II2 和II5），且疾病表型在向下传递中呈常染色体显性遗传。

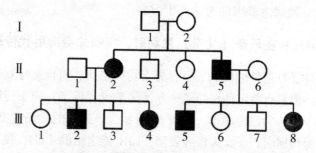

图32　家系图示生殖腺嵌合来源的突变向下传递的现象

186. 一方为某单基因遗传病病人的一对夫妻育有一个该病患儿，该患儿成年后与群体中个体随机婚配，他们的孩子是否有患病风险？为什么？

如果该遗传病为常染色体显性遗传，患儿为携带致病突变的杂合子，与群体中个体随机婚配，致病突变在人群中频率非常低，则很大可能配偶为不携带突变的正常人，生育的子女中有50%的患病风险。如果该遗传病为常染色体隐性遗传，且人群中杂合子频率非常高时，一方为病人另一方为携带者夫妇也可能生育一个患儿，家系中会表现出假显性遗传，如图33所示，患儿后代的患病风险应考虑配偶的基因型，如果配偶为携带突变的杂合子，则生育的子代有50%的患病风险，如果配偶为不携带突变的正常人，则生育子女均不患病。

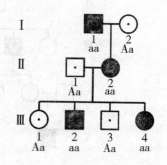

图33　家系图示假显性遗传方式

187. 患某成年期发病单基因遗传病的个体与群体中个体随机婚配，他们所生育孩子是否会患该病？是否也是成年期发病？病情的轻重程度是否可以预测？

一般情况下，完全外显、无表现度差异的常染色体显性遗传病与群体中个体随机婚配，所生育的子女有50%的可能患病，发病年龄和病情轻重程度应与亲代相当。但也有一些呈遗传早现延迟显性的疾病，尤其是神经系统疾病，致病原因为基因内部的三核苷酸片段重复扩增形成的动态突变。这些疾病的严重程度、发病年龄与其三核苷酸的重复次数相关，重复次数越多发病年龄越早，且病情越严重，在传代过程中三核苷酸重复次数逐代增加，发病年龄逐代提前，病情越来越严重，表现为遗传早现。如图34所示强直性肌营养不良家系，随着三核苷酸重复次数的增多，发病年龄提前。

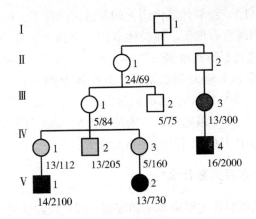

图 34 强直性肌营养不良家系遗传方式

个体下数字示三核苷酸重复次数，斜线左侧为正常等位基因重复次数，斜线右侧为突变等位基因的异常扩增次数；浅灰色示成年发病（IV1、IV2、IV3），深灰色示青少年发病（III3），黑色示先天性发病（IV4、V1、V2）

188. 某遗传病家系中，致病基因突变携带者不是全都患病，为什么？

对单基因遗传病来说，疾病表型除受致病基因决定外，还受环境和遗传背景的影响，因此即使携带致病基因突变也会出现外显不全的情况。另外还可能存在更复杂的遗传基础，如双基因遗传，疾病的表型受两个相互作用的不同基因共同决定，当两个基因同时发生突变的时候才会引起疾病。如图 35，I1 为携带 A 基因突变的杂合子（致病等位基因为 a），I2 为携带 B 基因突变的杂合子（致病等位基因为 b）；他们的子女中 II2 分别从父母双方得到两个基因的突变，表现出疾病表型，而 II3 仅为 A 基因的杂合子故不患病；III1 从 II2 同时获得两个基因的突变，因此患病。在这种情况下，仅分析一种致病基因的突变携带状态不足以判断疾病表型的发生。

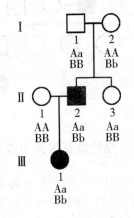

图 35 图示双基因遗传方式

七、线粒体遗传

189. 线粒体基因组的组成成分是什么？

线粒体基因组（mitochondrial genome）是闭合环状双链的 DNA 分子，大小为 16596 bp，位于线粒体内。线粒体基因组的两条 DNA 链中 G 含量高的叫作重链（H），

C 含量高的叫作轻链（L）。线粒体基因组上的基因无内含子，排列紧凑，基因间没有间隔，相邻基因甚至出现重叠现象。线粒体基因组总体上仍分为编码区和非编码区，非编码区有两段，一个是具有高度多态性的非编码区称为 D-loop 区，其中包含 H 链复制起始位点，另一个是 L 链复制起始区。线粒体 DNA（mitochondrial DNA，mtDNA）编码 37 个基因，其中 13 个基因编码蛋白质，均为氧化磷酸化酶的亚基，2 个编码核糖体 RNA，其余 22 个编码线粒体内的 tRNA。每个线粒体可含有多个拷贝的 mtDNA，大部分细胞含有 1000 个以上 mtDNA 分子。

190. 线粒体遗传的系谱特点是什么？

由于人受精卵中的线粒体主要来源于卵细胞，因此线粒体遗传病的遗传方式为母系遗传（maternal inheritance），其系谱特点是男女均可发病，但 mtDNA 只能由女性传给下一代，也就是说只有母亲能够将线粒体疾病传给自己的儿子和女儿，但只有女儿能将其 mtDNA 再传递给下一代，儿子则不能够将 mtDNA 传给下一代（图 36）。

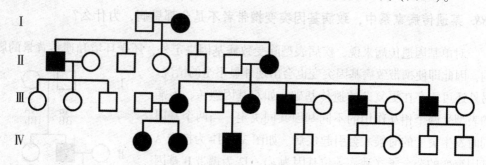

图 36　线粒体遗传病系谱图

191. 线粒体基因的突变率很高，为什么？

mtDNA 的突变率高于核基因组，其原因包括①线粒体基因组没有组蛋白包裹，是裸露的 DNA 分子，易于受到损伤而导致突变；②线粒体是能量代谢细胞器，线粒体内呼吸链代谢旺盛，氧化磷酸化所产生的超氧化物和自由基可直接导致 mtDNA 损伤，这是线粒体基因突变率高的另一原因；③与核基因组相比，线粒体内缺乏完备的 DNA 损伤修复系统；④线粒体 DNA 复制频率高，且复制时首先在 D-loop 区单链启动复制，易形成发夹样结构，增加错配机会，导致 mtDNA 基因突变。

192. 线粒体基因的突变类型有哪些？

线粒体基因的突变分类与细胞核基因的分类有所不同，但就突变本身来说，仍可分为①点突变，主要为错义突变。②大片段重排，包括 mtDNA 的大片段缺失和重复，以缺失突变为主，通常为散发性的新突变，不是由母亲遗传而来；③mtDNA 拷贝数异常，较为常见的是 mtDNA 的拷贝数大大低于正常。

由于线粒体基因组较小，线粒体基因突变的类型还可按照突变基因的功能来划分如下：①编码蛋白质的基因突变，这类突变主要影响氧化磷酸化过程中所需酶类的活性，例如 Leber 遗传性视神经病是编码线粒体复合物 I 各亚基的 MT-ND1、MT-ND4 和 MT-ND6 基因的错义突变所致；②编码 tRNA 或 rRNA 的基因突变，这类突变可影响到线粒体内所有蛋白质翻译的效率，可使多种酶合成缺陷，影响更为广泛。

193. 线粒体基因突变的修复机制是怎样的？

以往人们认为线粒体内不存在 DNA 修复系统，随着研究深入和检测手段的进步，发现线粒体内存在一些 DNA 修复因子。目前认为，线粒体内 DNA 修复主要为碱基切除修复（base excision repair，BER），参与单个碱基或碱基片段的清除，例如，通过 DNA 聚合酶-γ 的核酸外切酶活性可进行切除修复。除碱基切除修复，还辅以其他方式修复不同损伤，例如，利用甲酰嘧啶 DNA 糖苷酶等对氧化损伤进行修复，通过尿嘧啶 DNA 糖苷酶等完成尿嘧啶和无碱基位点修复等。虽然线粒体内存在一些 DNA 损伤修复的酶类，但是其清除突变 DNA 的能力远低于核基因组。所以这还是线粒体基因突变率高于核基因组突变率的原因之一。

八、群体遗传

194. 遗传平衡定律是什么？

遗传平衡定律是由 Hardy 和 Weinberg 两个人先后提出的，因此又称 Hardy-Weinberg 定律，其主要理论是：在一个特定的无限大的群体中，假设个体之间随机婚配，基因在传递过程中不发生突变，且没有任何环境因素所造成的自然选择，同时与其他群体之间不存在迁移和基因交流，那么该群体中等位基因频率和基因型频率将保持世代不变。当人群中某种性状的频率已知时，Hardy-Weinberg 定律可用来推断等位基因频率和杂合子频率，在遗传咨询中发挥重要作用。遗传平衡定律奠定了群体遗传学的基础

195. 影响遗传平衡的因素有哪些？

影响遗传平衡的因素包括：①非随机婚配：遗传平衡定律的假设条件之一是随机婚配，而现实中存在这相当比例的非随机婚配，主要包括分群婚配，选型婚配和近亲婚配，这些非随机婚配的方式均会使得子代中某些基因频率偏高甚至造成罕见

的纯合子，影响遗传平衡。②自然选择的影响：携带某种基因型的个体比携带另一种基因型的个体可能具有更多的后代，这样下一代中某种基因型的频率会上升，从而影响了遗传平衡。③基因突变的影响：DNA 发生突变，产生了新的等位基因，并遗传给下一代，会影响遗传平衡，同时为自然选择提供了发挥作用的空间。④遗传漂变：对于小群体来说，由于配子的随机抽样，等位基因频率发生改变，在世代传递中，可能会出现后代中某一等位基因的频率明显改变，破坏了遗传平衡。⑤基因流：不同的群体发生混合，群体之间发生基因的交流，会逐渐改变等位基因频率。

196. 遗传负荷是什么？影响遗传负荷的因素有哪些？

首先明确一下适合度的概念，适合度是指个体生存能力以及将自身基因遗传给后代的能力。遗传负荷是使群体适合度下降的因素，包括突变负荷和分离负荷，前者是指有害基因突变使群体适合度下降，后者是指两个杂合子（Aa）相互婚配而导致隐性纯合子后代的适合度下降。

遗传负荷受到两方面因素的影响：①近亲婚配：近亲婚配增加罕见纯合子出现的概率，同时也增加了分离负荷。②环境因素：随着经济和社会进步，有害化学物质和各种物理辐射增多，促使群体产生更多的突变，增加了突变负荷。

九、出生缺陷相关问题

197. 表型正常的夫妻为什么会生育出生缺陷的孩子？

先天缺陷是胎儿出生前的发育过程出现异常导致，胎儿从父母的配子形成阶段，到受精卵，再到发育成为完整个体的全过程任意环节发生任何异常，都可能导致先天缺陷。父母表型正常，可能父母均为隐性基因突变的携带者，有 1/4 可能生育先天缺陷的孩子；父母本身没有突变，表型正常，父方或母方（或父母双方）在其配子形成过程中，由于某些理化因素作用，形成了带有新突变的配子，进而形成了携带突变的受精卵，也可能生育先天缺陷儿童；此外，如果母亲在孕期接触到药物或放射线损害等，也会导致胚胎各胚层或组织器官发育的异常，从而生育出生缺陷儿。

198. 出生缺陷发生的原因是什么？

先天缺陷发生的原因有多种，主要分为三类：①遗传因素：自身带有遗传缺陷的父母，将致病基因遗传给孩子，导致先天缺陷的发生。②母体因素：是导致先天缺陷常见的发生方式，主要是由于母亲在妊娠期患感染性疾病，病原体通过胎盘感染婴儿，引起胎儿发育不良、畸形，或引起流产、死胎。另外母体在怀孕期间服用药物，或营养不良，受到外伤等都会导致胎儿的发育异常。③环境因素：射线、噪声等物理因素；化学污染，食物污染致畸，化妆品中含的砷、铅、汞等有毒物质，这些物质被孕妇的皮肤和黏膜吸收后，可透过血胎屏障，进入胎血循环，影响胎儿的正常发育。另外吸烟饮酒等不良嗜好，也可能会导致先天缺陷。

199. 出生缺陷的发生率有多高？

我国是人口大国，是出生缺陷高发国家。根据 2012 年 9 月原卫生部发布的《中国出生缺陷防治报告（2012）》统计，目前我国出生缺陷发生率在 5.6% 左右，每年新增出生缺陷数约 90 万例，其中出生时临床明显可见的出生缺陷约有 25 万例。根据世界卫生组织估计，全球低收入国家的出生缺陷发生率为 6.42%，中等收入国家为 5.57%，高收入国家为 4.72%。在出生缺陷的病人中其中环境因素导致的约占 10%，遗传因素约占 25%，环境因素与遗传因素相互作用和原因不明者约占 65%。

200. 一对正常的夫妻在生育第一胎时应该得到怎样的生育指导以预防出生缺陷患儿的出生？

首先要确定夫妻双方有无遗传病的家族史，是否为近亲结婚。如果有遗传病的家族史，那么要筛查夫妻是不是遗传病致病基因的携带者，在怀孕前和产前检查时进行临床遗传学检测。无家族史的夫妻，应避免吸烟饮酒等不良生活习惯，在怀孕期间避免不良理化因素，孕前和妊娠期补充叶酸，预防神经管畸形。按照医生的指导进行产检，常用诊断技术有：B 超检查，检查出胎儿身体结构上的畸形，内脏发育畸形，是目前应和最广的一种检查方法，检查时间一般以妊娠 18～22 周为宜。如果超声检测异常，建议羊水检查，以妊娠 16 周抽取为宜，进行核型分析，或通过羊水细胞培养、甲胎蛋白（AFP）测定及酶学检查来诊断遗传病及其他畸形。

201. 出生缺陷具有什么样的临床特征？

出生缺陷是指由于遗传因素，环境因素或两者相互作用，使胚胎在发育过程中出现异常，从而引起身体结构、代谢、功能、精神和行为异常等，是严重影响儿童身体生长和智力发育的疾病。其病种种类非常复杂，可以涉及身体所有的系统和器官，可以呈现单发，也可以呈多发。严重的先天缺陷可影响新生儿的生存能力、生命质量和功能。往往是引起早期流产，死胎，死产，新生儿致残致死的主要原因。

202. 出生缺陷可以预防吗？

为减少出生缺陷的发生，世界卫生组织（WHO）提出了出生缺陷"三级预防"策略：一级预防是孕前及孕早期（又称为围孕期）阶段综合干预，通过健康教育、选择最佳生育年龄、遗传咨询、孕前保健、孕期合理营养、避免接触放射线和有毒有害物质、预防感染、谨慎用药、戒烟、戒酒等，减少出生缺陷的发生；二级预防是通过孕期筛查和产前诊断识别胎儿的严重先天缺陷，早期发现，早期干预，减少出生缺陷儿的出生；三级预防是对新生儿疾病的早期筛查，早期诊断，及时治疗，避免或减轻致残，提高患儿生活质量。如唇腭裂患儿，幼时无法吸吮，喂养困难，1 岁后语言功能发生障碍，对这些孩子要尽早手术修复，治疗效果极佳，越早治疗越好。

203. 如何诊断出生缺陷？

出生缺陷可以在出生前或出生后进行诊断。出生后诊断可通过临床观察、严格的体格检查以及实验室检查进行诊断。出生前诊断又称产前诊断或宫内诊断，是针对出生缺陷高风险的孕妇或怀疑有染色体疾病的胎儿，采用各种方法诊断胎儿是否患有某种出生缺陷。产前诊断目前主要有影像学、羊水成分分析、生化遗传检测、染色体核型分析以及基因检测等五种方法。这些不同的检查方法能从不同的角度反映胎儿出生缺陷的情况。卫生部关于《产前诊断技术管理办法》规定，医疗保健机构应当建议有下列情形之一的孕妇进行产前诊断：①羊水过多或过少的；②胎儿发育异常或者胎儿有可疑畸形的；③早期接触可能导致先天缺陷的物质的；④有遗传病家族史或者曾经分娩过先天性严重缺陷患儿的；⑤年龄超过 35 周岁的。在产前诊断中应遵从筛查在先，诊断在后的原则，针对产前筛查确定高危人群，采用可靠的诊断方法和标准，在知情选择和知情同意的情况下进行。

204. 导致出生缺陷的遗传因素有哪些？

染色体数目/结构异常、单个或多个基因的突变这些遗传因素都可以导致出生缺陷，它们导致的先天性的疾病分别为染色体病、单基因病或多基因病。①染色体病：先天染色体数目异常或结构畸变而发生的疾病。可来自父母遗传或胚胎发育过程中发生突变。染色体数目异常包括三体综合征、单体综合征及多倍体、嵌合体；染色体结构异常包括染色体缺失、易位、倒位等，如猫叫综合征、脆性 X 染色体综合征等。②单基因病：符合孟德尔遗传规律。包括常染色体显性遗传病如短指（趾）症等；常染色体隐性遗传病如苯丙酮尿症；性染色体连锁遗传疾病如假肥大性肌营养不良等。③多基因病：由遗传和环境多种因素共同决定的一类疾病。这些先天性的多基因病包括唇腭裂、神经管畸形、先天性髋关节脱位等。

205. 哪些出生缺陷可以预防？

单基因突变造成的出生缺陷在搞清楚致病原因之后，是可以预防的。可以采取以下措施：①禁止近亲结婚；②遗传咨询；③产前/植入前基因诊断。世界卫生组织（WHO）WHO 对出生缺陷的三级预防总结如下：

出生缺陷	一级预防	二级预防	三级预防
目的	减少发生	早诊断、早干预	及时治疗、降低损害
时间	孕前	孕期	出生后
对象	健康人群	孕妇	患儿
措施	孕前、围孕期保健	产前诊断	治疗、康复

206. 一对表型正常的夫妻第一胎为出生缺陷的患儿，第二胎也为出生缺陷患儿的再发风险有多大？

首先需要明确该出生缺陷的原因是什么。如果出生缺陷由染色体数目/结构畸变、单基因病造成，则第二胎也为先天缺陷患儿的再发风险如下所述。

（1）染色体病遗传再发风险：以 21-三体综合征为例。①夫妻核型正常，风险为 0.2%~0.5%，已经生育一患儿再发风险为 1%，而且与孕妇年龄相关，年龄越大再发风险越高。染色体核型可分为三型：标准型、嵌合型和易位型。其中易位型有很多种常见 Dq21q，占易位型的 54.2%，其次是 21qGq，占 40.9%，其他易位型约 5%。增加的 21 号染色体不独立存在，而是与 D 组或 G 组的一条染色体发生罗伯逊易位，染色体总数为 46，其中一条是易位染色体，又称假二倍体。Dq21q 易位中 55% 是新发生的，45% 是由双亲之一有平衡易位。21qGq 易位几乎全部是新发生的。D/G 易位核型：46，XN，−14，+t（14q21q），G/G 易位核型：46，XN，−21，+t（21q21q）。理论上如果双亲之一为罗氏易位携带者，产出患儿的风险为 33%，但是实际上夫妻中有一人为罗氏易位携带者，携带者性别不同再发风险不同。（注："D"指 D 组染色体 13，14，15 中任何一条；"G"指 G 组染色体 21，22 中任何一条）

	核　型		再发风险
患儿	父亲	母亲	（%）
Dq21q	正常	携带者	10~15
21q21q	正常	携带者	100
易位型	正常	正常	等于发病率

（2）单基因遗传病再发风险：单基因病的基因型已确定者，且患儿父母的基因型也确定，再发风险按孟德尔定律推算。常染色体显性遗传病再发风险为 1/2，因绝大多数病人是显性基因的杂合子；常染色体隐性遗传病为 1/4；X 连锁隐性遗传病时，若母亲为携带者，男孩患病概率为 1/2，女孩将有 1/2 概率为杂合子；父亲若为病人，女孩全部为杂合子，男孩全部正常（单基因遗传病的再发风险评估的详细分析见问题 166～169）。

207. 一对表型正常的夫妻第一胎为正常，第二胎生出出生缺陷患儿的风险有多大？

首先需明确该出生缺陷发生的原因，若为单基因遗传病，第二胎生育出生缺陷患儿的风险如下估算：①该表型正常的夫妻，如果其中一方携带有不完全外显的常染色体显性遗传致病基因（外显率为 K），第二胎生育出生缺陷患儿的概率为 K/2，若夫妻双方均携带有某种不完全外显的常染色体显性遗传致病基因（外显率为 K），第二胎生育出生缺陷患儿的概率为 3K/4，注意第一胎有可能携带有致病基因，其后代有可能患病；若该表型正常的夫妻，其中一方为某种常染色体显性遗传病的生殖腺嵌合体，则第二胎生育出生缺陷患儿的概率为 1/2。②该表型正常的夫妻，为某种常染色体隐性遗传疾病的携带者，即夫妻双方均携带有一个常染色体隐性致病基因，第二胎生育出生缺陷患儿的概率为 1/4。③该表型正常的夫妻，若女性为某种 X 连锁隐性遗传病的携带者，第二胎生育出生缺陷患儿，其中男孩患病的概率为 1/2，女孩为该疾病携带者的概率为 1/2；若夫妻一方为某种 X 连锁隐性遗传病的生殖腺嵌合体，则第二胎生育出生缺陷患儿，其中男孩患病的概率为 1/2，女孩为该疾病携带者的概率为 1/2。④该表型正常的夫妻，若夫妻一方为某种 X 连锁显性遗传病的生殖腺嵌合体，则第二胎生育出生缺陷患儿，后代不论男女，患病的概率均为 1/2。⑤该表型正常的夫妻，若第二胎生育某种常染色体显性遗传病患儿，而父母任一方均不携带该病致病基因，考虑为患儿自身的新发突变造成，该频率与群体的发病频率相同，此种情况不能排除夫妻一方为显性遗传病生殖腺嵌合体的可能，生育出生缺陷患儿的再发风险较群体高很多。

若为染色体病，第二胎生育出生缺陷患儿的风险如下估算：①如果该表型正常的夫妻，其中一方为染色体平衡易位（非同源染色体的相互易位）的携带者，第二胎生育出生缺陷患儿的概率为 16/18。②如果该表型正常的夫妻，夫妻一方为非同源罗氏易位者，第二胎生育出生缺陷患儿的概率为 1/3。③该表型正常的夫妻，双方核型正常，以常见的 21 三体综合征为例，随孕妇年龄的增长，生育 21 三体患儿的概率会显著提高，具体参考高龄孕妇生育唐氏综合征患儿的概率。

十、肿瘤相关问题

208. 肿瘤是遗传性疾病吗？

肿瘤是体细胞异常增殖所形成的细胞群，因此称为体细胞病。目前体细胞病已经明确列为遗传病的一类，称为体细胞遗传病。肿瘤形成的因素众多，部分肿瘤可由外界环境或病毒感染所致，如紫外线、电离辐射等的照射、食物或环境中的化学诱变剂、肝炎病毒感染等。但是肿瘤的发生中，遗传因素也是主导因素。几乎所有的肿瘤细胞都存在1~10万个遗传改变，这就是为什么体细胞病（包括肿瘤）被称为遗传病的原因。

部分肿瘤的发病具有显著的家族聚集性，例如5%~7%的乳腺癌、10%的卵巢癌、3%的胰腺癌，5%~15%的甲状腺癌等等均呈家族性发病。此类家族性遗传性肿瘤可占全部肿瘤的约1%。其遗传基础为原癌基因或抑癌基因的生殖系突变，在家系中传递时符合常染色体显性遗传模式。

209. 肿瘤发生的遗传学基础有哪些？

从肿瘤发生的机制层面来看，其本质是一种组织发育异常。在正常细胞恶性转化的过程中，几乎必然有部分调节细胞增殖的基因发生了改变。相关基因包括两大类：原癌基因和抑癌基因。原癌基因的激活和抑癌基因的失活均可促进细胞的生长和增殖，这类改变可由染色体数的增加或减少，以及 DNA 的碱基突变所导致。如果此类突变发生于生殖细胞中，则可导致携带突变的后代对某些癌症的易感性大大增加，使得部分癌症的发病具有家族聚集性，甚至可能表现为家族中多代的连续传递。但由于癌症的种类多，成因复杂，往往与多个基因位点关联，具有非常强的遗传异质性。对其形成机制的研究目前仍远未完善。

210. 遗传性肿瘤综合征有哪些特点？

遗传性肿瘤综合征是指全部肿瘤中以单基因病形式存在的一类，种类较多，但在全部肿瘤中所占比较仅约1%。遗传性肿瘤综合征病人因基因突变，导致其患某些特定类型肿瘤的风险增加。遗传性肿瘤综合征是由发生在生殖细胞的单个基因突变引起的，因此病人全身细胞均携带该突变。多数遗传性肿瘤综合征呈常染色体显性遗传，常呈现出显著的家族聚集性，在家族中肿瘤病人可连续多代出现；病人子女的发病率约50%，男女发病率基本相同，且发病较早。如 *BRCA1* 和 *BRCA2* 基因突变引起的乳腺癌、卵巢癌和 *Rb1* 基因突变导致的视网膜母细胞瘤即属于典型的遗传性肿瘤综合征。

211. 癌基因在肿瘤发生中的作用是什么？

正常情况下，原癌基因的作用是促进细胞分裂和增殖，在生长发育早期阶段发挥重要作用。当原癌基因发生变异，如点突变、基因扩增、染色体易位、启动子插入等，导致原癌基因过度活化，激活变成癌基因，其促进细胞分裂和增殖的功能也异常激活，使得细胞过度增殖，不受调控，最终导致肿瘤的发生。癌基因主要通过以下途径导致肿瘤细胞功能紊乱，促进肿瘤生长：分泌细胞生长因子、改变细胞表面受体、影响胞内信号转导系统、影响 DNA 结合蛋白（如转录因子）以及细胞周期相关蛋白的功能等。

212. 抑癌基因在肿瘤发生中的作用是什么？

抑癌基因的产物具有抑制正常细胞异常增殖和恶性转化的作用。肿瘤细胞中抑癌基因突变后即丧失上述抑制作用。抑癌基因在正常细胞内有多种功能，包括阻止错误细胞周期进展，促进异常细胞凋亡，监测 DNA 准确复制、修复和分离，从而保证基因组稳定性。肿瘤细胞中，通常会通过点突变、缺失或过度甲基化的方式，使抑癌基因两条等位基因均失活，从而无法发挥正常功能，导致肿瘤细胞增殖异常活跃、细胞周期失调、染色体结构异常、基因组稳定性下降等。

213. 肿瘤的"二次打击学说"是什么意思？

肿瘤的"二次打击学说"最早由 Knudson 提出，他通过分析儿童视网膜母细胞瘤（RB）的发病情况，用此学说来解释 RB 的遗传性和散发性。该学说涉及肿瘤抑制基因（TSG），正常个体具有两个正常的 TSG 拷贝，只有当两个正常拷贝都存在缺陷时才能导致肿瘤的发生。因此在散发的肿瘤病人中，需要两次独立的打击（突变），来启动肿瘤的发生；而在家族性或者遗传性肿瘤中，首次打击（突变）由父母遗传得来，第二次突变则发生在体细胞本身，这就是"二次打击学说"。如视网膜母细胞瘤，在遗传性病例中，由于生殖细胞已有一个 *RB1* 基因失活，出生后再需一个体细胞性 *RB1* 基因失活即可形成肿瘤，因此发病较早，且多为双侧，多原发灶；而在散发性病例，需经两次体细胞性 *RB1* 基因失活才能形成肿瘤，因此发病较晚，且多为单侧，单原发灶。

214. 基因杂合性丢失与肿瘤发生的关系是什么？

杂合性丢失指的是由于基因突变、缺失/重复；体细胞重组；或染色体缺失等事件导致原为杂合子的该基因位点变为纯合子的现象。杂合性丢失在肿瘤的发生中很常见，它可以提示在丢失区域内存在抑癌基因，由于丢失的为正常的抑癌基因拷贝，此杂合性丢失即意味着两个正常拷贝的抑癌基因均丢失，因而丧失肿瘤抑制功能而导致肿瘤发生。如果发现某一肿瘤在某一染色体区域存在较高的杂合性丢失的发生率，往往标志着这一位点包含该类肿瘤的抑癌基因。

215. 为什么说肿瘤的发生是个"多步骤过程"？

肿瘤是指一群生长失去正常调控的细胞形成的新赘生物。肿瘤细胞能迅速无限增殖的机制，一方面是癌基因的激活，另一方面是抑癌基因的失活。一项有关结直肠癌的研究表明，肿瘤的发生发展是一个涉及多基因，多阶段的过程。在家族性结肠息肉症中，只有位于染色体 5p21 处的抑癌基因 APC 发生突变才能形成良性的腺瘤，若之后 12p12.1 处的 KRAS2 基因突变会使其增生加速；18q21 处的 DCC 基因发生缺失或 17p13.1 处的 P53 基因的缺失则会使其转变为恶性的结肠癌；最后，17q21.3 处的 NM23H1 基因的缺失则会使肿瘤具有转移能力。在这个多步变化的过程中，一个细胞的恶性转化至少需要两次突变，有的肿瘤则需要两次以上的遗传事件，才能完成恶性转化。因此说肿瘤的发生是个"多步骤过程"。

216. 遗传性肿瘤综合征的病人其一级亲属的患病风险肯定比一般群体高吗？

遗传性肿瘤综合征一般为单基因遗传病，是指由于染色体易位或基因突变（特别是常染色体及其上的基因），使患某些肿瘤的机会大大增加，并伴有某些特殊临床表现的一类肿瘤综合征，分为常染色体显性遗传（如家族性视网膜母细胞瘤）和常染色体隐性遗传的遗传性肿瘤综合征（如着色性干皮病）。

目前，肿瘤的发生机制是二次打击学说，即需要两次以上的突变，才能导致肿瘤的发生。遗传性肿瘤的病例中，第一次突变发生于生殖细胞，每个子代都携带有一个突变，在此基础上发生第二次体细胞突变即可完成始动，这种形成肿瘤的概率要高于正常人同一细胞先后两次发生突变的概率，因此遗传性肿瘤综合征的病人其一级亲属的患病风险肯定比一般群体高。

十一、多基因遗传

217. 父母身高接近群体平均值，孩子们会出现极高或极矮的吗？

有可能。人的身高属于多基因遗传性状，也称数量性状，在群体中，身高的变异分布是连续的，大部分个体趋于平均值，总体呈正态分布。数量性状是由许多作用微小、呈共显性的微效基因共同控制，同时环境因素也有影响。父母身高接近群体平均值，子代大部分身高也属于中间类型，但身高变异范围会更为广泛，少数情况下会出现近似于极端变异的个体，这是由于微效基因分离和自由组合，有可能出现多数对身高有增强作用的微效基因组合情况的发生，此外环境因素对身高也有一定影响。

218. 为什么有高血压家族史的人更易患高血压?

　　流行病调查显示：具有高血压家族史的人比无高血压家族史的人更易患高血压。父母中有一人是高血压病人，子女的高血压发生率可达28%，父母如果都是高血压，子女的高血压发生率可达46%。高血压病人的成人兄弟姐妹中65%可患高血压，其中单卵双生子比其他亲属高血压相关性更高。一些与高血压发病有关的因素，如高脂血症、肥胖、糖尿病、高盐饮食等，与遗传也有密切关系。高血压为多基因遗传的作用下，再加上同家族共同的生活环境，饮食习惯，性格爱好等，而出现家族中聚集发病的倾向。但这也并不是说，父母患高血压，子女就一定会患有高血压，通过控制高血压的其他诱因，如抽烟、嗜酒、高盐饮食、过度疲劳、情绪不稳定等，高血压是可以减少发病的。

219. 多基因遗传病中易患性是什么含义?

　　多基因遗传病由遗传基础和环境因素共同作用，决定一个个体患病可能性的大小，称为易患性。易患性低，患病的可能性小；易患性高，患病的可能性大。在一定的环境条件下，易患性代表个体所积累致病基因数量的多少。在一般群体中，一种多因素病的易患性变异呈现正态分布，即易患性极高和极低的个体都很少，绝大多数人集中在平均值附近。当某个体易患性达到一定限度时就可能发病，这个导致多基因遗传病发病的易患性最低限度称为发病阈值。阈值可以把群体分为两部分：正常群体和患病群体。由于易患性是一个统计学数据，群体中的某个体的易患性是无法测量的。图37所示为多因子遗传病易患性分布及阈值。

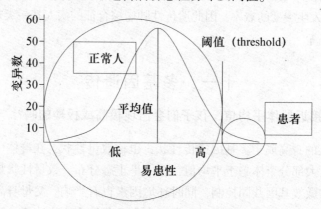

图37　多因子遗传病易患性分布及阈值

220. 多基因遗传病发病中遗传因素所起作用的大小叫遗传度，它是如何估算的？

多因子遗传病中，易患性高低受环境因素和环境因素共同影响，其中遗传因素即高危基因在决定该疾病患病中所起作用的大小，称为遗传度或遗传力（heritability），一般用百分率来表示。例：如果一种疾病完全由遗传因素所决定，遗传度就是100%。如果一种疾病完全由环境因素所决定，遗传度就是0。多因子病遗传度的高低对临床实践有很重要的影响。在遗传度估算中常用的方法称为 Holzinger 公式［遗传度 h^2=（同卵双生子的患病一致率 C_{MZ}-异卵双生子的患病一致率 C_{DZ}）/（100% – 异卵双生子的患病一致率 C_{DZ}）］，该公式是根据遗传度越高，同卵双生子的患病一致率（双生子中一个患某种疾病，另一个也患该病的频率）与异卵双生子的患病一致率差异越大而建立的。例如，精神分裂症调查，25 对 MZ 中共同发病的有 20 对，20 对 DZ 中共同发病的有 2 对。则 $C_{MZ}=20/25=80\%$ ；$C_{DZ}=2/20=10\%$；精神分裂症的遗传度 h^2=（80% – 10%）/（100% – 10%）=78%。

221. 影响多基因遗传病再发风险估计的因素都有哪些？

（1）遗传度和群体发病度。

（2）家庭中患病的人数：一般来说，一个家庭中已经患病的人数越多，该病的再发风险就越高。

（3）病情的严重程度：多基因遗传病的累加效应还表现在疾病的严重程度上。所生患儿的病情越重，其同胞的发病风险就越高。

（4）群体发病率的性别差异：当某种多基因遗传病的群体发病率存在性别差异时，说明不同性别的阈值是不同的。群体发病率低的性别阈值高，该性别病人子女发病风险也高；与此相反，群体发病率高的性别阈值低，该性别病人子女发病风险也就低，这称为 Carter 效应。

十二、免疫与遗传

222. 为什么 HLA 在人群中表现出高度遗传多态性？

丰富的多态性是 HLA 基因系统的一个最重要特点。HLA 复合体中很多基因座位的 DNA 序列在人群中存在许多变异体，称为等位基因。大量的等位基因往往为经典 HLA 基因所拥有。如图 38 所示，B 座位的等位基因数高达 805 个。对每一个个体，任何一个座位均有 2 个等位基因，分别来自父母亲，这些等位基因均能得到充分的表达，称为共显性。由于人类是个随机婚配的杂合群体，一般情况下来自父母的两条第 6 号染色体（或单体型）上所有 HLA 等位基因完全相同的概率极小，这不仅使 HLA 成为人体中多态性最丰富的系统，也使每一个个体所具有的 HLA 等位基因及其产物成为显示该个体独特性的生物学"身份证"，即个体性的标志。HLA 系统的多态性保证了种群能显示对各种病原体合适的免疫应答，以保证群体的延续及维持其稳定性。

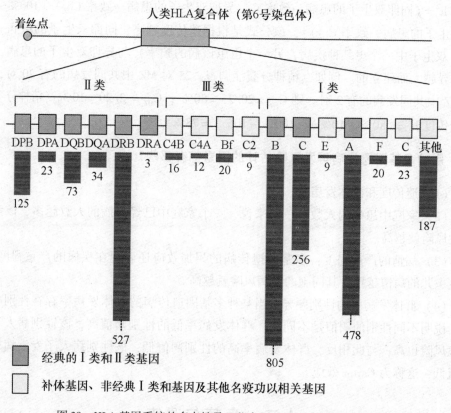

图38　HLA 基因系统的多态性及一些主要基因座位的等位基因数

223. ABO 红细胞遗传系统的组成是什么？

人类血型有很多种类型，最多且常见的血型系统为 ABO 血型，包括 A 型、B 型、AB 型和 O 型，由单一座位上的 I^A、I^B 和 i 三个复等位基因所控制，构成 6 种基因型 4 种表型。

ABO 血型系统的基因型和表型

基因型	红细胞表面抗原	表　型
I^{A}I^A，I^{A}i	A	A 型
I^{B}I^B，I^{B}i	B	B 型
I^{A}I^B	AB	AB 型
ii	无	O 型

父母血型系统的遗传基因在形成受精卵时重新组合形成子女的血型。因此，子女与父母血型间有一定的血缘关系，但是不一定相同。具体表现如下表示：

父母血型	子女可能的血型
A×A	A，O
A×B	A，B，AB，O
A×AB	A，B，AB
A×O	A，O
B×B	B，O
B×AB	A，B，AB
B×O	B，O
AB×AB	A，B，AB
AB×O	A，B
O×O	O

224. 孟买型血型系统是如何组成的？

孟买型（Bombay phenotype）血型于 1957 年在印度孟买市发现而得名，在我国有这种血型的人仅占十几万分之一，极其罕见。目前孟买血型分为三类：H 缺乏非分泌型（孟买血型 Bombay）、H 部分缺乏非分泌型（亚孟买血型 Para-bombay）及 H 部分缺乏分泌型（亚孟买血型 Para-bombay）。分泌型与非分泌型的差别在于唾液中是否含有 H 物质，分泌型的人在唾液中可发现 H 物质，而非分泌型唾液中无 H 物质。孟买血型的人基因型为 hh 型，因体内没有显性 H 抗原，因此无论其是否拥有 A、B 血型的等位基因 I^A、I^B 或 i，A 抗原或 B 抗原都无法合成，表现为类似于 O 型血的无抗原。在临床上，极罕见的孟买型血型容易被误认为是 O 型血，但进一步进行 O 型血型抗原检测，就能确定其是否为 O 型血型。

225. Rh 血型的遗传机制是什么？

Rh 血型系统共含有 6 种抗原，即 C、c、D、d、E、e。凡红细胞携带有 D 抗原者为 Rh 阳性，基因型为 DD 或 Dd，否则为 Rh 阴性，基因型为 dd。我国 Rh 阴性的比例不足 1%，因此民间俗称为"熊猫血"。Rh 血型的遗传符合孟德尔遗传规律。Rh 血型无天然抗体，其抗体多由输血（Rh 阴性者被输入 Rh 阳性血液）或妊娠（Rh 阴性母亲孕育 Rh 阳性胎儿）免疫生成，因此当 Rh 阴性者第二次接受 Rh 阳性者血液时，可因为首次输血产生的抗体而导致溶血性输血反应，但是，Rh 阳性者可以接受 Rh 阴性者的血液。Rh 阴性母亲再次孕育 Rh 阳性胎儿，非常容易发生新生儿溶血。

十三、药物代谢与遗传

226. 为什么同一药物对患有同一疾病的不同病人具有不同的疗效？

临床上经常出现患有同种疾病的不同病人对同一药物反应不完全相同的现象，这种现象被称为个体差异，主要分为高敏性反应，低敏性反应和特异质反应等。产生个体差异的原因十分复杂，主要是由于药物在体内吸收、分布、代谢和消除等方面存在差异，使得相同剂量的药物在不同个体内的血药浓度不同，导致其作用的持续时间和强度不同。药物代谢相关酶的基因型、病人年龄、性别和体重等都会对药物疗效产生影响。因此，临床上应根据病人情况及时调整用药剂量，实施个体化治疗。

227. 药物不良反应的遗传学基础是什么？

据 WTO 统计，各国住院病人发生药物不良反应的比率在 10%~20%，其中 5% 的病人会因为严重的药物不良反应而死亡。药物不良反应的发生往往是因为用药过程中忽视了药物反应的个体差异，包括性别、年龄、体重等多个方面，其中最根本的是遗传因素，也就是药物相关基因（药物代谢酶、转运体和受体基因）多态性，导致不同个体血药浓度和药物敏感性显著不同，造成不同个体对药物代谢和作用的不同反应，从而导致药物不良反应的发生。如 CYP2C9 是华法林最主要的代谢酶，携带 CYP2C9 变异型等位基因的个体，其华法林代谢酶的活性明显低于野生型，应用华法林后其出血的危险性增加。

228. 药物基因组学在新药开发中的应用前景有哪些？

药物基因组学在基因水平研究药效的差异，是以药物效应及安全性为目标，研究各种基因型与药效及安全性之间的关系。药物基因组学可以根据不同的药物效应对基因分类，旨在进一步阐明药物处置和药效个体差异的遗传特征，最终为每个病人选择最佳药物疗法和剂量提供理论基础。药物基因组学的研究可以使新药的研制以基因和疾病相关蛋白为基础，这将提高药物的疗效并减轻药物的不良反应。该研究同时有助于医生根据病人遗传特性确定最好的药物疗法和最有效的药物剂量，提高药物的治疗作用。除此之外，药物基因组学的研究使得制药公司更容易利用基因靶点发现可能的治疗药物，从而改进药物发现与审批过程，间接降低医疗保健成本。总之，药物基因组学将大大加速新药的开发，并为新药研究与合理用药开辟广阔的发展前景。

229. 影响个体化治疗效果的遗传因素有哪些？

个体化治疗即根据个体基因变异与药效差异的关系制定最佳最有效的用药方案。影响个体化治疗效果的除了年龄、性别、药物相互作用等因素之外，遗传因素也是另一主要因素。遗传因素是由于药物代谢相关的基因型不同，使得不同个体对药物产生不同的反应。遗传因素主要表现在基因多态性和药物基因组学两方面。基因变异形成的基因多态性会影响药物在吸收、转运、代谢和消除过程中的一系列药物靶点、代谢酶、转运蛋白等，最终引起个体间药物疗效和不良反应的差异，导致个体间不同的治疗效果。

十四、遗传病诊断相关问题

230. 遗传病的诊断与常见病的诊断有什么不同？

遗传病的诊断指医生对某病是否为遗传性疾病做出诊断，以便进一步开展遗传咨询和预防工作。与常见疾病的诊断相比较，病因诊断是遗传病诊断最突出的特点。

此外，遗传病诊断还有其他特殊之处，首先，询问病史时除应了解一般病史外，还需着重询问与遗传病家族性发病相关的家族史，婚育史等；其次，遗传病病人的症状和体征有共性，甚至形成特异性综合征，对遗传病的诊断有重要的提示作用。除此之外，遗传病的诊断还有其特殊的诊断方法，如系谱分析、染色体检查、生化检查、基因诊断、皮纹分析、产前诊断等。遗传病的诊断可以根据诊断时期的不同分为产前诊断、症状前诊断和现症病人诊断三种。前两种可以较早的发现遗传病病人或携带者，有利于医生及早地进行预防和干预。

231. 遗传病的诊断有哪些特殊方法？

（1）系谱分析：指通过调查先证者家庭成员的发病情况，绘出系谱，经过分析确定疾病的遗传方式。进行系谱分析既有助于判断是否是遗传病，也能区分是单基因病还是多基因病。

（2）细胞遗传学检查：主要用于染色体异常综合征的诊断。可以从形态学的角度直接观察染色体数目和结构是否有异常。主要包括核型分析和性染色质检查两种。

（3）生化检查：是以生化手段定性、定量的分析酶、蛋白质及其代谢产物，是临床上诊断单基因病的首选方法。

（4）皮纹分析：人的手指（或脚趾）、手掌（或脚掌）具有特定的纹理表现，简称皮纹。皮纹检查可用于某些先天性疾病的筛选，也可作为诊断某些染色体异常疾病的辅助指标。

（5）基因诊断：利用 DNA 重组和 PCR 技术等，在分子水平检查基因分子的结构及其功能和表达水平来诊断疾病。基因诊断取材来源广泛，针对性强。

（6）产前诊断：又称宫内诊断，是在遗传咨询的基础上，利用直接或间接的方法在胎儿出生前诊断其是否患病。这能有效地减少遗传病患儿和畸形儿的出生。

232. 染色体检查的适应证是什么？

染色体检查适用于染色体病及基因组病的遗传学检查。染色体病和基因组病在临床表现上难以区分，常常以包括生长发育迟缓、神经精神发育异常及先天畸形等在内的临床综合征为特点，临床表现缺乏特异性，这两类疾病的诊断与鉴别诊断很大程度上依赖于染色体检查提供遗传学依据。其中常规染色体核型分析适用于有显著染色体数目异常与结构变异的染色体病，比较基因组杂交等更高分辨率的基因组检查适用于微缺失及微重复等微小结构变异的基因组病，荧光原位杂交等靶向基因组检查适用于一些常见染色体病的快速筛查。

233. 染色体检查都有哪些方法?

染色体检查方法包括:染色体核型分析,包括非显带核型分析和显带核型分析。基于检测染色体上特定的 DNA 序列方法,有以下三种染色体检测技术:①荧光原位杂交(fluorescence in situ hybridization,FISH);②染色体涂染(chromosome painting)和③比较基因组杂交(comparative genomic hybridization,CGH)。

234. 什么是染色体非显带和显带技术?

染色体非显带:按常规染色方法所得的染色体标本,一般用 Giemsa 染色,使染色体都均匀着色。该技术只能根据各染色体大致特征(大小、着丝粒位置)来识别染色体,很难鉴别出组内染色体序号。主要用于检测染色体数目异常,而对于染色体结构畸变,如易位、倒位和微小的缺失等均不能检出。

染色体显带(chromosome banding):染色体标本经一定程序处理,并用特定染料染色,使染色体沿其长轴显现明暗或深浅相间的横行条纹。根据所用染料及观测方法不同主要有 G 显带、R 显带、T 显带、C 显带、N 显带、Q 显带及高分辨率染色体技术。该技术不仅能识别染色体数目异常,而且能识别较大的染色体结构畸变。

235. 什么是荧光原位杂交?

荧光原位杂交是针对染色体上特定的 DNA(或 RNA)片段合成探针并用特殊的核苷酸分子标记,然后将探针直接杂交到染色体或 DNA 纤维切片上,再用与荧光素分子偶联的单克隆抗体与探针分子特异性结合来检测 DNA 序列在染色体或 DNA 纤维切片上的定性、定位、相对定量分析。

236. 什么是染色体涂染?

染色体涂染是染色体 FISH 的特殊应用方式,即将整条染色体、某条染色体臂(长臂或短臂)或者染色体某个片段的 DNA 制备成探针,然后用荧光原位杂交的方法,将探针杂交到中期分裂象染色体上,在荧光显微镜下观察荧光素在染色体上标记的颜色,从而分析和研究染色体的重组、畸变以及同源基因等的一种技术。

237. 什么是比较基因组杂交?

比较基因组杂交主要是以被检组织的基因组 DNA 为杂交检测样本,正常组织

DNA 样本为参照，分别用不同颜色的荧光标记，两者按 1 : 1 混合，与正常细胞中期染色体进行杂交，再通过检测两种颜色的荧光强度，根据颜色的比例来显示基因组的结构状况。用于检测两个或多个基因组间相对 DNA 拷贝数的改变（如扩增、获得、复制和丢失等），并将这些异常定位在染色体上，因此又称 DNA 拷贝数核型技术。可以进行全基因组染色体分析，能检测染色体的非整倍体、缺失、重复突变等，但其分辨率仅为 5 ~ 10Mb，无法识别染色体亚显微结构的重排。微阵列比较基因组杂交（array CGH）是在 CGH 基础上发展起来的技术手段，基本原理与 cGH 相同，其用已知的、染色体定位的基因组克隆替代作为 DNA 分子杂交靶的中期染色体，从而克服了 cGH 的许多缺点，明显提高了检测的分辨率，并可以直接把 DNA 拷贝数与基因组序列联系起来，并对这些区域进行精细定位、筛选和克隆相应的基因。

238. 生化筛查的结果可以确诊遗传病吗？

生化筛查是遗传病诊断的重要辅助手段，适用于由于基因突变所引起的酶和蛋白质的量或性质改变，通过检测血液或尿液的酶活性或代谢产物进行定量或定性分析。在目前已知的多种遗传性代谢病中应用较多，但确诊还是需要明确的基因诊断结果来决定。

239. 基因筛查的适应证是什么？

明确的遗传病病人；家系中有明确的致病基因携带者，其他家庭成员筛查。隐性基因突变携带者，生过隐性遗传病患儿；不明原因多次流产者；生产过严重致畸、致残患儿者。

240. 家系分析对遗传病的诊断有什么作用？

家系分析是根据对病人及其家族成员的发病情况调查绘制家系谱，根据遗传病的家族聚集性及其传递规律判断遗传方式（常染色体显性遗传、常染色体隐性遗传、X 连锁显性遗传、X 连锁隐性遗传、Y 连锁遗传、线粒体遗传等）。家系分析对单基因遗传病的诊断尤其重要。

241. 遗传病临床诊断的过程是什么？

根据病人的各种临床表现进行分析，确诊并判断遗传方式。主要包括以下几部分：病史采集、疾病的症状与体征、家系分析、细胞或分子遗传学检查及疾病相关的生化检查等。根据这些结果进行综合判断，做出临床诊断。

242. 产前诊断的对象是什么?

产前诊断又称宫内诊断或出生前诊断，是指胎儿出生之前应用各种先进的检测手段，如影像学、细胞遗传学及分子生物学等技术，了解胎儿在宫内的发育状况，对先天性和遗传性疾病做出诊断，为胎儿宫内治疗（手术、药物、基因治疗等）及选择性流产创造条件。

产前诊断的对象主要有以下几种：

（1）35 岁以上的高龄孕妇。

（2）生育过染色体异常儿的孕妇。

（3）夫妇一方有染色体平衡易位。

（4）生育过无脑儿、脑积水、脊柱裂、唇腭裂、先天性心脏病儿者，其子代再发生概率增加。

（5）X 连锁隐性基因携带者，男性胎儿有 1/2 发病，女性胎儿有 1/2 携带者，应做胎儿性别预测。

（6）夫妇一方有先天性代谢疾病，或以生育过病儿的孕妇。

（7）在妊娠早期接触过化学毒物、放射性物质，或严重病毒感染的孕妇。

（8）有遗传性家族史或近亲婚配史的孕妇。

（9）原因不明的流产、死产、畸胎或有新生儿死亡史的孕妇。

（10）本次妊娠有羊水过多、羊水过少、发育受限等，疑有畸胎的孕妇。

243. 产前诊断的方法都有哪些?

产前诊断常用的方法主要包括以下内容：

（1）观察胎儿结构：B 超、胎儿超声心动、胎儿镜检查、磁共振成像等，观察胎儿外部形态和内部结构有无畸形。

（2）唐氏筛查：是一种通过抽取孕妇血清，检测母体血清中甲型胎儿蛋白、绒毛促性腺激素和游离雌三醇的浓度，并结合孕妇的预产期、体重、年龄和采血时的孕周等，计算生出先天缺陷胎儿的危险系数的检测方法。

（3）分子遗传学分析及生化筛查：利用羊膜穿刺取羊水、绒毛穿刺取绒毛及脐带穿刺取胎儿脐血进行细胞培养及胎儿基因组 DNA 提取，检测胎儿染色体畸变或基因突变，并可进行蛋白质、酶和代谢产物检测，诊断胎儿神经管缺陷、先天性代谢疾病等。

（4）无创产前 DNA 检测：利用妊娠期少量胎儿细胞可以通过胎盘进入母血中，通过收集母血中游离的胎儿 DNA 片段，利用大规模平行测序技术进行胎儿染色体非整倍体分析。

（5）植入前诊断：随着试管婴儿及胚胎移植技术的进步以及单细胞测序技术的快速发展，植入前诊断已经取得了重大突破。在受精后 6 天胚胎着床前，通过显微操作技术取出一个细胞，应用全基因组扩增技术及高通量测序技术可以对染色体数目异常及单基因突变进行检测。

244. 产前诊断的指征是什么？

产前诊断指征：

（1）孕妇年龄≥35 岁。

（2）夫妇一方染色体异常或曾生育过染色体病患儿。

（3）曾生育过某种单基因病患儿、AR 或 XR 遗传病携带者。

（4）曾生育过先天畸形（特别是神经管缺损）患儿。

（5）有原因不明的流产、死产、畸胎和新生儿死亡史等。

（6）具有遗传病家族史又系近亲婚配的孕妇。

（7）夫妇之一有致畸因素接触史。

（8）羊水过多、宫内生长发育迟缓或疑为严重宫内感染的孕妇。

245. 产前诊断的时间窗口有特殊要求吗？

根据产前诊断的取材不同，其时间要求也不同。神经管畸形的 B 超检测一般选择孕 12 周，唐氏筛查最佳时间为孕 15～20 周。胎儿超声心动检查最佳时间为孕 22～28 周。绒毛穿刺术选择在孕 11～13 周，羊膜穿刺术选择在孕 16～18 周，胎儿镜检查在孕 18～20 周，脐带穿刺术最佳时间为孕 22～28 周。植入前诊断在受精后第 6 天取材，无创产前 DNA 检查最佳时间在孕 12～24 周。

246. 遗传病病人或有遗传病家族史者在怀孕前应做哪些准备？

遗传病病人或有遗传病家族史者在怀孕前，首先应到有资质的医院进行遗传咨询，对疾病做出明确的诊断，以确定是单基因病、多基因病还是染色体病，明确疾病的遗传方式，对疾病的再发风险进行估测。如果是高风险单基因遗传病或染色体病，病人本人或家族内的患病个体应进行基因诊断，明确致病基因。最后，联系具有产前诊断资质的医院，并问清产前诊断的流程和条件，及进行相关检查的时间，比如怀孕后什么时间去医院预约排队，什么时间取材（绒毛或羊水），结果多久能出来等。

247. 遗传病产前诊断的程序是什么？

遗传病产前诊断是避免出生缺陷患儿出生的有效手段之一，通过对受精卵、孕妇外周血、绒毛组织、羊水细胞及脐血中胎儿细胞染色体或基因进行检查，判断胎儿是否发生严重染色体病或单基因病。遗传病产前诊断的程序分为以下四个阶段：

（1）遗传病的临床诊断和致病基因诊断：通过病人临床表现，结合临床实验室检查，完成临床诊断，随后进行致病基因检测，该阶段需要对家族的所有成员进行共同分析，明确病人基因突变位点和突变性质，及致病基因的传递情况。该阶段最好在怀孕前进行。

（2）遗传咨询阶段：通过分析遗传病的遗传特征和再发风险，判断产前诊断的必要性，告知产前诊断的风险，由咨询当事人自主选择是否进行产前诊断。

（3）产前诊断的实验室检测阶段：该阶段通过采集孕妇外周血，绒毛组织、羊水细胞及脐血中胎儿细胞，分析胎儿致病基因的携带情况。

（4）再咨询阶段：该阶段主要是对产前诊断当事人解释产前诊断结果，及面临的风险，由当事人自行决定是否终止妊娠。

248. 什么样的遗传病应该做产前诊断？

严重影响健康的染色体病和单基因遗传病均应进行产前诊断。

对于染色体病：夫妻双方有染色体畸变或染色体平衡易位者；夫妻双方染色体核型正常，但生育染色体病患儿者；夫妻双方染色体核型正常，但不明原因的反复流产死胎者；产前筛查提示有出生缺陷高风险的孕妇，及产前影像学检查多次出现多发畸形胎儿者；35 岁以上高龄孕妇，生育染色体异常患儿（21 三体，13 三体和18 三体）概率增高。

严重致死、致残、致愚单基因遗传病：常见的如常染色体显性遗传的成骨不全

（瓷娃娃），脊髓小脑共济失调，多发性骨骺发育不良症等；常染色体隐性遗传病，如遗传代谢病、地中海贫血等，生育严重影响健康的常染色体隐性遗传病患儿的夫妻在生育下一胎时应做产前诊断；X 连锁的单基因遗传病，如假肥大型肌营养不良（DMD）、甲/乙型血友病、脆 X 综合征等。

249. 基因诊断的主要技术方法有哪些?

基因诊断是利用分子生物学技术，检测 DNA、RNA 结构或基因表达水平变化，诊断疾病的方法，主要目的是检测引起疾病的基因突变。

根据基因突变的类型不同，所采用的检测方法也有所不同。目前已知的遗传病，其致病突变大多为单个核苷酸突变（点突变）或者小的插入/缺失突变，对于这些情况，以 PCR 为基础的多种测序方法可以进行较好地检测。对于有突变热点的基因，可以采用一代测序（PCR-Sanger）方法针对突变热点，直接测序；对于致病基因较大且突变散在分布，或者是有显著的遗传异质性的疾病，可以采用二代测序（靶基因 panel 测序、全外显子组测序、全基因组测序）的方法。

另外，有少数疾病，如杜氏肌营养不良（DMD），只有34%的突变是由 DMD 基因点突变、小的插入/缺失引起，而大片段的缺失和插入分别占60%和6%。对于这种由于大片段缺失重复的基因突变检测，主要采用 MLPA（多重连接探针扩增技术）和 array-CGH（比较基因组杂交）的方法。

250. 什么是聚合酶链反应 PCR?

聚合酶链反应（polymerase chain reaction，PCR）是在体外选择性扩增特定的靶 DNA 序列的方法，即体外 PCR 克隆 DNA 技术。

首先根据已知的靶 DNA 序列，合成可特异地在靶 DNA 两侧互补结合的引物；同时反应体系中必须具有合成 DNA 所需的 4 种三磷酸核苷（dATP，dCTP，dGTP 和 dTTP）；每一周期经过变性（人基因组约 93~95℃，使模板 DNA 变性成为单链），复性（50~70℃，与引物的退火温度有关，使引物与模板特异性结合）和延伸（约 72℃），在含有一定离子（如 Mg^{2+}）浓度的反应缓冲液中，在耐热的 DNA 聚合酶（如 Taq 酶）的作用下进行 DNA 合成（图 39）。反复 n 个周期理论上可扩增 2^n 倍。该技术快速灵敏可靠简单，自建立以来被广泛应用。

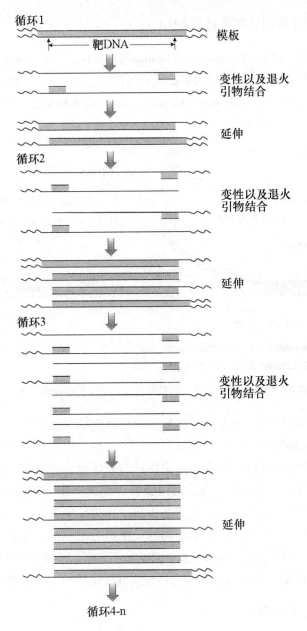

图 39　聚合酶链反应 PCR 扩增 DNA

251. 什么是多重连接探针扩增技术 MLPA？

多重连接探针扩增技术（multiplex ligation-dependent probe amplification，MLPA）是将探针和靶序列 DNA 杂交（hybridization）、连接（ligation）、PCR 扩增（PCR amplification）和毛细管电泳（capillary electrophoresis）技术相结合，集多个位点检测于一体的突变检测方法（图40）。

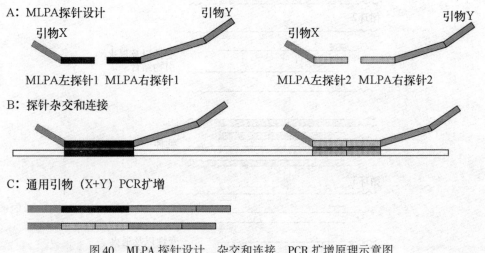

图 40 MLPA 探针设计、杂交和连接、PCR 扩增原理示意图

针对每一待测靶序列，均有一对探针，短探针包括与靶序列互补的特异性序列以及扩增用通用引物序列，长探针除特异性序列、通用引物序列之外，还包括两序列之间的长度特异填充片段。只有当两个探针与靶序列完全杂交，即靶序列与探针特异性序列完全互补，连接酶才能将两段探针连接成一条完整的核酸单链；反之，就会导致杂交不完全，或使连接反应无法进行。连接反应完成后，用一对通用引物扩增连接好的探针，每个探针的扩增产物的长度都是唯一的，最后，通过毛细管电泳分离扩增产物，软件分析，得出结论。MLPA 不仅可检测单个/多个外显子，整个染色体/染色体片段的拷贝数变异，而且可检测基因中已知 SNP 或热点致病点突变。

252. 什么是 Sanger 测序？

Sanger 测序，即平常所说的第一代测序技术，最早由 Sanger 发明提出。该测序方法又被称为双脱氧链终止法，是通过合成与单链 DNA 互补的多核苷酸链来读取待测 DNA 分子序列的方法。利用 DNA 聚合酶不能够区分 dNTP 和 ddNTP 的特性，使

ddNTP 参入到寡核苷酸链的 3' 末端，从而终止 DNA 链的增长。

早期的 Sanger 测序需要 4 个反应体系，每个反应除模板、测序引物、缓冲液、聚合酶、dATP、dCTP、dGTP、dTTP 外，分别加入 2, 3-双脱氧的 A, C, G, T 核苷三磷酸（ddATP、ddCTP、ddGTP、ddTTP），ddNTP 会随机加入新合成的 DNA 链从而终止扩增产生不同长度的 DNA 分子，四组产物平行地加在变性聚丙烯酰胺凝胶上，而利用聚丙烯酰胺凝胶电泳可以区分长度只差一个核苷酸的 DNA 分子，从而每组各个组分按其长度得到分离，进而得到 DNA 的碱基序列。现在根据 Sanger 测序的基本原理发展起来的自动化 DNA 序列分析，将 4 种 ddNTP 采用不同荧光标记，使得检测仪通过 1 个泳道可以检测 4 种碱基信号，由计算机判读并记录，实现快速自动化 DNA 测序。

253. 什么是全外显子组测序 WES？

全外显子组测序（whole exome sequencing，WES）是下一代测序技术（next generation sequencing，NGS）的一种，是利用序列靶向捕获技术将全基因组外显子区域 DNA 捕获并富集后行高通量测序的方法，是一种只针对外显子区域 DNA 的测序技术。简单来说，WES 包括目标区域序列的捕获富集、大规模平行测序、生物信息学统计三个主要步骤。

首先对基因组上的外显子区域进行捕获，捕获的外显子区域富集后得到外显子 DNA 文库，在对应的测序平台测序，然后对测序得到的数据进行处理及生物信息学分析。WES 可以检测的变异类型包括单核苷酸变异（SNV）以及小片段的插入/缺失突变（indel），但不能检测到结构变异（SV）。虽然外显子区域只占基因的 1%，但人类大部分的致病突变位于编码区和功能区，WES 可用于多种疾病和各种疑难病的致病基因和易感基因等研究。

254. 什么是全基因组测序 WGS？

全基因组测序（whole genome sequencing，WGS）是下一代测序技术 NGS 的一种，利用高通量测序平台对整个基因组水平进行测序。基本步骤包括文库制备，测序以及数据分析及存储。与 WES 只分析基因外显子不同，WGS 能提供整个基因组的全面视图，因此其测序数据量远远多于 WES。WGS 可检测单核苷酸变异、插入/缺失、拷贝数变异和大的结构变异，值得指出的是，其对结构变异以及非编码区变异的检测具有无可比拟的优势，因此可全面挖掘 DNA 水平的变异，为筛选疾病的致病及易感基因，研究发病及遗传机制提供重要信息。

255. 什么是 SNP 芯片技术?

SNP 芯片技术是既传统 SNP 检测方法之后发展的高通量 SNP 检测方法。单核苷酸多态性（SNP）是指基因组 DNA 中某一特定核苷酸位置上发生转换、颠换、插入或缺失等变化，而且任何一种等位基因在群体中的频率不小于 1%。SNP 具有数量多、分布广、稳定遗传等特点。

基因芯片是利用核酸杂交原理建立起来的一种高度集成化、并行化、多样化和自动化的 SNP 检测技术。基本原理是利用目标 DNA 与支持物上所固定的密集的寡核苷酸探针阵列进行等位基因特异性反应，根据反应后的信号有无和强弱确定与探针对应的 SNP 位点。为了适应不同目的以及规模，SNP 芯片反应基于的具体原理也有不同，不同芯片的探针密度以及覆盖度也有差异。

256. 什么是植入前遗传学诊断 PGD?

植入前遗传学诊断（preimplantation genetic diagnosis，PGD）是在胚胎着床之前即对配子或胚胎进行遗传物质分析，选择没有检测到遗传物质异常的胚胎移植。PGD 的取材来源可以是极体、分裂球或者囊胚，遗传诊断技术除 PCR，荧光原位杂交，基因芯片以及 NGS 技术也在逐步发展。PGD 是辅助生殖技术与遗传学诊断技术相结合的一种植入前诊断技术，把对某些疾病发现和诊断的时机提前到胚胎发育的最早阶段，是辅助生殖技术的一个重要方面。适用于单基因病、性连锁遗传病、染色体疾病、人类白细胞抗原配型以及线粒体疾病等。

257. 什么是植入前遗传学筛查 PGS?

植入前遗传学筛查（preimplantation genetic screening，PGS）是指胚胎着床之前对早期胚胎进行染色体数目和结构异常的检测，选择正常的染色体整倍体胚胎进行移植，从而提高体外受精－胚胎移植技术（IVF-ET）的成功率。与 PGD 相同，PGS 也可避免以往诊断方式可能的治疗性引产给母体带来的精神和身体上的创伤。PGS 的主要指征包括不明原因反复着床失败、不明原因反复流产、女方高龄等。PGS 胚胎遗传物质可以从配子、卵裂球或者囊胚获得，筛查时可用荧光原位杂交，基因芯片以及 NGS 技术等。通过 PGS 可以增加着床率、降低自然流产率、减少非整倍体胚胎妊娠以及提高辅助生殖技术的成功率。值得注意的是，PGS 不可替代产前筛查，对于某些染色体嵌合性疾病可能出现筛查结果不符。

十五、遗传病的治疗相关问题

258. 遗传病治疗的目的和主要策略是什么?

与其他类型疾病相同,遗传病治疗的主要目的是缓解/消除病人疾病状态。更值得注意的是,遗传病的治疗还包括减轻疾病对病人家庭成员的影响,即对其家庭成员患病风险的评估和预防;还需要对病人进行长期甚至终身的治疗和疗效监测。

遗传病的治疗可以从多个水平采取干预手段。针对突变的基因,可以通过移植或基因治疗的方法进行基因型的改造,或者通过药物影响基因表达。针对突变基因产物 mRNA,可通过 RNA 干扰或降解突变型 mRNA 方法阻止突变型 mRNA 进一步产生突变型蛋白。在蛋白水平,可通过蛋白替代补充或增强蛋白亚基功能的方法进行治疗。此外还可以通过饮食控制、药物治疗改善遗传病的代谢和生化过程。此外,还可以通过药物干预、手术治疗的方法(如先天性心脏病),改善病人的临床表型。最后,要重视对病人家庭提供遗传咨询、进行携带者筛查和症状前诊断。

259. 遗传病药物治疗主要的治疗手段是什么?

减少代谢产物沉积,由于一些酶促反应障碍,导致体内某种代谢产物蓄积,最终导致临床表型,通过应用螯合剂、促排泄剂、代谢抑制剂和血浆置换或血浆过滤的方法,将蓄积的代谢产物排除体内。

提高或补充受累基因所产生的蛋白功能,这种方法尤其适用于丧失功能的突变,导致激素缺乏、免疫球蛋白缺乏、酶缺失或活性降低、维生素缺乏等,都可以通过外源性补充该蛋白改善病人症状。

酶疗法,除了上面提到的酶补充疗法以外,还可以采用酶诱导法。

260. 遗传病能通过限制饮食达到治疗效果吗?

饮食疗法是通过饮食限制减少毒性前体摄入或者饮食补充缺陷化合物包括补充维生素等酶辅助因子治疗遗传病。饮食限制是一些氨基酸代谢异常的主要疗法,因酶缺乏而造成底物或中间产物堆积,因此通过制定特殊食谱,减少底物摄入,降低代谢产物堆积控制疾病情况。但是通过饮食干预能得到充分治疗的遗传代谢病种类显然十分有限。针对不同的遗传病,饮食疗法开始治疗的时间不同,理论上,随着患儿年龄增大,饮食治疗的效果就越差,因为代谢产物堆积已经造成了损伤,一般较难恢复,尤其是神经系统。因此进行产前诊断,尽早开展饮食疗法,才能改善病人临床症状。例如苯丙酮尿症,需要尽早开始限制饮食中苯丙氨酸的摄入。又如给家族性高胆固醇血症的病人服用糠麸，可减少肠道对胆固醇的吸收，减缓血管动脉粥样硬化形成。

261. 遗传病的基因治疗策略是什么？

基因治疗是对病人细胞直接进行遗传修饰而获得疗效。目前一般指对直接参与发病过程的体细胞的基因治疗。目前采用的治疗策略主要有以下几种：

（1）补充基因：对一些基因功能丧失导致的疾病，外源补充正常功能的基因拷贝。补充基因策略不适用于损伤已造成而不可逆时，例如某些胚胎发育时的缺陷。

（2）清除致病突变：通过基因编辑用正常序列替换包含致病突变的序列或通过诱导可变剪接而跳过包含突变的外显子，在 DNA 或者 RNA 水平去除突变基因。这种策略一般适合于获得功能突变的疾病，此时突变基因对细胞或组织有害。

（3）靶向抑制基因表达：用于治疗感染性疾病、肿瘤、自身免疫病、一些获得功能突变遗传病，分别靶向抑制病原关键功能成分、沉默肿瘤中激活的原癌基因、减弱下游免疫反应、沉默获得功能的突变等位基因。

（4）靶向杀死特定细胞：主要用于肿瘤治疗，可通过导入编码毒素的基因，直接杀死肿瘤细胞；也可通过导入基因诱发强烈的人体免疫应答，间接杀死肿瘤细胞，即免疫治疗。

262. 遗传病基因治疗的种类有哪些？

基因治疗主要分为间接基因治疗和直接基因治疗两种途径策略。间接法：从病人身体获得细胞，体外进行基因修饰后再注射回病人体内。此方法优点是相对安全，缺点是操作复杂，需要从病人体内获得一定量的细胞，细胞体外培养存活时间有限。直接法：是将基因治疗载体直接注入病人靶组织/器官，或者靶细胞周围的细胞外液内。使用此方法时，有时要求载体具有靶组织/细胞的特异导向性、基因转移效率高，因此经常通过修饰病毒载体来达到阻止特异性的目的。

263. 哪些遗传病适合进行基因治疗？

目前，已经进行临床试验的基因治疗有2000多个，其中有2/3适用于肿瘤的治疗，约有180个用于单基因疾病的治疗。本问题主要讨论适用于基因治疗的单基因疾病。

考虑进行基因治疗的疾病，首先，该遗传病致病基因已被鉴定，并能够获得该基因的 cDNA，且 cDNA 长度在目前载体所能负荷的范围内。其次，该遗传病的病理生理机制明确，对于丧失功能的突变需要有功能基因替代治疗，而对于显性负效应引起的遗传病，则需要灭活突变基因或其产物。最后，有合适的靶细胞进行基因治疗，基因治疗需要靶细胞具有较长的寿命或者良好的体内复制能力，可以直接整合基因或者通过血液运输可以到达靶器官产生治疗效应数目的细胞。

例如，基因治疗第一次成功治疗的遗传病病人为严重 X 连锁联合免疫缺陷症，该病是由于编码多种白介素受体的 γc-细胞因子受体亚单位基因 IL2RG 突变导致，体外将含有正常 γc-细胞因子受体亚单位 cDNA 的反转录病毒载体导入倒换着的骨髓干细胞中，经过筛选后回输直病人体内，随后在病人体内检测到能够行使正常功能的 T 细胞，同时病人腹泻、皮肤缺损等症状也得到了明显改善。

264. 转基因治疗存在哪些风险？

转基因治疗主要存在三种类型的风险：

（1）接受治疗的病人可能对转入的载体或者基因产生不良的反应，如免疫反应等。可以通过动物实验和临床前试验研究其发生率是否在可承受范围内。

（2）转入基因插入病人的 DNA，可能会激活原癌基因或者干扰肿瘤抑制基因，引起肿瘤。病毒载体插入的基因可能会因其携带启动子和增强子，而激活插入点临近的宿主基因的表达，而近年来的研究已经尽可能地减少病毒载体的启动子激活临近基因的能力，降低其对原癌基因激活的可能性。此外，转基因插入引起基因的失活的概率极低。

（3）转基因插入导致某些必须基因的失活。转基因插入使人体内某些维持生命必需的基因失活，导致细胞死亡。但是一般这种情况不会对人体造成很严重的影响，一方面转基因插入导致必须基因失活很罕见，另一方面，即使发生必须基因失活，一般只影响单个细胞，而不会影响全身。当然，如果这种插入导致的必须基因失活发生在生殖系细胞，可能会对后代造成全身的影响，但是这种风险即使是在肿瘤中也同样会发生。

十六、遗传咨询相关问题

265. 什么是遗传咨询？

遗传咨询是指帮助人们理解和适应遗传因素对疾病的作用及其对医学、心理和家庭的影响的全过程。即遗传咨询师或临床遗传学家通过与咨询者交流，帮助咨询者了解所患疾病的病因、遗传方式、诊断、治疗、预防与预后等相关知识与信息；通过对家族史评估疾病的再发风险及提出风险干预选项，以供病人及其家属进行参考，在充分知情同意前提下自主决定与选择风险管理措施。此外，遗传咨询还强调为咨询者提供与疾病相关的各种医疗救助渠道，介绍科学研究现状与疾病自助团体的信息，并为舒缓与适应疾病带来的情感、家庭及社会等压力提供持续的心理支持。

266. 什么人需要做遗传咨询？

通常需要进行遗传咨询的有以下情况：①夫妇一方或其亲属为遗传病病人或遗传病基因携带者，或有遗传病家族史的个体；②曾怀过遗传病胎儿或生育过遗传病患儿的夫妇；③有反复发生的自发性流产或不孕不育病史的夫妇；④35岁及以上的高龄孕妇；⑤怀孕期间接触过外环境致畸物的个体；⑥近亲婚配的家系；⑦性器官发育异常或行为发育异常的个体；⑧肿瘤或遗传因素明显的常见病。

267. 什么时间应该做遗传咨询？

伴随遗传咨询的蓬勃发展，其范围已经从与生育相关的咨询扩展到一些常见疾病（如肿瘤）的咨询。但凡符合做遗传咨询的对象（160题），在任何时间都可以来做遗传咨询。当然，针对怀疑有遗传病或家族史的个体想要再生育时候，则越早进行遗传咨询越好，也就是说至少要在开始准备怀孕之前（婚前）就进行遗传咨询，这样才能及时明确其家庭中的遗传背景和致病原因，预测再生育患儿的风险，及时采取合适的基因诊断、产前诊断、植入前诊断等技术来确保正常后代的出生。

268. 遗传咨询可以解决的主要问题是什么？

（1）通过遗传咨询可帮助咨询者确定其家族成员所患疾病是否为遗传病。例如，有的儿童智力障碍可以是出生时的产程窒息造成的，并不一定就是遗传物质改变而引起的。

（2）通过遗传咨询帮助咨询者确定采用何种实验室检测方法来明确致病原因。

（3）明确致病原因后，帮助咨询者预测其他家庭成员患该种遗传病的风险，及病人父母再次生育患儿的风险。

（4）针对咨询者的具体情况，提供合适的遗传预防方法：如产前诊断等技术指导生育防止患儿出生等。

（5）指导遗传病病人及其家人如何正确理解和面对遗传疾病，保持心理健康。

269. 遗传咨询主要针对哪些方面？

（1）婚前咨询：主要针对是否近亲婚配、某种特定遗传病携带者间婚配等进行咨询。

（2）产前咨询：主要针对已经怀过某种遗传病的胎儿或出生过患儿的家庭、夫妇之一有遗传病家族史或携带某致病基因和反复流产或不孕不育史的个体。产前咨询主要用于这类咨询者想要再生育的时候进行遗传病再发风险评估以及指导如何预防患儿出生。

（3）一般咨询：主要针对家族中常见疾病，如肿瘤、高血压、糖尿病的咨询。根据已有遗传流行病学数据，预测个体发生此类疾病的风险，给予一定的医疗建议（如转诊），及时开展疾病的专科诊断和治疗。

270. 遗传病产前咨询的时间有限制吗?

遗传病致病原因的明确是需要一定时间的，有时候会超过整个孕期，甚至更长时间。所以针对怀疑有遗传疾病或有遗传病家族史的成员想要再生育时候，一定要在开始准备怀孕之前就进行遗传咨询，这样才能及时明确其家庭中的遗传背景和致病原因，预测再生育患儿的风险，采取合适的基因诊断、产前诊断、植入前诊断等技术来确保正常后代出生。如果已经怀孕后再进行遗传咨询，可能就会无法及时明确病因，错过预防患儿出生的最佳方案。

271. 遗传咨询师如何对染色体病做出再发风险评估? (一般原则)

染色体数目异常与结构畸变所导致的遗传病一般都比较严重，病人往往难以存活到生育年龄，或因各种原因无法结婚，或婚后不能生育，因此染色体病一般为散发性。其畸变主要发生在亲代生殖细胞的形成过程中，再发风险一般为群体发生率。但如果夫妇一方为嵌合型染色体病病人或者为染色体平衡易位携带者时，子代就有较高的再发风险。此外，大多数三体综合征的发生与孕妇的年龄呈正相关，尤其在孕妇年龄超过 35 岁时，这种风险显著升高。图 41 所示为孕妇年龄与 21 三体综合征发病率的相关性。

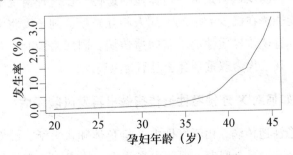

图 41　孕妇年龄与 21 三体综合征发病率的相关性

272. 遗传咨询师如何对常染色体显性遗传病做出再发风险评估?

对于常染色体显性遗传病,临床上最常见的情况是当父母双方仅一方是杂合子病人时,其子女为病人的概率为1/2,这对夫妇以后再生育患病子女的概率也为1/2。如果夫妇双方都是杂合子病人,则子女为病人的概率为3/4,其中1/3为纯合子病人,病情严重。但在具体工作中常会遇到以下两个问题。①外显率:当一个个体携带某一个突变基因而无临床表现时,称为不完全外显。这时会造成疾病的发病与孟德尔分离率的预期值不符,计算再发风险时应校正。若某一疾病的外显率为K,则子女的患病概率为1/2K。此外,应注意的是,若某一疾病存在不完全外显时,临床上没有表型的子女,也可能带有致病基因,其子代也有可能发病。②新生突变及生殖腺嵌合:如在一个正常的家系中突然出现一个病人,则该病人可能是新生基因突变或父母存在生殖腺嵌合的结果。如为第一种情况,其子女为病人的概率为1/2,但其弟妹为病人的概率并不高于群体中的一般发病率;如为第二种情况,其子女为病人的概率为1/2,但其弟妹为病人的概率明显高于群体中的一般发病率,但低于1/2。

273. 遗传咨询师如何对常染色体隐性遗传病做出再发风险评估?

当父母双方都是某种常染色体隐性遗传病的肯定携带者时,子女为表型正常的致病基因携带者的概率为2/3,为病人的概率为1/4;当父母双方中只有一方是肯定携带者,则子女是致病基因携带者的概率为1/2;当父母一方为病人,另一方携带正常基因型时,则子女是致病基因携带者的概率为100%。对于某些疾病,当人群中致病基因携带率高,或者存在近亲婚配时,会出现携带者与病人婚配的情况,则其子女有1/2的概率为病人,1/2的概率为表型正常的致病基因携带者。由于家系中连续两代出现病人,常容易误认为是常染色体显性遗传。在这种情况下要考虑到常染色体隐性遗传的可能性。在极少数情况下病人相互婚配,则子女将全部为病人。值得注意的是,对于具有遗传异质性的单基因遗传病,同病婚配时,双亲有可能为不同基因座的纯合子,其子代为双重杂合子但不会患病。

274. 遗传咨询师如何对X连锁隐性遗传病做出再发风险评估?

对于X连锁隐性遗传病,由于女性中X染色体随机失活,故女性纯合子病人的临床表现常轻重不一,不典型者可保留生育能力。故临床上常见的风险评估有以下三种情况:①当母亲为表型正常的致病基因携带者,父亲基因型正常时,其所生子女中，儿子有1/2的概率为病人，女儿有1/2的概率为表型正常的致病基因携带者；②当母亲为病人，父亲基因型正常时，其所生子女中，儿子均病人，女儿均为表型正常的致病基因携带者；③当父亲为病人，母亲基因型正常时，其所生子女中，儿子全部正常，儿子均为表型正常的致病基因携带者。偶尔能见到男性半合子病人与女性携带者之间的婚配，这种情况下，其儿子和女儿均有1/2的概率为病人，而女儿均为表型正常的致病基因携带者。

275. 遗传咨询师如何对X连锁显性遗传病做出再发风险评估？

X连锁显性遗传病较少见，一般情况下，X连锁显性遗传病的男性半合子病人和女性纯合子病人均无生育能力。由于女性中X染色体随机失活，故女性杂合子病人常保留生育能力。临床上常见的风险评估有以下两种情况：①当母亲为杂合子病人，父亲基因型正常时，其所生子女中，不论男女，均有1/2的概率为病人；②当父亲为病人，母亲基因型正常时，其所生子女中，女儿全部为病人，儿子则全部正常。

276. 什么是遗传病的新生儿筛查？

遗传病的新生儿筛查（neonatal screening）是对已经出生的新生儿进行某些遗传病的症状前的诊断以判断其是否患病，是实现某些遗传病早期诊断、早期治疗的有效手段。

新生儿筛查一般是用静脉血或者尿作为材料。血样的采集是在出生后3～4天，从足跟部采血用滤纸吸全血，形成血斑。尿样的采集是在新生儿的尿布中夹着滤纸或直接收集新鲜尿液1～2ml。

《中华人民共和国母婴保健法》规定新生儿筛查需在全国开展，我国新生儿筛查工作已经起步，目前列入筛查的疾病有苯丙酮尿症（PKU）、家族性甲状腺肿等。对检出的患儿进行了预防性治疗，取得了较为满意的效果。

277. 为什么要做遗传病新生儿筛查？

遗传病新生儿筛查的目的是使那些患病的新生儿在临床症状尚未表现之前或表现轻微时通过筛查，得以早期诊断、早期治疗，防止机体组织器官发生不可逆的损伤，避免患儿发生智力低下、严重的疾病或死亡。

世界卫生组织将出生缺陷的预防措施分为三级：一级预防包括婚前检查、孕前保健、遗传咨询，但难以为健康育龄夫妇提供预防措施；二级预防包括产前筛查和产前诊断，以减少缺陷儿的出生；三级预防即是进行新生儿遗传病筛查，使出生的缺陷儿得以及早发现和治疗，尽量改善其预后，这对其以后的生长发育乃至一生都具有极其重要的意义。

278. 任何遗传病都可以做新生儿筛查吗？

并不是任何遗传病都可以做新生儿筛查。列入筛查的疾病种类依地区而别，还与社会、科学技术的发展及疾病危害程度有关。列入筛查的疾病一般有以下几个特点：

（1）有一定的发病率，发病人数较多，疾病负担较重。

（2）疾病早期缺乏特殊症状，常规方法难以诊断。

（3）一旦发病危害严重，早期治疗可以收到良好效果。

（4）有可靠的适合大规模筛查的方法。

我国列入筛查的疾病有苯丙酮尿症（PKU）和家族性甲状腺肿，某些地区根据其具体情况，将葡萄糖 – 6-磷酸脱氢酶（G6PD）缺陷病、地中海贫血等疾病也列入筛查项目。

279. 新生儿筛查的方法都有哪些？

新生儿筛查是针对新出生的婴儿，采用快速敏感准确的实验室方法，对常见的遗传性疾病（如遗传代谢病 PKU 等）进行筛查检测的方法。通过筛查，使遗传病得以早期诊断和治疗，降低患儿发生智力低下和死亡的概率。目前已经有近百种遗传代谢病可以通过新生儿筛查得以早期诊断及早期治疗。

目前，新生儿筛查主要采用新生儿足跟血滤纸法来采集样本。检测方法主要包括酶学活性检测、液相串联质谱（LC-MS/MS）检测等；高通量测序也正在被应用于新生儿筛查，此法可直接发现致病基因的具体突变。

280. 什么是遗传病的杂合子筛查？

遗传病的杂合子，又称携带者，是指携带有致病遗传物质但表型正常的个体，通常是指隐性遗传病的携带者，这类病人只携带有一个致病突变，自身不会发病，但是可以将该致病突变传给后代，携带者婚配可能导致患儿的出生。针对遗传病的杂合子筛查是指采用实验室检测手段，在表型正常的非患病群体中进行隐性遗传病致病基因的筛查，将携带者检出。此类筛查将为携带者婚配和生育提供重要遗传信息。杂合子筛查往往具有一定的种族性和地域性，如在两广地区开展的地中海贫血携带者筛查。

281. 再发风险指的是什么？

再发风险是指生育过某种遗传病患儿或怀过该病胎儿的家庭，再生育时再次出生患儿的可能性大小，是一个概率的概念。其数值是在 0 ~ 1 之间。当风险值为 0 的时候，提示该病不会再发生；风险值为 1 的时候，提示该病必然发生。一般认为10% 以上为高风险，5% ~ 10% 为中度风险，5% 以下为低风险。也有人以 10% 划界，认为 10% 以下都属于低风险。风险率高低是相对的，如一 40 岁的妇女来咨询生育唐氏综合征患儿的概率，如果你告诉她是 1%，她会认为风险很小；但如果你的回答是，比年轻妇女高 10 倍，她就会同意不再生育或愿意进行产前诊断。

282. 如何评估一种遗传病的再发风险？

由于不同类型的遗传病致病机制与遗传背景不同，再发风险也有着不同的计算方法，这也是遗传咨询中的一项重要内容。

（1）单基因遗传疾病：这类疾病是经典的孟德尔遗传病，常用的再发风险评估方法包括孟德尔遗传比率法和 Bayes 法。

（2）染色体病：与染色体长度等指标有关。

（3）多基因遗传疾病：与疾病严重程度、亲属级别和家族中患病人数以及性别等都密切相关。

（4）遗传性肿瘤：与肿瘤类型、亲缘关系等密切相关。

每一类遗传病具体的再发风险评估方法见其他问题。

283. 一对正常夫妇生育过一个患遗传病的孩子，再次生育时应该怎么做？

为了解患儿再发风险，接受合理指导以避免患儿出生，应该尽早进行遗传咨询。首先通过遗传咨询来确认患儿是否患有，以及可能患有的遗传病。一旦确定该患儿的疾病确实为遗传因素所致则应选择有效的实验室手段明确患儿的致病原因，并根据患儿的致病原因来明确父母双方的遗传背景。如果该遗传病患儿的致病原因是新生突变（父母不携带有突变，子代发育中新出现的突变），则这对正常夫妇可正常备孕；如确定该对夫妇为致病基因的携带者，则在备孕（是否采用试管婴儿）、怀孕过程中需要进行适宜的产前基因诊断来指导生育，防止患儿出生。

第三部分　遗传病举例

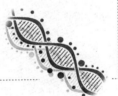

一、染色体病

284. 什么是唐氏综合征?

唐氏综合征（Down syndrome, DS; OMIM # 190685）即 21-三体综合征（Trisomy21），是由于人类 21 号染色体增多 1 条造成的染色体畸变。60% 患儿在胎内早期即流产，存活者有明显的智力落后、特殊面容、生长发育障碍和其他多发畸形。①外部体征：患儿面容通常异于常人。其两眼间距较宽，鼻梁扁平；外侧眼角向上挑起，外耳较正常人小；舌头短而肥，身高和头部发育均不及常人；皮肤松弛，头发稀疏细软，骨骼发育严重滞后，四肢和手指（脚趾）均粗短。②智力低下：该病患儿智商低于正常儿童，患儿动作发育较正常儿童迟缓。③发育迟缓：身体异常软弱。相当一部分的患儿，心脏或其他器官功能不健全；免疫力低下，易受病原微生物的侵害；罹患白血病的概率数十倍于正常人。唐氏综合征属遗传病，理论上夫妇一方为 21 三体型时，所生子女有 50% 的概率会患病。多数单纯 21 三体型病人染色体的异常是在配子形成中随机发生的，其父母多正常，且没有家族史。因此，即使夫妇双方均不是唐氏综合征病人，仍有可能怀患有唐氏综合征的胎儿，且孕妇年龄愈大，染色体异常的风险率愈高。易位型病人通常由父母遗传而来，当父母一方为染色体平衡易位时，所生子女中，1/3 正常，1/3 为易位型病人，1/3 为平衡易位型携带者。如果父母之一为 21/21 平衡易位携带者，其存活的子代中 100% 为 21/21 易位型病人。产前筛查与诊断是当前预防唐氏综合征的有效手段，通过对孕妇血清甲胎蛋白、人绒毛膜促性腺激素等指标进行测定，有助于确定高危人群，后依据绒毛取样术、羊膜腔穿刺术、无创 DNA 检测基因等诊断技术，可提高产前诊断率。

孕妇年龄与唐氏综合征的发生密切相关。孕妇年龄与胎儿唐氏综合征发病风险率的关系如下表所示：

年龄	20 岁	25 岁	30 岁	35 岁	38 岁	40 岁	42 岁	45 岁
风险	1/1400	1/1100	1/1000	1/380	1/175	1/110	1/65	1/30

285. 什么是18-三体综合征?

18-三体综合征（Trisomy18）又称为爱德华综合征（Edwards syndrome），是由于人类 18 号染色体增多 1 条造成的染色体畸变，其发病率为 1/2 600 ~ 1/2 500，仅次于唐氏综合征（Down syndrome，DS）的发病率。该类患儿临床表现差异大，可从重度先天畸形到近似正常，18-三体综合征的畸形主要包括中胚层及其衍化物的异常（如骨骼、泌尿生殖系统、心脏最明显）。此外，接近中胚层的外胚层（如皮肤皱褶、皮嵴及毛发等）及内胚层（如梅克尔憩室、肺及肾）也异常。由于 18-三体综合征患儿在胎儿期即存在较高的自然流产率，故新生儿 18-三体综合征的患病率为 1/8 000 ~ 1/6 000。绝大多数患儿为全部细胞整条 18 号染色体三体型，少数为嵌合型和染色体断裂易位型造成的 18 号染色体的部分三体。产前血清学筛查和产前超声诊断是产前筛查 18-三体综合征的有效方法，二者联合检出率约为 90%，可以有效降低 18-三体综合征患儿的出生率，是目前出生缺陷防控的主要手段。早、中孕期血清学筛查结果提示 18-三体综合征高风险或超声检查提示胎儿结构异常的孕妇需接受介入性产前诊断。

286. 什么是 13-三体综合征？

13-三体综合征（Trisomy13），又称 Patau 综合征（Patau syndrome）。在新生儿中的发病率约为 1/25000，女性明显多于男性。该病的发病率与母亲年龄增大相关。13-三体综合征患儿中约 80% 为游离性 13 三体，即 47，+13；其发生与母亲年龄有关，额外的 13 号染色体大多由于母方第一次减数分裂的不分离。其次为易位型，13q14q 为最多见的易位型，约占易位型的 58%，其他依次为 13q13q 占 38%，13q15q 占 4%；易位可以是新生的，也可能由于亲代是平衡易位携带者遗传获得。剩下的少数患儿为正常细胞并存的嵌合型，即 46/47，+13，该型病人一般体征较轻。病人的畸形比 21 三体和 18-三体综合征严重。患儿有肾畸形、隐睾；双阴道，双角子宫；多指、特殊握拳状，足部多趾、足内翻；通贯手、指弓形纹增多等临床表现。

287. 什么是特纳（Turner）综合征？

特纳综合征（Turner syndrome），又称先天性卵巢发育不全，是由于全部或部分体细胞中 1 条 X 染色体完全或部分缺失所致。通过染色体核型分析即可确诊是否患有特纳综合征。其异常核型包括：①45，XO，此型为最多见的一型，但约 95% 发生自然流产，仅少数存活出生，有典型临床表现；②45，XO/46，XX，即嵌合型，约占本征的 25%；③46，Xdel（Xp）或 46，Xdel（Xq），即一条 X 染色体的短臂或长臂缺失；④46，Xi（Xq），即一条 X 染色体的短臂缺失，形成等臂染色体。典型的 Turner 综合征在出生时即呈现身高、体重落后，手、足背明显水肿，颈侧皮肤松弛。

出生后身高增长缓慢的特征。其主要临床特征为：女性表型，后发际低，50%有颈蹼；盾形胸，乳头间距增宽；肘外翻等。约35%患儿伴有心脏畸形，以主动脉缩窄多见。患儿外生殖器一直保持婴儿型。小阴唇发育不良，子宫不能触及。大部分患儿智能正常。特纳综合征虽然是先天性疾病，但是可以对症治疗。治疗的方法有三个：①生长激素治疗：增加生长速度和改善最终身高。②雌激素治疗：女性病人到成年时无女性特征，雌激素治疗可以让病人出现第二性征。③其他对症治疗：有明显的颈蹼，可以做整容手术。有心脏畸形或其他疾病的，可以做相应的治疗。

288. 什么是克兰费尔特（Klinefelter）综合征？

克兰费尔特综合征（Klinefelter syndrome），又称克氏综合征、先天性睾丸发育不良、睾丸曲细精管发育不良、XXY综合征、原发性小睾丸综合征、先天性生精无能症等，是一种常见的性染色体数目异常，是男性不育症最常见的遗传学病因之一，也是男性性腺功能减低最常见的一种形式。发病率在男性中为0.1%~0.2%，在不育症的男子中占3.1%。该病的主要临床特征为类无睾症体型、小睾丸、第二性征缺乏、不育、男子女性型乳房、高促性腺激素型性腺功能减低等。该综合征临床表现的变异度大，病人及其家长不能及时就医，以及医生对该病没有足够的认识共同导致克兰费尔特综合征较难被明确诊断，或确诊较晚。数据显示，克兰费尔特综合征病人中仅10%在出生前后被诊断，26%是因为性腺功能减低、不育、男子女性型乳房发育等原因在儿童和成年期被确诊，而64%的病人没有被诊断或没有得到及时诊断。

289. 什么是猫叫综合征？

猫叫综合征（Cri-du-chat syndrome，Chromosome 5p deletion syndrome，Cat cry syndrome；OMIM#123450），是由于5号染色体短臂部分缺失所引起的一种染色体病，又称5p-综合征。猫叫综合征最明显的特征是患儿的哭声类似猫叫，但这一症状会随年龄增长变得逐渐不明显直至消失。此外，常见的异常表现还有：生长发育迟缓、小头、小下巴、满月脸、眼距宽、内眦赘皮、外眼角下斜、扁鼻梁、嘴角下垂、低耳等特殊面容，肌张力异常，智力低下，语言和运动发展迟缓等。该病死亡率低，多数患儿可活到成年且可有生育能力。猫叫综合征的诊断需根据其临床特点，同时结合染色体核型来确诊。目前猫叫综合征没有特殊有效的治疗方法，只能对症治疗。由于目前尚不能治愈，因此于产前筛查出5p-综合征胎儿对于预防患儿的出生至关重要。对高危孕妇可做羊水或绒毛膜细胞的染色体检查进行产前诊断。为了优生优育，成年已婚病人不宜生育。对于已经生育一个猫叫综合征患儿的正常父母，有可能生育出健康胎儿。如果上一个患儿是由于母亲在怀孕期间接触过高危环境因素而导致5p-综合征，那母亲再孕时远离高危环境可生出健康胎儿。如果上一个患儿是遗传了来源于父母一方的异常染色体而致病，则每一胎都有可能生出患儿。

290. 什么是 Wolf 综合征?

Wolf 综合征（Wolf-Hirschhorn syndrome，WHS；OMOM#194190）又名4号染色体短臂末端亚端粒缺失综合征或4p-综合征（Chromosome 4p16.3 deletion syndrome），是由于4号染色体短臂末端 p16.3 缺失引起的较为罕见的染色体病。患儿具有特殊面容（小头畸形、前额突出、眼距宽、眼裂下斜、内眦赘皮、斜视、唇裂、腭裂、耳大耳低位等），生长发育迟缓（宫内发育迟缓，出生体重低；喂养困难，体重增长缓慢；肌肉发育差，肌张力减退），严重智力障碍，癫痫，骨骼畸形，心脏畸形，泌尿生殖器异常等表现。约1/3的病人于2岁内死亡。Wolf 综合征的诊断需根据其临床特点，同时结合染色体核型来确诊。传统染色体培养、荧光原位杂交及比较基因组杂交均可用于诊断。Wolf 综合征无特殊有效的治疗方法，只能对症治疗，如采取抗癫痫治疗手段治疗患儿癫痫发作。目前尚无有效治疗 Wolf 综合征的方法，因此于产前筛查出 Wolf 综合征胎儿对于预防患儿的出生至关重要。对高危孕妇可做羊水或绒毛膜细胞的染色体检查进行产前诊断。已经生育一个 Wolf 综合征患儿的正常父母，有可能生育出健康胎儿。如果上一个患儿是由于母亲在怀孕期间接触过高危环境因素而致病，那母亲再孕时远离高危环境可生出健康胎儿。如果上一个患儿是遗传了来源于父母一方的异常染色体而致病，那母亲再孕仍有可能生出患儿。

291. 什么是 Prader Willi 综合征?

Prader-Willi 综合征（Prader-Willi syndrome，PWS；OMIM # 176270），又称为Prader-Labhar-Willi 综合征、肌张力减退 – 智力减退 – 性腺功能减退与肥胖综合征，在家系中以常染色体显性形式传递。发病是由父源染色体 15q11 – q13 区域的微缺失，或该区域中的某个（些）基因发生突变，或 15q11 – q13 的母源性单亲二体导致的。该病主要影响中枢神经系统的功能，其临床基本特征为：胎动减少、肥胖、肌张力减退、智力障碍、身材矮小、促性腺激素分泌不足导致的性腺功能减退和手足小等。PWS 有规范的临床诊断标准，但诊断的主要依据还是通过 DNA 甲基化检测来确定父源 15q11 – q13 染色体区域是否存在异常。PWS 无特殊有效的治疗方法，只能对症治疗或采取一些护理措施来改善病人生活质量。由于尚无有效治疗 PWS 的方法，因此于产前筛查出 PWS 患儿对于预防患儿的出生至关重要。对高危孕妇可取羊水或绒毛膜细胞进行产前分子遗传学诊断。PWS 需完善患儿的遗传机制分型，并对父母进行基因检测来预测复发风险。已生育一个患儿的父母再生育一个患儿的风险取决于前一个患儿的致病原因。若第一个患儿为父源 15q11－q13 缺失，父母再次生育 PWS 患儿的风险为 1%；若第一个患儿为母源性单亲二体，父母再次生育 PWS 患儿的风险低至 1/200，而如果母亲 15 号染色体发生罗伯逊易位，那再次生育患儿的风险为 100%；若第一个患儿为印记中心缺陷致病，则需判断父亲 15 号染色体是否存在缺失，若不存在缺失，再生患儿的风险为 1%，若父亲存在缺失，则再次生育患儿的风险为 50%。

292. 什么是天使综合征？

天使综合征（Angelman syndrome，AS；OMIM#105830）又称快乐木偶综合征（happypuppet syndrome），在家系中以常染色体显性形式传递。发病是由母亲第 15 号染色体印迹基因区 15q11－q13 内 *UBE3A* 基因遗传缺陷、母亲 15q11－q13 微缺失或 15q11－q13 父源性单亲二体导致。患儿会双手举高挥舞，脚下不稳，就像被人牵线的木偶，经常发笑，很快乐的样子，所以又把这种疾病叫作快乐木偶综合征。临床表现为：智力障碍、运动平衡能力差、行为异常、癫痫、有语言障碍等。由于患儿早期临床表现及生化、影像学、脑电图检查缺乏特异性，导致该病诊断困难，易被误诊，因此需结合基因诊断来确诊。如果符合 AS 的临床诊断标准并且/或者分子遗传学检测出母源遗传的 *UBE3A* 基因表达或功能缺陷时，即可诊断为 AS。AS 迄今尚无特效治疗方法，积极的对症及支持治疗措施有助于提高患儿的生活质量。已生育一个 AS 患儿的父母，再生育一个患儿的风险因前一个患儿的致病原因不同而不同。若第一个患儿为母源 15q11－q13 缺失，父母再次生育患儿的风险为 1%；若第一个患儿为父源性单亲二体，父母再次生育患儿的风险低至 1/200，而如果父亲 15 号染色体发生罗伯逊易位，那再次生育患儿的风险为 100%；若第一个患儿为印记中心缺陷致病，则需判断患儿母亲 15 号染色体是否存在缺失，若不存在缺失，再生患儿的风险为 1%，若存在缺失，再生患儿的风险为 50%；若第一个患儿为 *UBE3A* 基因突变且突变来源于母亲，则再次生育患儿的风险为 50%，若第一个患儿 *UBE3A* 基因突变为新生突变，则再次生育患儿的风险很低，等同于群体发病率。

二、单基因遗传病

293. 什么是苯丙酮尿症？

苯丙酮尿症（phenylketonuria，PKU；OMIM#261600），在家系中以常染色体隐

性形式传递，是由于苯丙氨酸羟化酶的编码基因 PAH 发生突变使其功能异常所致的一种遗传代谢病。患儿出生时大多表现正常，如不能给予治疗，一般在 3～6 个月时开始出现症状，1 岁时症状明显，主要表现有智力低下、头发黄、肤色白、运动、语言发育落后、汗液和尿液有霉臭味等。化验血中苯丙氨酸含量增高，排除其他疾病引起的苯丙氨酸增高即可诊断为 PKU，较大的儿童还可对尿中的苯丙酮酸进行检测作为确诊的参考依据。此外，直接对致病基因 PAH 进行突变筛查也可确诊。PKU 目前尚无治愈方法，可通过低苯丙氨酸饮食减少体液中苯丙氨酸及代谢产物的含量来进行治疗，但并不能治愈。已生育一胎 PKU 患儿的夫妇再生育的子女中有 25% 的可能性为病人，50% 的可能性为无症状携带者，25% 的可能性不携带突变。目前主要的预防措施是通过避免近亲结婚，推行遗传咨询、携带者基因检测及产前诊断和选择性人工流产等措施防止患儿出生。对于已有患儿的家庭在再次生育时应进行产前诊断，通过基因检测诊断胎儿是正常儿、携带者还是患儿，据此做出继续妊娠或终止妊娠的决定。

294. 什么是尿黑酸尿症？

尿黑酸症（alkaptonuria，AKU；OMIM#203500）是一种先天性代谢疾病，遗传方式为常染色体隐性遗传，由于编码尿黑酸 1，2-二氧化酶的 HGD 基因突变，造成尿黑酸氧化酶先天性缺乏，此病在人群发病率为 1/250000。AKU 主要临床特征为尿液中存在尿黑酸（黑尿）、褐黄病（结缔组织蓝黑色色素沉着）、脊柱和大关节关节炎。最显著的表现为出生后即有的黑尿，这是由于病人体内缺乏尿黑酸氧化酶，使尿黑酸不能分解，经氧化后尿液变为棕色或黑色。AKU 临床诊断主要依靠对尿液中大量不能代谢的尿黑酸检测，以及针对致病基因 HGD 的遗传检测。AKU 目前尚未治愈方法，治疗仪缓解继发症状为主，主要的预防措施是通过风险评估减少尿黑酸尿症患儿的出生。出现尿黑酸尿症病人的高危家庭所有成员应接受风险评估，通过分子遗传检测确定携带者状态，在孕前进行基因学产前诊断、植入前诊断的相关咨询，避免无症状携带者婚配生育 AKU 患儿的风险，已生育一胎患有 AKU 患儿的夫妇再生育的子女中有 25% 的可能性为病人，50% 的可能性为无症状携带者，25% 可能性不携带突变。AKU 病人应定时监控疾病进程，避免脊柱和大关节的物理压力，包括重体力劳动和高强度运动，以减缓严重关节炎的进程。

295. 什么是家族性高胆固醇血症？

家族性高胆固醇血症（familial hypercholesterolemia，FH；OMIM#143890）呈常

染色体显性遗传，主要临床表现包括高胆固醇血症、特征性黄色瘤、早发的心血管疾病和阳性家族史。多个基因突变可引起 FH，其中低密度脂蛋白受体 LDLR 基因突变占 60%~80%，载脂蛋白 APOB 基因突变占 1%~5%，枯草溶菌素 PCSK9 基因突变占 0%~3%，其余致病基因未知的约占 20%~40%。根据突变携带情况，分为杂合子 FH（HeFH）和纯合子 FH（HoFH），世界范围内 HeFH 的发病率为 1/500，是最常见的代谢性疾病之一，HoFH 症状更为严重，发病率为 1/1000000。HeFH 病人血浆胆固醇水平是正常人的 2~3 倍，HoFH 病人较正常人高 6~8 倍。FH 病人罹患冠心病的风险是正常人的 20 倍，男性 50 岁之前患冠心病的风险为 50%，女性 60 岁之前患冠心病的风险为 30%。纯合子 FH 病人冠心病发病年龄更早（20 岁之前），冠心病表现更严重，死亡率更高，主动脉瓣狭窄也较常见。FH 的治疗原则是降低血浆胆固醇，饮食结合降脂治疗能有效预防和延缓冠心病死亡。高危人群应尽早接受遗传咨询和遗传检测，明确基因型，降低患儿出生率。HeFH 和 HoFH 均可表现有家族聚集倾向，一般来说 HeFH 相对常见，而 HoFH 的家族传递现象更明显，但发病率较 HeFH 低很多。HeFH 的病人双亲中至少 1 人患病，新生突变致病的报道比较少。HeFH 病人生育的子女有 50% 的患病风险。如果双亲均为 HeFH，生育 FH 患儿的风险增加到 75%（50% 的风险生育 HeFH 患儿，25% 的风险生育 HoFH 患儿）。

296. 什么是戈谢病？

戈谢病（Gaucher disease，GD）是一种常染色体隐性遗传病，致病基因为 GBA，是溶酶体贮积症中最常见的一种。戈谢病是由于 GBA 基因突变导致 β-葡萄糖苷酶活性减低，其底物葡萄糖脑苷脂在单核巨噬细胞系统的溶酶体中累积最终形成"戈谢细胞"，继发肝脾大、骨损害、肺脏受累、血细胞减少、生长发育迟滞以及神经系统等症状。戈谢病临床分为 3 型：GD1 型（慢性型，OMIM#230800）、2 型（急性神经型，OMIM#230900）及 3 型（亚急性神经型，OMIM#231000）。戈谢病的诊断根据临床表现、骨髓涂片检查发现戈谢细胞、血清酸性磷酸酶增高，确诊需进行 β-葡萄糖脑苷酶活性检测。基因检测出 GBA 基因的一对等位基因的致病变异也可进行确诊。戈谢病的标准治疗方案为酶替代治疗，规律使用合成的 β-葡萄糖脑苷酶（imiglucerase、伊米苷酶）进行替代治疗可显著缓解并恢复症状。大部分情况下，戈谢病患儿的双亲均为杂合子，携带一个 GBA 基因致病变异，少数特定人群中携带者频率较高（如犹太人），则病人父母也可能是纯合子。已生育戈谢病患儿的夫妻再生育一个病人的可能性为 25%，生育无症状携带者的可能性为 50%，生育不携带突变的正常孩子可能性为25%。再生育孩子之前可评估发病风险，检测致病变异，确定携带状态，寻求专门机构的产前诊断帮助。

297. 什么是白化病？

白化病是具有色素缺失表现的一类遗传性疾病的总称，90%的白化病为眼-皮肤白化病（oculocutaneous albinism；OCA；OMIM #203100），症状累及眼、皮肤与毛发。OCA是常染色体隐性遗传病，可根据致病基因的不同进一步分为四种亚型（OCA1~4），致病基因分别为TYR基因（OCA1）、OCA2基因（OCA2）、TYRP1基因（OCA3）和SLC45A2基因（OCA4），任一基因发生致病突变都会引起黑色素生成过程中特异酶的合成或运输障碍，产生相应程度的色素减退现象，引起不同程度的白化病表型。OCA临床症状包括皮肤和毛发的色素沉着减少或缺失，皮肤呈乳白或粉色、干燥、易发生各种日旋光性损害；毛发呈银白或淡黄色，纤细。眼部症状有先天性眼球震颤，虹膜色素减少，视网膜色素上皮细胞色素沉着减少，中央凹发育不良，视力下降及屈光不正，有时伴有一定程度的色觉障碍。由于黑色素的缺乏，病人易患紫外线诱导的皮肤癌，且不同基因突变引起的白化病对皮肤癌的易感性存在差异。白化病目前无有效治疗手段，干预以缓解症状和预防患儿出生为主。当家族中先证病人的基因突变被确定时，可对家族中其他成员进行携带者检测和产前诊断。一般来说白化病病人的父母均为携带者，父母再生育患儿的可能性为25%，生育健康胎儿的可能性为75%（其中2/3的可能性为携带者，1/3的可能性为完全正常），病人的后代必定携带有致病基因，若与另一个携带者婚配则有生育患儿的可能。

298. 什么是肾上腺脑白质营养不良？

肾上腺脑白质营养不良（adrenoleukodystrophy，ALD；OMIM#300100）是X连锁隐性遗传病，致病基因为ABCD1基因。ALD主要表现为进行性的智力下降，视力及听力下降和（或）肾上腺皮质功能低下等。ALD病人及携带者的血浆中饱和极长链脂肪酸（very long chain fatty acids，VLCFA）呈不同程度增高。ALD常表现临床异质性，即使相同基因型的同一家族中也可有多种表现。根据发病年龄和主要受累部位，通常分为六型：儿童脑型、青少年脑型、成年脑型、肾上腺脊髓神经病型（AMN）、单纯肾上腺皮质功能不全性（单纯Addison病型）、症状前型。ALD的诊断目前国内主要依靠临床表现和头颅MR影像学，血浆或培养的成纤维细胞中VLCFA含量测定是诊断ALD的较可靠方法，确诊需要进一步做ABCD1基因突变检测。ALD尚无特效的治疗方法，目前主要有饮食治疗和激素替代治疗。约 95% 的病人从双亲之一遗传获得一个 ABCD1 致病变异，约 4.1% 的病人携带的 ABCD1 致病变异为新生突变。男性病人的女儿均携带突变，儿子不携带突变；女性携带者有 50% 的概率将突变传给下一代。携带突变的男性会患病，携带突变的女性通常情况下很少患病且疾病表现比较轻。有阳性家族史的男性成员具有患病风险，可尽早进行血浆 VLFA 测定、基因突变检测以明确携带状态，尽早评估患病风险，同时对症状前或症状早期的病人进行监控和干预肾上腺功能不全的发展，防止严重并发症的发生。由于 ALD 存在表现度变异，同一家族内的病人临床变现也会有差别，因此表型较轻的病人有可能生育表型较重的后代。

299. 什么是高苯丙氨酸血症？

高苯丙氨酸血症（hyperphenylalaninemia，HPA）是指血浆苯丙氨酸浓度高于 120μmol/L（2mg/dl）。高苯丙氨酸血症病因分两大类：苯丙氨酸羟化酶缺乏症（phenylalanine hydroxylase deficiency，PAH；OMIM 261600）和辅酶四氢生物蝶呤合成酶缺乏症（tetrahydrobiopterin deficiency，BH4D）。BH4D 包括二氢蝶啶还原酶缺乏症（dihydropteridine reductase deficiency，DHPR；OMIM 261630）、6-丙酮酰四氢生物蝶呤合成酶缺乏症（6-pyruvoyl tetrahydropterin synthase deficiency，PTPS；OMIM 261640）、鸟苷三磷酸环水解酶缺乏症（guanosine triphosphate cyclohydrolase deficiency，GTPCH；OMIM 233910）、蝶呤-4α-二甲醇胺脱水酶缺乏症（pterin 4α-carbinolamine dehydrogenase deficiency，PCD；OMIM 264070）及墨蝶呤还原酶缺乏症（Sepiapterin reductase deficiency，SRD；OMIM 182125）等，致病基因分别为 QDPR、PTS、GCH1、PCBD1 和 SPR。BH4D 在家系中均以常染色体隐性遗传形式传递。

BH4D 是由于四氢生物蝶呤合成或代谢途径中某些酶的缺陷导致一些芳香族氨基酸代谢障碍，影响脑内神经递质合成，患儿出现一系列神经系统损害症状及智力障碍等，一般生后 1~3 个月后出现类似苯丙酮尿症的临床症状，其他表现主要有运动障碍、肌张力低下、眼球震颤、眼睑下垂、吞咽困难、口水增多、嗜睡、失眠、抑郁、面无表情、反应迟钝、小脑发育障碍等多巴胺、5-羟色胺和去甲肾上腺素缺乏相关症状。

所有高苯丙氨酸血症患儿，应在低苯丙氨酸饮食治疗同时进行尿蝶呤谱分析、干滤纸血片 DHPR 活性测定或联合 BH4 负荷试验以便尽早诊断 BH4D，基因检测有助于确诊。BH4D 的治疗主要取决于酶缺乏类型及脑脊液中神经递质缺乏程度。多数患儿都需要多巴胺及 5-羟色胺联合 BH4 或低苯丙氨酸饮食疗法。

300. 什么是原发肉碱缺乏症?

原发性肉碱缺乏症（primary carnitine deficiency，PCD；OMIM 212140），又称为肉碱转运障碍或者肉碱摄取障碍，血浆肉碱水平明显降低及组织细胞内肉碱缺乏。PCD 在家系中以常染色体隐性遗传形式传递，发病率为 0.8~2.5/10 万，可于任何年龄发病，平均发病年龄为 2 岁左右，男女患病概率相等，但存在性别偏倚现象，女性病人较多表现出症状，与妊娠等应激刺激有关。PCD 致病基因为染色体 5q31.1 的 SLC22A5 基因。

不同病人临床表现差别很大，主要有低酮性低血糖、高血氨及代谢性酸中毒等急性能量代谢障碍危象；心室肥厚、心功能不全、心律失常等心肌病；肝大、脂肪肝、肝功能异常等肝脏损害；此外，反复腹痛、呕吐、胃食管反流等消化道症状和反复感染、哮喘等呼吸道症状和贫血等也有报道。

根据病人的临床症状，实验室检查有低酮性低血糖、高血氨、代谢性酸中毒、脂质沉积性肌病、脂肪肝等，联合质谱分析血浆游离肉碱及各种酰基肉碱降低，可做出诊断，确诊需要基因诊断。一旦确诊，立即治疗，防止不可逆病变的发生，平时注意避免饥饿及长时间高强度运动，定期随访血浆游离肉碱水平，定期进行心脏、肝脏、骨骼肌功能检查及发育评估，终生应用左旋肉碱替代治疗。

301. 什么是短链酰基辅酶 A 脱氢酶缺乏症?

短链酰基辅酶 A 脱氢酶缺乏症（short-chain acyl-CoA dehydrogenase deficiency，SCADD；OMIM：210470）是一种罕见的遗传代谢性疾病，以短链脂肪酸 β 氧化障碍为主要特征，在家系中以常染色体隐性遗传的方式传递，国际上基于新生儿筛查的结果提示发病率约为 1/95 000。临床表现为酸中毒和低血糖、神经系统损害以及发育迟缓等，发病年龄从新生儿到成人不等，但多数 5 岁以内发病。血液酯酰肉碱谱分析出现丁酰基肉碱（C4）升高是 SCADD 的特异性生化指标，尿液有机酸分析可出现乙基丙二酸升高，但不是 SCADD 的特异性改变。

SCADD 的致病基因为 ACADS 基因，该基因编码线粒体黄素蛋白四聚体，是酰基辅酶 A 脱氢酶家族中的一员，可催化短链辅酶 A 脱氢。ACADS 基因突变可导致短链酰基辅酶 A 脱氢酶缺陷，引起短链脂肪酸氧化障碍，导致机体产生能量减少和大量中间代谢产物蓄积，从而表现为 SCADD。对于 SCADD 病人的诊断，除进行血液酯酰肉碱谱和尿液有机酸分析，还可进行 ACADS 基因的 DNA 测序分析，从而为先证者及家族成员提供基因诊断和遗传咨询。由于该病呈常染色体隐性遗传，先证者父母一般为突变携带者，不会发病，先证者父母再生育患病儿的概率为25%。

302. 什么是3-甲基巴豆酰辅酶 A 缺乏症？

3-甲基巴豆酰辅酶 A 缺乏症（3-methylcrotonyl-coenzyme A carboxylase deficiency，MCCD；OMIM#210200/210210）是一种亮氨酸分解代谢障碍的有机酸代谢病，在家系中以常染色体隐性遗传的方式传递。基于串联质谱方法的新生儿筛查结果提示MCCD 的发病率约为 1/36 000。该病的临床表现变异很大，多数病人无临床症状，有症状病人表现为喂养困难、生长发育迟缓、呕吐、腹泻、脑水肿、抽搐、肌张力异常等非特异症状，还可能是母源性 MCCD，即母亲体内的 3-羟基异戊酰肉碱升高，通过血液或胎盘传递给新生儿。该病通常没有特异性临床表现，诊断主要依据血液串联质谱（MS/MS）及尿气相色谱质谱（GC/MS）的实验室检查和基因突变分析。MCCD 的致病基因为 MCCC1 和 MCCC2 基因，这两个基因分别编码 3-甲基巴豆酰辅酶 A 羧化酶的 α、β 亚单位，突变后可导致亮氨酸代谢途径中的 3-甲基巴豆酰辅酶 A 羧化受阻，引起中间代谢产物 3-甲基巴豆酰甘氨酸（3-MCG）和 3-羟基异戊酸（3-HIVA）的蓄积，继发肉碱缺乏和 3-羟基异戊酰肉碱（C5-OH）的升高，其中 C5-OH 的升高是主要的诊断指标，通过血液串联质谱分析可以检出。由于该病呈常染色体隐性遗传，先证者父母一般为突变携带者，不会发病，先证者父母再生育患病儿的概率为25%，男女发病概率相同，生育无症状携带者的概率为50%，后代完全正常的概率为25%。

303. 什么是甲基丙二酸尿症？

甲基丙二酸尿症（methylmalonic acidemia，MMA；OMIM#251000）是一种常见的有机酸代谢病，在家系中以常染色体隐性遗传方式传递。病因是由于甲基丙二酰辅酶 A 变位酶（methylmalonyl-CoA mutase，MCM）或其辅酶钴胺素（维生素 B_{12}）代谢障碍导致甲基丙二酸、丙酸、甲基枸橼酸等代谢物异常蓄积，引起神经、肝脏、肾脏、骨髓等多脏器损伤。发病率不同的国家报告频率有所不同：美国为 1∶48000，意大利为 1∶115000，德国为 1∶169000，日本为 1∶50000，国内患病率尚不清楚。

根据酶缺陷的类型分为 MCM 缺陷及维生素 B12 代谢障碍两大类。MCM 又分为无活性者为 mut0 型，有残余活性者为 mut-型。编码基因为 MUT；维生素 B_{12} 代谢障碍包括：腺苷钴胺素合成缺陷，即线粒体钴胺素还原酶缺乏（cblA）和钴胺素腺苷转移酶缺乏（cblB），编码基因分别为 MMAA 和 MMAB，以及 3 种由于胞质和溶酶体钴胺素代谢异常引起的腺苷钴胺素（adenosylcobalamin，AdoCbl）和甲基钴胺素（methylcobalamine，MeCbl）合成缺陷（cblC、cblD 和 cblF），编码基因分别为 MMACHC、MMADHC 和 LMBRD1。后三种类型病人除了有甲基丙二酸血症外，还伴有同型半胱氨酸血症，是我国 MMA 中最常见类型。

MMA 患儿临床表现各异，最常见的症状和体征是反复呕吐、嗜睡、惊厥、运动障碍、智力及肌张力低下。早发型多于 1 岁内起病，重症患儿可于新生儿期急骤起病，病情危重，病死率极高。而且多为维生素 B12 治疗无效型。迟发型多在四岁以后出现症状，可合并多系统损害。cblD 型患儿发病较晚，无血液系统异常表现。cblF 型患儿新生儿期出现口腔炎、肌张力低下和面部畸形，部分有血细胞形态异常。确诊依靠气相色谱 – 质谱（gas-chromatography mass spectrometry，GC-MS）检测尿、血、脑脊液中有机酸和串联质谱（tandem mass spectrometry，MS/MS）检测血丙酰肉碱（propinoylcarnitine，C3）。基因突变分析是 MMA 分型最可靠的依据。MMA 为常染色体隐性遗传病，患儿父母一般为致病突变的无症状携带者。患儿同胞中 1/4 发病，1/4 正常，1/2 为携带者。病人配偶婚前最好进行致病基因携带者筛查，如果配偶基因型正常，其子女均为致病突变携带者。

304. 什么是丙酸血症?

丙酸血症（propionic acidemia，PA）是一种由于丙酸分解代谢异常导致的一种有机酸血症，为常染色体隐性遗传，是由于病人丙酰辅酶 A 羧化酶活性缺失，致使其体内的丙酸及代谢产物前体异常积累，从而产生一系列的生化异常，神经系统和其他脏器的损害症状。PA 分为婴儿型和晚发型：婴儿型的丙酸血症是最常见的形式，其特点是新生儿喂养困难，反复呕吐和嗜睡，不明原因的脑病等，并伴有代谢性酸中毒，酮尿，低血糖，高血氨症等；而晚发型丙酸血症的病人症状不明显，但可能因代谢问题造成呕吐，蛋白不耐受，肌张力减退，运动障碍或心肌病。PA 是由于线粒体内的丙酰辅酶 A 羧化酶活性不足，无法完成丙酰辅酶 A 到甲基丙二酰辅酶 A 的转化导致丙酸积累。丙酰辅酶 A 羧化酶包括两个亚基，分别有 PCCA 和 PCCB 两个基因编码，这两个基因的致病突变或 PCC 酶活性不足是对 PA 的准确诊断。因此，通过新生儿筛查可以降低婴儿患 PA 的风险。

305. 什么是瓜氨酸血症 I 型?

瓜氨酸血症 I 型（citrullinemia type I，CTLN1；OMIM 215700），也称经典型瓜

氨酸血症，是一种常染色体隐性遗传病，是由于编码精氨酸琥珀酸合成酶基因 ASS1 突变导致。精氨酸琥珀酸合成酶为尿素循环第三个过程中的一个限速酶，该酶的缺乏会导致瓜氨酸无法转化成精氨基琥珀酸盐，瓜氨酸在体内异常积累而致病，临床表现为包括高氨血症的毒性现象，并伴随有神经系统功能衰退，国外报道发病率为 1/57000，国内尚无发病率的统计。经典型瓜氨酸血症病人表现为全身性精氨酸琥珀酸合成酶缺乏，多数患儿出生时无临床症状，24～72 小时后表现出进乳困难、呕吐、惊厥、四肢强直、意识障碍、智力低下等神经功能障碍。CTLN1 的临床诊断标准包括血氨水平增高（>150μmol/L；可能高至 ≥2000～3000 μmol/L）和瓜氨酸水平增高（>1000μmol/L）以及遗传检测发现 ASS1 一对等位基因上均携带致病突变。目前对 CTLN1 的治疗包括饮食治疗和药物治疗，病人应长期低蛋白高碳水化合物饮食，同时新生儿补充必要氨基酸，采用精氨酸、苯甲酸钠、苯乙酸钠等药物降低血氨水平，必要时行血液或腹膜透析，由于该病为基因缺陷所致，因此大多数保守治疗效果有限，需要密切监测代谢产物水平。生育有 CTLN1 病人的家庭，再生育一名病人的风险为 25%，再生育无症状携带者的概率为 50%，再生育健康且不携带突变的孩子的概率为 25%。有 CTLN1 家族史的家庭成员在明确家族致病突变后应尽早进行携带状态检测，接受遗传咨询，指导优生优育。

306. 什么是瓜氨酸血症 II 型？

瓜氨酸血症II型（citrullinemia type II，CTLN2），也称希特林蛋白缺乏症，包括成人型（OMIM 603471）和新生儿型 OMIM 605814）两种呈常染色体隐性遗传的疾病，致病基因均为 SLC25A13，其编码的蛋白质称希特林蛋白。该病最初见于日本，其中新生儿型发病率约为 1/17000，而成人型发病率为 1/100000～1/230000。在中国 SLC25A13 突变携带者频率相对较高，为 1/65，尤其是南方地区（含台湾）携带者频率高达 1/48。成人型希特林蛋白缺乏症发病年龄为 11～79 岁，多发于 20～25 岁。临床表现主要包括精神神经症状、突发性意识障碍、精神错乱、昏迷并伴身体消瘦等，常由饮酒、药物或感染诱发疾病，并于发病后几年因脑水肿死亡，实验室检查见高氨血症、瓜胺酸血症和精氨酸血症，酶学检查可见精氨酸琥珀酸合成酶活性低下，大多数病人肝脏出现胰分泌性胰蛋白酶抑制因子（PSTI）的大量分泌，因此血浆 PSTI 为成人型希特林蛋白缺乏症的特异性标志。新生儿型希特林蛋白缺乏症主要临床表现为胆汁淤积性黄疸、发育迟缓、新生儿肝炎等。血液检查见半乳糖血症、高氨基酸血症、低蛋白血症、低血糖等，大多数患儿症状体征在 1 岁左右可自然消失或经饮食药物调整恢复至相对健康，但可在十年或数十年后诱发出现成人型希特林蛋白缺乏症。本病为遗传病无法根治，病人可选择低蛋白和高热量的饮食结构，并适量补充精氨酸，目前最有效的方法为肝脏移植，大多数病人在肝移植后代谢和精神上趋于正常。

307. 什么是同型半胱氨酸尿症？

同型半胱氨酸尿症（homocystinuria）是遗传病，在家系中以常染色体隐性遗传方式传递。单基因突变导致该病常见的致病基因主要为编码同型半胱氨酸（Hcy）代谢过程中的关键酶，如：MTHFR（OMIM 236250），CBS（OMIM 236200），当基因发生缺陷后，酶活性降低，Hcy代谢障碍，从而导致Hhcy疾病的发生。*MTHFR*基因缺陷主要表现为在婴儿期或青春期发育延迟，运动和步态异常、癫痫发作、精神障碍和其他神经系统异常，也有血管并发症的风险。*CBS*基因缺陷是遗传性高半胱氨酸血症最常见的原因，表现为近视、晶状体异位、智力低下、骨骼异常以及血栓栓塞。同型半胱氨酸尿症是老年性痴呆、脑卒中的危险因素，会增加冠状动脉疾病的死亡率。由于同型半胱氨酸尿症会对血管造成损害，并影响凝血机制，因此会导致新生儿缺陷和习惯性流产。

308. 什么是戊二酸血症Ⅰ型？

戊二酸血症Ⅰ型（glutaric acidemiaⅠ/glutaric aciduriaⅠ，GAⅠ；OMIM 231670），又称戊二酰辅酶A脱氢酶缺乏症（glutaryl-CoA dehydrogenase deficiency），在家系中以常染色体隐性形式传递，是由于戊二酰辅酶A脱氢酶的编码基因GCDH发生突变使其功能异常所致的一种遗传代谢病。由于赖氨酸、色氨酸降解障碍，病人体内大量戊二酸和3-羟基戊二酸蓄积，引起一系列神经系统损害、代谢性酸中毒、高氨血症及其他异常。可表现为脑萎缩和巨头畸形，多数患儿在6～18个月期间由于感染发热导致纹状体变性继发引起急性肌张力障碍，也可能会有癫痫或急性昏睡昏迷的急性发作。

GAⅠ的诊断首先需基于患儿的临床症状，可通过检测病人血中或尿中戊二酸和3-羟基戊二酸等有机酸的含量是否提高进一步诊断，确诊需要对病人白细胞或皮肤成纤维细胞进行培养以检测其戊二酰辅酶A脱氢酶的活性。由于GAⅠ是GCDH发生突变所致，因此对GCDH基因进行突变筛查可以确诊，此种基因筛查方法还可用于产前诊断。目前仍无法治愈GAⅠ，治疗以避免急性发作与症状控制为主。

309. 什么是戊二酸血症Ⅱ型？

戊二酸血症Ⅱ型（glutaric acidemia Ⅱ/glutaric aciduria Ⅱ，GA Ⅱ；OMIM：231680），又称多种酰基辅酶A脱氢酶缺乏症（multiple acyl-CoA dehydrogenase deficiency，MADD），在家系中以常染色体隐性形式传递，是由于编码细胞线粒体的电子转运黄素蛋白（electron transfer flavoprotein，ETF）α或β亚单位的ETFA和ETFB基因，或编码

电子转运黄素蛋白脱氢酶（electron transfer flavoprotein dehydrogenase，ETFDH）的 ETFDH 基因发生突变所致的一种遗传代谢病。GA Ⅱ临床表现复杂多样，分为新生儿型和迟发型两大类。新生儿型出生后数日即出现呼吸困难、代谢性酸中毒、低血糖、高氨血症、肌张力低以及特殊的汗脚气味，常伴有多种畸形，病情危重，患儿多于新生儿早期死亡。迟发型个体差异大，间歇性发病，婴幼儿病人在感染、腹泻、饥饿和药物等应激状态下出现呕吐、低血糖、代谢性酸中毒、高氨血症或类似 Reye 综合征样发作；年长患儿或成人病人多隐匿起病，常于感染和腹泻后出现疲乏和肌无力，以心肌、骨骼肌和肝脏受累为主，多无低血糖、代谢性酸中毒和高氨血症。

GA Ⅱ的临床诊断比较困难，明确诊断需要：对尿中有机酸、血脂肪酸、血酰基肉碱成分及含量进行检测，典型的有机酸尿症仅在疾病的发作期才能检测到，因此对于高度怀疑的病人应尽早并反复多次进行尿中有机酸的检测；肌肉或肝脏病理学检查；必要时需进行酶学分析和基因筛查。GA Ⅱ的治疗以对症的辅助治疗以改善症状为主，同时积极预防感染、腹泻、饥饿和疲劳等应激诱因。

310. 什么是极长链酰辅酶 α 脱氢酶缺乏症?

极长链酰辅酶 α 脱氢酶缺乏症（very long-chain acyl-CoA dehydrogenase deficiency；OMIM 201475）在家系中是以常染色体隐性遗传。该疾病在欧美人群中发病率为 1/85000。VLCADD 由 ACADVL 基因（OMIM 609575）编码，作为酰基辅酶 A 脱氢酶家族中的一员，定位于线粒体上参与脂肪酸 β 氧化。国内外近几年来应用串联质谱技术检测血液中酰基肉碱及氨基酸水平，对脂肪酸代谢病进行新生儿筛查和临床高危病人的诊断，操作简便快速。VLCAD 缺乏症患儿串联质谱筛查中 C14：1 常被作为 VLCAD 缺乏症的初诊标记，若血中 C14：1 水平高于 1μmol/L，即高度提示本症。VLCAD 酶活性测定及 DNA 基因分析是确诊本病的金标准。VLCADD 根据发病年龄及临床表现分为：新生儿早发型、婴儿型和迟发型。新生儿早发型表现为心肌病、脑病、Reye 综合征。婴儿型表现为低酮性低血糖、肝大和肌无力。迟发型主要表现为肌无力、运动不耐受以及运动或感染后的引发的横纹肌溶解。

VLCAD 缺乏症无特殊治疗，总的治疗原则是饮食疗法，避免空腹，给予高糖饮食辅以中链甘油三酯（medium chain triglycerides，MCT），限制长链脂肪酸的摄入，以维持血糖稳定。同时补充游离肉碱，并对长链脂肪酸代谢产物进行监测，以及进行相应的对症支持处理。

311. 什么是肉碱棕榈酰转移酶缺乏症（Ⅰ、Ⅱ）?

肉碱棕榈酰转移酶缺乏症（carnitine palmitoyltransferase deficiency，CPTD）分为

ⅠA 型（CPTIA，OMIM 255120）和Ⅱ型（CPTII，OMIM 600649；608836；255110），是一种不典型的常染色体隐性遗传病，目前其发病频率未有明确的统计。其致病基因为 CPT1，CPT2 基因。CPTⅠ位于线粒体的外膜，通过转脂作用把酰基辅酶 A 转变成酰基肉碱，是线粒体脂肪酸 β-氧化的限速酶。CPTⅡ位于线粒体的内膜，把转运进来的酰基肉碱再转变为酰基辅酶 A。

肉碱棕榈酰转移酶Ⅱ型缺乏症相比Ⅰ型占有更多的比重，在 CPTⅡ 缺陷时长链酰基肉碱虽可转运通过线粒体膜，但不能有效地转变成酰基辅酶 A，导致线粒体内长链酰基肉碱积聚。长链酰基肉碱也可被转运至线粒体外，因此病人血浆长链酰基肉碱含量显著升高，并可加重心律失常。CPTⅡ 缺陷症有三种临床类型：①严重的婴儿型：新生儿或婴儿表现为昏迷、惊厥、低酮性低血糖症、心脏扩大伴心律失常，通常在婴儿期或数年内死亡；②致命的新生儿型：表现为多器官异常而突然死亡；③经典肌肉型：成年期表现为发作性肌红蛋白尿和运动后肌肉持久衰弱，症状有时在空腹、轻微感染、情绪压力或寒冷刺激后而诱发。

312. 什么是先天性甲状腺功能减低症？

先天性甲状腺功能减低症（congenital hypothyroidism）是最常见的可预防的引起智力障碍的病因，其发病率为 1/4000～1/2000。大约 85% 的永久性先天性甲低为散发，15% 为遗传。遗传性先天性甲减亦称为先天性非结节性甲状腺功能减低（congenital hypothyroidism, nongoitrous, CHNG），具有遗传异质性，根据表型和基因型分为六种亚型，分别为 CHNG1（OMIM #275200）呈 AR 遗传，由编码促甲状腺激素受体（thyroid-stimulating hormone receptor, TSHR）基因 TSHR 突变导致，有明显的 TSH 抵抗；CHNG2（OMIM #218700）为甲状腺缺如或发育不良，由 PAX8 基因杂合突变导致；CHNG3（OMIM %609893）表现为促甲状腺素抵抗不伴结节，致病基因定位在 15q25.3－q26.1；CHNG4（OMIM #275100）表现为 TSH 缺乏，由促甲状腺素 β 多肽（thyroid-stimulating hormone, β-polypeptide, TSHB）基因纯合突变导致；CHNG5（OMIM #225250）和 CHNG6（OMIM #）表型与 CHNG1 相似，分别由 NKX2-5 基因杂合突变、甲状腺素受体 α 亚单位（α-1 subunit of thyroid hormone receptor）基因 THRA 杂合突变导致。

先天性甲低婴儿出生时极少有甲减的临床表现，这是由于母体的甲状腺素 T_4 能够透过胎盘到达胎儿体内，如不能及时发现，则会出现嗜睡、哭声嘶哑、喂养困难、便秘、巨舌、囟门大、肌张力减低、皮肤干燥、低体温等临床表现，而且患儿越晚接受治疗，其智力受损越严重。因此，开展先天性甲减的新生儿工作，早发现早治疗十分重要。新生儿筛查方法是在出生后 2～5 天，采集婴儿足跟血，推荐同时检测血液中 T$_4$ 和 TSH 水平，需要注意，正常婴儿在出生后最初几周的血清 T$_4$ 水平高于成人。先天性甲低的患儿应尽早开始口服左旋甲状腺素治疗，将血清 T$_4$ 水平保持在正常范围上半部分，可取得较好的预后。

313. 什么是异戊酸血症？

异戊酸血症（Isovaleric academia，IVA；OMIM #243500）属于有机酸血症，为亮氨酸代谢异常疾病，由异戊酰辅酶 A 脱氢酶（Isovaleryl CoA dehydrogenase，IVD）缺乏引起。其致病基因是位于 15q15 的 IVD 基因，在家系中呈常染色体隐性 AR 遗传，具有表现度差异，家系中携带同一突变者可表现为无症状和明显异戊酸血症。该酶的作用是在亮氨酸分解途径中，使异戊酰辅酶 A 转化为 3-甲基巴豆辅酶 A。

异戊酸血症通常发生在新生儿期，临床表现同有机酸血症（出生后 1~2 周内出现喂养不良、呕吐、肌肉无力、肌张力减退以及嗜睡，甚至昏迷）。特征性临床表现为异戊酸蓄积导致的"汗脚"气味，可出现酮症酸中毒。通过气相色谱 – 质谱（gas chromatograph-mass spectrometry，GC-MS）及串联质谱法检测尿液中异戊酸的氧化及共轭产物（包括异戊酰甘氨酸和 3-羟基异戊酸）浓度升高，外周血白细胞或皮肤成纤维细胞检测异戊酰辅酶 A 脱氢酶活性降低，可以诊断 IVA。通过检测羊水中的诊断性复合物、分析羊水细胞或绒毛膜绒毛的酶活性进行产前诊断。通过新生儿筛查可以在症状发生前进行诊断，及早开始治疗，IVA 一般预后较好，大部分患儿发育可正常。具体治疗包括低蛋白膳食，摄入不含亮氨酸的氨基酸混合物，给予甘氨酸促进异戊酰甘氨酸的排泄。

314. 什么是 β-酮硫解酶缺乏症？

B-酮硫解酶缺乏症（Beta-Ketothiolasedeficiency 又称 mitochondrial acetoacetyl-CoA thiolase deficiency）（OMIM#203750），此症的发生率小于十万分之一，在家族中以常染色体隐性形式传递，已知的致病基因为 ACAT1（OMIM#607809），基因定位于 11q22.3。β-酮硫解酶缺乏症是由于线粒体内缺乏乙酰乙酰辅酶 A 硫解酶，导致病人体内无法顺利代谢分解酮酸（ketone）和异亮氨酸（isoleucine）所致。起病多在出生 6 个月以后，感染、饥饿等诱发重症酮酸中毒和低血糖发作为主要表现；部分病人会有间歇性的酮酸血症发作，但于发作期间并不会有任何的临床症状表现出来。B-酮硫解酶缺乏症病人一旦酮酸血症发作起来，往往都相当的严重，有时会伴随有嗜睡或昏迷的现象。部分的病人可能还会有神经系统损伤的后遗症。若反复发病，病人的智力和运动技能随着年纪增长会逐渐地丧失。产前测定羊水细胞或绒膜绒毛细胞中线粒体乙酰乙酰基辅酶 A 硫解酶活性可以进行产前诊断，也可进行新生儿筛查，早期发现及合理干预，预后可能尚好。

315. 什么是精氨酸血症？

精氨酸血症（argininemia；OMIM#207800）也称精氨酸酶缺乏症（arginasedeficiency），或高精氨酸血症，也是尿素循环异常症的一种，较罕见。在家族中以常染色体隐性形式传递，已知的致病基因为 ARG1（OMIMI#608313），基因定位于 6q23。由于 ARG1 基因缺陷导致肝脏精氨酸酶缺乏，精氨酸降解障碍，鸟氨酸与尿素生成减少，病人血、尿中的精氨酸累积会造成脑、肝、肾损伤。该症的临床表现复杂，缺乏特异性，诊断困难。病人常表现为痉挛性瘫痪、癫痫及小脑萎缩，早期常常被误诊为脑性瘫痪，生存质量极差，预后不良。血液氨基酸分析、精氨酸酶活性测定及基因分析是确诊精氨酸血症的重要方法。通过新生儿筛查和高危筛查，精氨酸血症病人如能在无症状期或疾病早期获得诊断，通过低蛋白饮食、瓜氨酸与苯甲酸等药物治疗可改善预后。

316. 什么是高甲硫氨酸血症？

高甲硫氨酸血症（Hypermethioninemia/Methionine adenosyltransferase deficiency；OMIM #250850）是一种先天性氨基酸代谢异常疾病，因基因突变造成将甲硫氨酸转化成 S-腺苷甲硫氨酸所需的甲硫氨酸腺苷基转移酶（methionine adenosyltransferase，MAT）功能缺乏，而导致血液中甲硫氨酸的浓度因甲硫氨酸的堆积而升高。该病多数情况下遗传方式为常染色体显性遗传，少数为常染色体显性遗传。致病基因为位于 10q22.3 的 MAT1A。大部分的病人的 MAT 酶还有些许残余的功能，多属于良性，一般而言没有明显的症状。少部分的病人出现肌肉低张力、心智迟缓及迟发性的神经脱髓鞘等神经学的症状，这类病人属于 MAT 酶完全缺乏。新生儿筛检可以利用测定滤纸血片检体中甲硫氨酸的含量，当浓度高于 1 mg/dl 时应进一步复查，甲硫氨酸浓度若有持续上升的现象可由肝功能不良而造成暂时性的甲硫氨酸浓度上升，或由于先天代谢甲硫氨酸的酶缺乏而导致高甲硫氨酸血症或高胱氨酸尿症，因此需要进一步确认诊断。新生儿筛检也可以利用利用串联质谱仪分析技术测定，其甲硫氨酸浓度上升的假阳性率极低。除了专业的临床评估之外，也需要检验血液及尿液中相关氨基酸的含量，必要时可测定表皮细胞中胱硫醚合成酶的活性以确认诊断。高甲硫氨酸血症与高胱氨酸尿症的区分在于此症病人的血中高胱氨酸浓度并没有升高，尿中也不会出现高胱氨酸。目前对于严重的病人，仍建议以低甲硫氨酸饮食进行饮食控制治疗，以维持血液中的甲硫氨酸在适合的浓度，并定期检查生长发育，智力发展，血中甲硫氨酸浓度，以了解饮食控制的疗效。

317. 什么是高脯氨酸血症?

高脯氨酸血症（hyperprolinemia）是一种酶缺乏常染色体隐性遗传氨基酸代谢异常疾病。Ⅰ型高脯氨酸血症（hyperprolinemia type 1，HP-Ⅰ；OMIM#239500）为脯氨酸氧化酶（proline oxidase，POX）缺乏。Ⅱ型高脯氨酸血症（hyperprolinemia type 2，HP-Ⅱ；OMIM#239510）为 Δ-1-吡咯啉-5-羧酸脱氢酶（pyrro-linecarboxylatede-hydrogenase，P5C）缺陷。Ⅰ型高脯氨酸血症由位于 22q11.21 的 PRODH 基因中的突变引起的，PRODH 基因编码酶脯氨酸氧化酶。该酶通过开始将其转化成吡咯啉-5-羧酸酯的反应开始降解脯氨酸的过程。Ⅱ型高脯氨酸血由位于 1p36.13 的 ALDH4A1 基因中的 Δ-1-吡咯啉-5-羧酸脱氢酶的突变引起的。该酶有助于分解在先前反应中产生的吡咯啉-5-羧酸盐，将其转化成氨基酸谷氨酸盐。脯氨酸和谷氨酰胺之间的转化以及由不同酶控制的逆反应是维持适当的代谢和蛋白质产生所需的重要因素。高脯氨酸血症一般无明显症状，也没有治疗的必要。个别出现智力低下和肾功能不良。两型的临床表现均无特异性。两型都可见血脯氨酸浓度升高（Ⅱ型更显著）及脯氨酸尿。羟基脯氨酸和甘氨酸在尿中排出量均异常，是因为大量的脯氨酸尿造成共同的肾小管重吸收机制达到饱和状态所引起。

318. 什么是异丁辅酶 A 脱氢酶缺乏症?

异丁酰辅酶 A 脱氢酶缺乏症（isobutyryl-coenzyme A dehydrogenase deficiency，IBD deficiency；OMIM#611283）是一种非常罕见的遗传代谢病，目前全球仅有 22 例病人见于文献报道。本疾病多数病人是无症状的，少数儿童病人可表现为生长发育迟缓，扩张型心肌病，肌张力障碍，极低的血液肉毒碱水平和升高的尿液酰基肉碱水平。由于极低的发病率，目前尚无确定的体征或综合征与本病相关联。

异丁酰辅酶 A 脱氢酶缺乏症表现为常染色体隐性遗传，为编码异丁酰辅酶 A 脱氢酶的 ACAD8 基因纯合或复合杂合突变所致。ACAD8 是酰基辅酶 A 脱氢酶（ACADs）家族的一员，是一种参与缬氨酸分解代谢的线粒体酶。ACAD 家族的功能是催化脂酰辅酶 A 衍生物的 β 氧化过程中第一个脱氢步骤，而脂肪酸代谢通路为心脏、骨骼肌、棕色脂肪组织、肝、肾提供重要的物质能量来源。

部分证据表明儿童病人口服 L-肉碱可使患儿生长发育速度正常化，并维持心脏的正常状态。患儿对肉碱的摄入依赖可维持至 11 岁。病人如有生育需求，则可针对 ACAD8 基因进行突变筛查和产前检测，提前准备采取预防和治疗措施。

319. 什么是法布里病?

法布里病（Fabry disease；OMIM#301500）是一种罕见的 X 染色体连锁溶酶体贮

积症, 其致病基因是编码 α-半乳糖苷酶 (α-Gal A) 的 GLA, 位于 Xq22。由于 GLA 的突变可导致其底物神经鞘氨醇己三糖苷 (Gb3, globotriaosylceramide, ceramide trihexoside) 无法进行水解而在体内多种器官内堆积, 从而产生多种相关症状。法布里病常于儿童至青少年期发病并逐渐加重, 许多病人于中青年死于肾衰竭或心脑血管并发症。由于男性病人为半合子, 完全失去 α-Gal A 活性, 导致其症状较女性杂合子严重, 女性病人症状往往较轻, 甚至无症状。男、女性病人的平均寿命较正常人群分别缩短 20 年及 10 年。目前, 我国法布里病人群发病率尚不清楚, 国外的男性发病率为 1/40000 ~ 1/110000。

法布里病累及多组织器官, 常见症状包括男性病人的特殊面容, 额部隆起、眶上脊突出和嘴唇增厚。神经系统症状有下肢远端为主的神经痛、少汗或无汗; 短暂性脑缺血发作, 表现为偏瘫、偏盲、眩晕、共济失调等。经典型病人常见皮肤角质血管瘤, 多数病人有眼部结膜、视网膜血管迂曲、晶状体后囊混浊、角膜涡状混浊, 严重者可丧失视力。胃肠道症状包括腹泻、腹胀、腹痛、呕吐、便秘等。泌尿系统早期表现为多尿、遗尿, 病情进展中出现蛋白尿, 30 岁左右出现终末期肾衰竭。心血管系统表现为疾病晚期的肥厚性心肌病、传导阻滞、瓣膜病变、左心房扩张、高血压等。呼吸系统表现为呼吸困难、慢性支气管炎等。

法布里病的治疗主要是针对各脏器的受累情况进行对症的非特异治疗。特异治疗方法即体外合成 α-Gal A 并输入病人体内, 对改善病情具一定效果, 但也可存在多种过敏性不良反应。

针对法布里病病人的家系, 均应进行详细的调查并提供遗传咨询支持, 并对高风险女性进行 GLA 杂合突变筛查, 如携带突变女性有生育需求, 则应进行产前羊水脱落细胞或胎儿绒毛细胞 GLA 突变筛查。由于男性病人生育的女儿都将携带突变基因, 应建议男性病人生育儿子以避免风险。

320. 什么是酪氨酸血症?

酪氨酸血症 (tyrosinemia) 是由于体内酪氨酸代谢相关酶缺陷导致的常染色体隐性遗传病, 依据酶缺陷类型可分为三型。

Ⅰ型酪氨酸血症 (MIM: 276700) 是由于酪氨酸分解中最后一步的限速酶: 延胡索酰乙酰乙酸水解酶 (fumarylacetoacetate hydroxylase, FAH) 缺陷导致, 编码该酶的基因为 FAH。Ⅰ型酪氨酸血症的世界发病率约 1/100 000 ~ 1/120 000, 我国尚无该型发病率的数据, 而临床报道以此型常见, 又称为肝肾酪氨酸血症, 由于发病早, 临床表现复杂, 易误诊为新生儿肝炎或婴儿肝炎综合征。当 FAH 缺陷时, 酪氨酸代谢产物延胡索酸乙酰乙酸及马来酰乙酰乙酸不能正常代谢, 而转化为有毒物质琥珀酰丙酮，该物质在肝脏和肾脏聚集，抑制肝细胞再生，引起肝硬化、肝脂肪变性、肝衰竭甚至肝癌，损伤肾小管，导致蛋白尿、磷酸盐尿等肾功能不全表现，并引起严重的肾性佝偻病。琥珀酰丙酮还可抑制卟啉合成过程的限速酶δ氨基-γ-酮戊酸合成酶活性，引起贫血和急性卟啉病类似的相关表现，即神经危象，表现为严重的疼痛、呕吐、麻痹性肠梗阻、肌无力、自残和腹泻等。该类患儿还具有似"煮过的白菜"或"烂蘑菇"的特殊体味。临床可分为两型，急性型：于6月龄前发病，表现为出生后呕吐、腹泻、出血、低血糖和严重的肝病特征，如不及时治疗，患儿可迅速发展为肝衰竭，多于6~8个月内死亡；慢性型：于6月龄后发病，表现为慢性的肝、肾功能损害，严重佝偻病，血清钙水平正常，还可见间歇性的神经危象，患儿最终发展为慢性肝功能不全、肝硬化或肝细胞癌。腹泻虽不是特异性临床特征，但某些患儿仅以腹泻表现而发病，临床应给予重视。临床实验室检查：肝功能检查可见转氨酶、血清胆红素水平常正常或轻度升高，与严重的肝病程度不相符，凝血酶原时间和部分凝血活酶时间明显延长，且不会因补充维生素 K_1 而纠正，血清甲胎蛋白浓度明显升高，肝源性凝血因子 Ⅱ、Ⅶ、Ⅸ、Ⅺ 和 Ⅻ 水平下降；由于肾脏受累，可见低磷血症、碱性磷酸酶明显升高，氨基酸尿、糖尿、有机酸尿；血清酪氨酸、蛋氨酸、苯基丙氨酸浓度可升高，但不是特异性指标；尿中酪氨酸代谢产物 4-羟基苯乙酸、4-羟基苯丙酮酸和 4-羟基苯乳酸升高；琥珀酰丙酮是本病的特征性代谢产物，很多国家已将琥珀酰丙酮作为 Ⅰ 型酪氨酸血症的筛查指标，但该物质检测需采集患儿新鲜血液或尿液标本，且运送时需冰上保存，但也有报道某些病人检测阴性，提示进行 FAH 基因检测十分必要。确诊本病的病人需在医生指导下接受治疗，国外行尼替西农（nitisinone）治疗，可有效降低病人血琥珀酰丙酮含量，迅速缓解相关症状，但只有早期应用才可能降低肝细胞癌的发生率。

Ⅱ型酪氨酸血症（MIM：276600）是由于酪氨酸转氨酶（tyrosine aminotransferase, TAT）缺陷导致，编码该酶的基因为 TAT。临床罕见，以顽固性疱疹样角膜溃疡，手掌、脚底过度角化斑块伴疼痛为表现，可伴有生长发育迟缓和智力障碍，无肝、肾损害，寿命较长，又称为眼皮肤酪氨酸血症。临床实验室检查：血清酪氨酸水平显著升高，达 500μmol/L 以上，甚至超过 1000μmol/L；尿中 4-羟基苯乙酸、4-羟基苯丙酮酸和 4-羟基苯乳酸升高。采用低酪氨酸和苯丙氨酸饮食可改善症状。

Ⅲ型酪氨酸血症（MIM：276710）是由 4-羟基苯丙酮酸二氧化酶（p-hydroxyphenylpyruvic acid dioxygenase, HPD）缺陷导致，编码该酶的基因为 HPD。临床极为罕见，可表现为轻度的智力障碍，与 Ⅱ 型酪氨酸血症临床表现类似，可出现皮肤、眼部异常，无肝、肾损害。临床实验室检查：血清酪氨酸水平升高，介于 350~650μmol/L 之间，尿中 4-羟基苯乙酸、4-羟基苯丙酮酸和 4-羟基苯乳酸升高。

321. 什么是丙二酸尿症?

丙二酸尿症(malonic aciduria;MIM:248360)是由于体内丙二酰辅酶 A 脱羧酶(malonyl-CoA decarboxylase, MCD)缺乏导致的罕见常染色体隐性遗传病,该病发病率极低,文献报道的丙二酸尿症病人不足 40 例,是由 MLYCD 基因突变引起。MCD 缺乏扰乱了体内的脂肪酸合成和分解代谢平衡,使脂肪酸不能顺利的转化成能量,而引起多种临床症状。常见临床表现,如中枢神经系统:儿童智障、发育迟缓、癫痫,肌张力减退等;脑部异常:如白质异常,巨脑回,室周异位;腹泻,呕吐;肥厚性心肌病等,严重者可导致新生儿死亡。MCD 活性在心肌中最高,心肌需依赖 MCD 进行脂肪酸氧化供能,当心肌能量供应缺乏时会导致心肌病的发生,该类患儿心肌病的发生率约40%,常在婴儿期发病。临床诊断需依赖于血、尿代谢物检查,确诊常通过皮肤成纤维细胞 MCD 活性来确定,但存在酶活性检测正常的病人。当病人尿中出现高水平的丙二酸,甲基丙二酸,以及中度升高的二羟酸时,一般可以诊断为丙二酰辅酶 A 脱羧酶缺乏症,行 MLYCD 基因检测可确诊。一旦确诊本病,病人需在医生指导下接受治疗,采用低脂高糖饮食和饮食中补充肉碱将有助于症状的治疗和改善。有条件的地区可行串联质谱分光光度法,测定血液中的丙二酰肉碱水平,进行新生儿筛查。

322. 什么是枫糖尿症?

枫糖尿症(maple syrup urine disease, MSUD;OMIM#248600),在家系中以常染色体隐性遗传形式传递,是支链氨基酸代谢障碍的一种主要类型。人群总体发病率约为 1/18.5 万,国内目前没有具体的数据。支链氨基酸(缬氨酸、亮氨酸和异亮氨酸)经饮食摄取后先后通过转氨基、脱羧基作用逐步分解。脱羧基反应在支链氨基酸 α-酮酸脱氢酶复合体(branched-chain keto acid dehydrogenase, BCKAD)的作用下进行。BCKAD 是线粒体中的一种多酶复合体,由亚单位 Elα、Elβ、E2、E3 构成,分别由 BCKDHA,BCKDHB,DBT 以及 DLD 基因编码,任一基因的突变均可导致 BCKAD 活性下降而使支链氨基酸转氨基后的支链 α-酮酸(branched-chain keto acid,BCKA)不能氧化脱羧,使得组织中支链氨基酸和 BCKA 异常增高,产生神经系统损害和带有枫糖味的尿液。若尿液以及汗液中出现特殊的枫糖味;有中枢神经系统受损表现,如喂养困难、意识障碍、惊厥以及复发性脑病等;检测血氨基酸(主要是亮氨酸)以及尿 BCKA 增多,均可提示枫糖尿症。对于病人应该进行特殊饮食治疗,限制支链氨基酸的摄入量并配合临床生化监测,保证患儿正常生长发育。由于本病为常染色体隐性遗传,因此确诊后应明确致病基因突变位点,若患儿父母需要再生育则可通过取绒毛膜绒毛或羊水穿刺进行基因诊断;也可通过检测体外培养的羊水或者绒毛细胞的 BCKAD 活性进行产前诊断。

323. 什么是4-羟丁酸尿症?

4-羟丁酸尿症,又称为 γ-羟丁酸尿症,琥珀酸半醛脱氢酶缺乏症(succinic semi-aldehyde dehydrogenase deficiency,SSADHD;OMIM#271980),在家系中以常染色体隐性遗传形式传递,是神经递质 γ-氨基丁酸(GABA)代谢异常性疾病。该病是由于琥珀酸半醛脱氢酶(SSADH)缺乏所致,其致病基因 ALDH5A1 位于 6p22.3。患病率估计约为 1/100 万,由于部分病人诊断困难,所以实际的患病率仍未知。SSADH 是 GABA 降解过程的关键酶。首先 GABA 在 GABA 转氨酶作用下形成中间产物琥珀酸半醛,然后在 SSADH 作用下形成琥珀酸(三羧酸循环的中间产物)。SSADH 缺乏时,琥珀酸半醛则不能形成琥珀酸而经旁路形成 4-羟丁酸,造成了体内GABA 的累积以及血、尿、脑脊液中 4-羟丁酸的异常增多,引起一系列神经系统的损害。同时,由于体内蓄积的有机酸需转化为酰基肉碱才可通过尿液排泄,因此肉碱消耗增加,常伴肉碱缺乏。本病主要的临床特征包括发育迟缓、肌张力低下、智力障碍、共济失调、癫痫发作、多动行为、攻击行为以及睡眠障碍。目前该病治疗以对症处理为主,缺乏特异性治疗手段。

324. 什么是神经节苷脂贮积病?

神经节苷脂贮积病(gangliosidosis)是由一种叫作神经节苷脂的物质代谢异常,过度聚集而导致的遗传性溶酶体疾病。根据发生缺陷的酶的不同,可分为 GM1 型(GM1-gangliosidosis)和 GM2 型(GM2-gangliosidosis),前者是由于 β 半乳糖苷酶缺乏所致,致病基因为 GLB1 基因(OMIM:*611458);后者为氨基己糖苷酶 A、B 或其激活蛋白缺陷所致,致病基因包括 HEXA(OMIM:*606869),HEXB(OMIM:*606873)和GM2A(OMIM:*613109)。两种亚型在家系中均以常染色体隐性遗传的方式遗传。

临床上根据发病年龄和严重程度 GM1 型又可分为三型:婴儿型 GM1,症状最为严重,通常在 3 岁之前死亡;儿童型 GM1,7 个月到 3 岁发病,症状稍轻,多于 3～5 岁死于反复惊厥和呼吸道感染;成人型 GM1,年幼时症状不明显,20 岁以后出现进行性智力低下、口齿不清、视力减退等症状。根据致病基因不同,GM2 型又可分为 Tay-Sachs 病,AB 变异型 GM2 和 Sandhoff 病,以上三型因基因突变而发生缺陷的酶均在神经节苷脂加工代谢的同一通路上。三者临床症状相似,且病理改变基本一致,与 GM1 型相比,前者内脏一般不受累。

神经节苷脂贮积病目前尚无特效疗法,主要是对症治疗。因此,本病的预防显得尤为重要,本病病人的一级亲属应进行基因检测,确定是否为未发病的病人或携带者。病人（成人型）及携带者在孕前及产前应尽早进行遗传咨询及产前诊断，避免患儿出生。

325. 什么是多巴反应性肌张力不全?

多巴反应性肌张力障碍（dopa-responsive dystonia，DRD；OMIM：#128230）最早由日本科学家 Segawa 等报道，因此又称为 Segawa 综合征。在欧洲，该病的发病率约为 1.4/100000，我国尚无相关数据。DRD 的致病基因主要为 GCH1 基因（OMIM：*600225），在家系中以常染色体显性遗传形式遗传。研究发现 TH 基因（OMIM *191290）突变可导致常染色体隐性遗传的 DRD（OMIM：#605407）。

DRD 发病主要集中在 0～14 岁和 23～50 岁两个发病年龄高峰。儿童期发病者，以肢肌张力障碍为主要表现，因症状不具有特征性，常被误诊为小儿脑性瘫痪、痉挛性截瘫等；成年发病者首发症状以震颤为主，伴有运动迟缓等症状，常被误诊为帕金森病。DRD 有两个区别于其他疾病的显著特点：一是其症状有昼夜波动性，晨轻暮重；二是小剂量左旋多巴对该病有显著疗效，且起效迅速。本病在诊断时，如果病人以原因不明的肌张力异常、震颤等为首发症状，有晨轻暮重，尤其有家族遗传史者，且小剂量多巴制剂治疗疗效，应高度怀疑本病。

DRD 首选治疗方法为左旋多巴治疗，长期有效且无副作用。早期诊断治疗，不但可以改善病人运动及语言能力，对患儿身体发育及社会心理方面都非常重要。然而，更为重要的是病人或携带者在考虑生育下一代时，应及早进行遗传咨询和基因筛查，避免患儿出生，减轻家庭和社会负担。

326. 什么是果糖 1，6-二磷酸酶缺乏症?

果糖 1，6-二磷酸酶缺乏症（fructose-1，6-bisphosphatase deficiency，FBP1D；MIM：229700）是一种很少见的常染色体隐性遗传病，患儿主要表现出低血糖，代谢性酸中毒和酮症以及换气过度，呼吸暂停，可致患儿死亡。其致病机制是由位于 9q22 的 FBP1 基因发生突变，致使肝脏内的果糖 1，6-二磷酸酶缺乏或是活性降低，因为 FB-Pase 是糖异生过程中的关键酶，该酶的缺陷导致 1，6-二磷酸果糖无法转化为 6-磷酸果糖，从而造成果糖、乳酸、丙酮酸和丙氨酸，甘油这些上游糖异生底物的积累。该病的诊断要与部分相似的疾病进行辨别，如丙酮酸脱氢酶缺陷、糖原累积症 1 型和脂肪酸氧化障碍等。本病的患儿智力和运动能力正常，发作期间无异常，肝脾大不明显，无神经，肌肉多系统的损害，不符合上述疾病的症状。除此之外还要区分遗传性果糖不耐受，因为本病的病人可以进食适量的果糖，肝功能损伤，凝血功能异常不显著。

果糖 1，6-二磷酸酶缺乏症可通过基因检测进行准确的诊断，对 FBP1 基因的突变进行筛查。果糖 1，6-二磷酸酶缺乏症的病人若得到确诊并进行正确的治疗与管理，大多数有很好的预后效果，几乎对患儿的智力与身体发育没有影响。

327. 什么是糖原累积病？

糖原累积症（glycogen storage disease，GSD）是一类先天性酶缺陷所造成的糖原代谢障碍疾病。这类疾病的共同生化特征是糖原贮存异常，多数表现为糖原在肝脏、肌肉、肾脏等组织中贮积量增加。根据其临床表现及所缺陷的酶的种类，可以将 GSD 分为十余种类型。其中Ⅰ、Ⅲ、Ⅳ、Ⅵ、Ⅸ型以肝脏病变为主，Ⅰ、Ⅲ和Ⅳ型的肝脏损害最为严重；Ⅱ、Ⅴ、Ⅶ型则以肌肉组织受损为主。除 GSD Ⅸ（磷酸化酶激酶缺陷）为 X 连锁隐性遗传外，其余类型 GSD 都是常染色体隐性遗传疾病。GSD 的总体发病率在新生儿中为 1/（20000～43000），其中以累及肝脏的Ⅰ型、Ⅲ型和Ⅸ为常见。

GSD 是根据缺陷的酶及受累基因而进行分型的，详见表 1。

表 1　糖原累积症的分类

型别	病名	缺陷的酶	基因	基因定位	受累器官
Ⅰ	von Gierke Ⅰa Ⅰb Ⅰc Ⅰd	葡萄糖–6-磷酸酶 G6P 转位酶（T1） 磷酸盐转位酶（T2） 葡萄糖转位酶（T3）	*G6PC* *G6PT1* ? ?	17q21 11q23	肝、肾、肠胃黏膜
Ⅱ	Pompe	溶酶体 α–1→4 葡萄糖苷酶	*GAA*	17q25.2 ～q25.3	全身性或肌肉
Ⅲ	Cori	脱支酶	*AGL*	1p21	全身性、肝、肌肉
Ⅳ	Andersen	分支酶	*GBE1*	3p12	全身性
Ⅴ	McArdle	肌磷酸化酶	*PYGM*	11q13	肌肉
Ⅵ	Hers	肝磷酸化酶	*PYGL*	14q21～q22	肝
Ⅶ	Tarui	磷酸果糖激酶	*PFKM*	12q13.3	肌肉、红细胞
Ⅷ		磷酸己糖异构酶	*PHKB*	16q12～q13	肌肉、红细胞
Ⅸa		肝脏磷酸化酶激酶	*PHKA1*	Xq13	肝、白细胞、肌肉

续表

型别	病名	缺陷的酶	基因	基因定位	受累器官
Ⅸd		肌肉磷酸化酶激酶	PHKA2	Xp22.2～p22.1	肌肉
Ⅺ	Fanconi-Bickel	葡萄糖转运体－2	GLUT2	3q26.1～3	肝脏、肾脏
0		糖原合酶（肝）	GYS2	12p12.2	肝
		糖原合酶（肌肉）	GYS1	19q13.3	肌肉

　　不同类型的 GSD 临床表现各异，但又有共性，那就是糖原代谢障碍引起的空腹低血糖症状，受累器官的糖原累积症状，如肝大、肌无力、肾脏或心脏损害等。诊断方法为根据病史、体征和血生化检测做出初步临床诊断，确诊靠受累器官酶活性测定或基因检测。GSD 治疗无特效药，主要是预防低血糖，日间给予足够的葡萄糖、高蛋白饮食；夜间喂养生玉米淀粉。疾病晚期可能需要肝肾移植。

　　除 GSD Ⅸ（磷酸化酶激酶缺陷）为 X 连锁隐性遗传外，其余类型 GSD 都是常染色体隐性遗传疾病，遵循 AR 的遗传规律，即患儿父母一般为致病突变的无症状携带者。患儿同胞中 1/4 发病，1/4 正常，1/2 为携带者。患儿的配偶如果正常，其后代均为致病突变的携带者。产前检测培养的羊水细胞或绒毛细胞中的酶活性或进行基因检测可以预防患儿的出生。

328. 什么是亚甲基四氢叶酸还原酶缺乏症？

　　亚甲基四氢叶酸还原酶缺乏症（methylenetetrahydrofolate reductase deficiency；OMIM#236250）是由于亚甲基四氢叶酸还原酶（5，10-methylenetetrahydrofolate reductase，MTHFR；OMIM#607093）基因缺陷引起的一些生化过程紊乱，在家系中以常染色隐性遗传形式传递。MTHFR 能够催化亚甲基四氢叶酸向甲基四氢叶酸的转化，甲基四氢叶酸是同型半胱氨酸甲基化形成蛋氨酸的辅酶。MTHFR 的缺陷既能够导致病人出现严重的神经系统功能退行性下降也能够导致成年人无症状的死亡。其主要临床症状有先天性心脏病、新生儿的神经管畸形、唇腭裂、妊娠期高血压疾病、自发性流产，同时也能引起癌症、心脑血管疾病等多种病症。目前该病最好的诊断方法是产前诊断。

329. 什么是低镁血症？

　　低镁血症（hypomagnesemia；MIM：602014）指血清中镁的浓度低于 0.75mmol/L。

常见病因有消化道、肾脏丢失过多，补充不足，甲亢病人常伴低血镁和负氮平衡。目前根据致病基因不同，可将低镁血症分为六型：Ⅰ型低镁血症（HOMG1，MIM：602014）主要是肠吸收障碍引起低镁血症并伴随甲状旁腺功能亢进而引起低镁血症合低钙血症，是由于 TRPM6（MIM：607009）基因突变所致，在家系中以常染色体隐性遗传形式传递，主要症状是出生后第 1 个月不明原因的抽搐和神经肌肉兴奋性增加，可通过静脉注射镁或长期口服镁缓解症状，若不及时治疗可能产生严重的神经系统损害甚至导致死亡。Ⅱ型低镁血症（HOMG2，MIM：154020）主要是肾脏功能不全导致镁离子丢失过多并伴随尿液中高镁低钙从而引起低镁血症，是由于 FXYD2（OMIM#601814）基因突变所致，在家系中以常染色体显性遗传形式传递，主要症状有肌肉抽搐、慢性疲劳及手和脸部感觉迟钝，发病年龄大多在 40～60 岁。Ⅲ型低镁血症（HOMG2，OMIM#248250）主要是肾小管重吸收功能障碍导致镁离子丢失过多并伴随高尿钙，是由于 CLDN16（OMIM#603959）基因突变所致，在家系中以常染色体隐性性遗传形式传递，主要症状有肌肉抽搐，肾钙质沉着等，一般 20 岁之前需进行肾脏移植。Ⅳ型低镁血症（HOMG4，OMIM#611718）主要是肾缺如导致镁离子低镁血症，血液及尿液中钙离子浓度正常，是由于 EGF（OMIM#131530）基因突变所致，主要症状有肌肉抽搐、癫痫、中等程度的精神运动发育障碍、腱反射异常等。Ⅴ型低镁血症（HOMG5，OMIM#248190）主要是肾脏功能不全导致镁离子丢失过多并伴随肾脏功能渐进性减退引起低镁血症，是由于 CLDN19（OMIM#610036）基因突变所致，在家系中以常染色隐性遗传形式传递，主要症状有肌肉抽搐、肾钙质沉着症、先天性黄斑缺损及其他眼部疾病等。Ⅵ型低镁血症（HOMG6，OMIM#613882）主要是肾小管重吸收功能障碍引起的尿液中镁的含量异常增高而导致低镁血症，是由于 CNNM2（OMIM#607803）基因突变所致，在家系中以常染色显性遗传形式传递。缺镁早期常有恶心、呕吐、厌食等行为异常，后期会出现不同程度的抽搐以及其他一系列并发症状。最主要的检查应该是血清和尿中镁的测定，对于发生搐搦的病人注射钙剂后，不能解除搐搦时，也应疑有镁缺乏。

330. 什么是鸟氨酸氨甲酰转移酶缺乏症？

鸟氨酸氨甲酰转移酶缺乏症（ornithine transcarbamylase deficiency，OTC deficiency；MIM：311250）是一种常见的尿素循环障碍，在家系中以 X 染色体隐性方式遗传（XR），该病的人群发病率为 1：60000～1：72000，由 OTC 基因突变引起，致病基因位于 X 染色体上，定位于 Xp21.1 男性病人病情较重，多在婴幼儿期就发病，而杂合的女性携带者由于酶的缺陷程度不同症状较轻或表现为无症状。OTC 基因编码线粒体酶鸟氨酸转氨酶，这种酶仅在肝脏中表达，该酶缺陷会导致尿素循环的中断而是人体内的血氨及乳清酸升高，而瓜氨酸和精氨酸的浓度下降，因氨对脑有毒害作用，所以 OTC deficiency 会导致高血氨性脑病，该缺乏症的临床症状有头痛、恶心、呕吐和各种精神症状，小头畸形、肝大等现象以及其诱发因素如摄入高蛋白饮食，婴儿由母乳转为牛奶等都是由于血氨过高引起。OTC deifciency 的诊断方法主要有血浆和尿氨基酸和有机酸的分析等，因女性携带者症状不明显，所以近些年来基因诊断已成为首选，尤其是在有家族史的家庭中尤为重要。此种缺乏症的治疗在食物方面主要为低蛋白饮食，最大程度减少氮的摄入，病情严重的病人可能还需进行血液透析。主要的治疗方式为肝移植，5 年生存率可达 90%。

331. 什么是硫嘌呤甲基转移酶缺乏症？

硫嘌呤甲基转移酶缺乏症（thiopurine methyltransferase deficiency，TPMT deficiency；MIM：610460）在家系中以常染色体隐性（AR）的形式传递。该缺乏症由 TPMT 基因突变引起，基因定位于 6 号染色体（6p22），此缺乏症会影响机体代谢硫嘌呤类药物的能力，硫嘌呤是嘌呤类抗代谢物，为常见的化疗药物之一，TMPT 是这类药物代谢中最主要的酶之一，TMPTdeficiency 会使人体无法将此类药物灭活从而使其在体内大量堆积，引起严重的骨髓损伤，所以此缺乏症的临床表现通常为服用该类药物后所出现的贫血，血小板减少（引起出血倾向）和白细胞减少（易感染），一般的骨髓损害在停药后会消失，但如果造成不可逆的严重损伤，症状会持续。TPMT 缺乏症的诊断主要以基因诊断为主，其治疗主要依据 TPMT 基因突变的情况，如果为单个基因突变，则减少硫嘌呤类药物使用剂量 30%~70%，而若有两个基因突变则应该减少至少 10 倍以上的剂量，而药物的使用频率也应降低到每周 3 次。

332. 什么是家族性肥厚型心肌病？

家族性肥厚型心肌病（familial hypertrophic cardiomyopathy，FHCM；OMIM # 192600）是第一个被发现可由基因突变而导致的心脏疾病，根据致病基因不同，可分为 25 个亚型，遗传方式主要为常染色体显性遗传。FHCM 是以左心室和（或）右心室及室间隔非对称性肥厚为特征的一组特发性疾病。心室壁进行性增厚将导致心室流出受阻，进而引起心律失常、充血性心力衰竭甚至猝死，该病是从事体力劳动或体育运动的青少年发生心源性猝死的首要原因。本病在成年人中发病率约为 0.2%，在我国约有 100 万~200 万肥厚型心肌病病人。超声心动图检查是目前确诊 FHCM 最经济、可靠的方法，然而 FHCM 的早期诊断和预后评估有赖于致病基因的检测。FHCM 目前尚无根治方法，但多数病人的寿命与正常人无明显差别，病人应避免竞争性体育运动和过度劳累，防止猝死事件发生。患有 FHCM 的病人，即使病情稳定，没有出现新的并发症，也建议每年进行 1 次临床检查，及时了解疾病进展情况，预防意外事件的发生。如果一个家庭中一人被诊断为肥厚型心肌病，推荐病人进行遗传检测，并对其亲属进行遗传筛查，对于携带相同致病突变的家庭成员建议进行相关临床检查，并进行长期随访。未携带该突变的亲属无需后续随访，但出现相关症状后建议再次遗传检测。

333. 什么是扩张性心肌病？

扩张性心肌病（dilated cardiomyopathy，DCM；OMIM#115200）是临床上一类以单侧或双侧心腔扩大和心室收缩功能障碍为主要特征的常见心肌病，是临床上心力衰竭和心脏移植最常见的原因。DCM 病例在大多数情况下都是单独发病的（即散发），其病因多种多样，研究表明有 30%~50% 的 DCM 病人在发病过程中有遗传因素参与，涉及至少 50 个致病基因，它们可通过各种形式影响心肌蛋白的表达最终导致 DCM 的发生。家族性 DCM 在家系中主要以常染色体显性的方式遗传，理论上来说，病人的孩子会有 50% 的机会患有 FHCM。如果明确 DCM 病人致病基因突变，建议对其亲属进行遗传学检测，对于携带相同致病突变的家庭成员建议进行相关临床检查。DCM 的确诊是一个排除性诊断的过程，也就是说在排除其他原因造成的心腔扩大，心功能不全之后，结合其临床表现及辅助检查才可做出诊断。对于 DCM，目前尚无特异的防治方法，治疗原则为积极对症治疗和改善心肌营养代谢和能量供应。DCM 病人应注意休息，避免劳累，低盐饮食。如果出现心力衰竭、心律失常或栓塞等症状需积极对症治疗。研究报道，心脏移植可以显著延长 DCM 病人的生命，病人术后病情将大为改观。

334. 什么是长 Q-T 综合征？

Q-T 间期延长综合征（long Q-T syndrome，LQTS；OMIM #192500）病人具有 QT 间期延长和 T 波形态异常的心电图特征，易产生室性心律失常，严重者可导致反复发作的晕厥、癫痫，甚至猝死。本病按病因不同，可分为获得性和遗传性两种类型。获得性 LQTS 相对常见，其中又以药物性 LQTS 最为常见，这里我们主要介绍遗传性 LQTS。遗传性 LQTS 是由编码或调节心脏 Na^+，K^+ 或 Ca^{2+} 离子通道的基因异常引起心肌复极异常所导致的，因此也被称为离子通道病。迄今为止，已经发现至少 15 种基因的突变能够导致 LQTS，根据致病基因的不同 LQTS 可分为 15 种亚型。LQTS 的临床诊断主要依靠心电图表现：Q-T 间期延长、T 波宽大，可有切迹、双相或倒置，昏厥发作时心电图呈室性心动过速，多数为尖端扭转型，也可有心室颤动或心室停搏。获得性 LQTS 病人在临床上根据用药史及血电解质测定多数可以找到疾病的诱发因素；有家族史或遗传检测发现相关基因突变可诊断为遗传性 LQTS。基于病史、家族史、T 波形态激发试验等情况被心脏病专家怀疑为 LQTS 的病人，均建议进行基因检测；如果一个病人筛查出相关的基因突变后，不管有无临床表型，其一级亲属均应进行该突变的筛查，只有基因检测阴性才能排除 LQTS。由于不同基因突变导致的 LQTS 病情与治疗方法不尽相同，因此，基因检测对于 LQTS 的预后判断和治疗均具有一定的指导意义。

335. 什么是囊性纤维化？

囊性纤维化（cystic fibrosis，CF；OMIM：# 219700）是一种累及多系统的疾病，包括呼吸系统、消化系统、汗液腺，甚至生殖系统，以常染色体隐性遗传的方式在家系中遗传。临床上主要表现为慢性阻塞性肺疾病和反复肺部感染，并伴有胰腺功能不全、继发性营养不良和先天性双侧输精管缺如等其他系统的表现，严重影响病人寿命。

CF 病人有一个非常显著而且特异的表现，即汗液氯离子浓度显著升高。因此，汗液氯离子检测目前被用于诊断 CF 的金标准。汗液氯离子浓度≥60mmol/L，即可诊断 CF；40～60mmol/L 之间为临界值；小于 40mmol/L 为正常值。

CF 的致病基因为 CFTR 基因（OMIM：* 602421），基因诊断也是 CF 的一种有效的诊断方法。目前已经发现 2000 多种 CFTR 基因突变，然而大多突变极为罕见。美国医学遗传学与基因组学学会提出，在 CF 病人初筛时推荐使用 CFTR 突变筛查芯片，该芯片包含 23 种欧美 CF 病人常见突变，覆盖了美国 CF 病人所有突变的 84%。但是，值得注意的是，据研究报道中国 CF 病人携带的突变常常不同于欧美，因此，该芯片并不适用于华裔病人。

CF 是欧美白种人中最常见的遗传病之一，发病率约为 1/2000。在中国 CF 常常被认为是极其罕见的，然而研究表明大量中国 CF 病人被误诊误治。随着国内医生对 CF 认识的提高，汗液氯离子检测和基因诊断的普及，将会有越来越多的中国 CF 病人得以正确诊断和治疗。

336. 什么是原发性纤毛不动症？

原发性纤毛不动症（primary ciliary dyskinesia，PCD；OMIM #244400）是一种常染色体隐性遗传病，由于纤毛结构异常和（或）黏液纤毛清除系统功能障碍，导致临床上出现慢性鼻窦炎、支气管炎、支气管扩张、内脏转位、男性不育、女性生育能力下降等症状。当病人同时表现为内脏转位、慢性鼻－鼻窦炎和支气管炎/支气管扩张时，称为 Kartagener 综合征，约占 PCD 病人的 50%。PCD 从婴幼儿到成年人均可发病，常见于儿童及青年人。迄今为止，已经发现至少 33 种 PCD 的致病基因，其中任意一种基因的两个拷贝同时发生异常，均可导致 PCD 的发生。已生育一胎患有

PCD 患儿的正常夫妇再生育的子女中有 25% 的可能性为病人。然而父母均为病人时，其子女并不一定是患儿。如果患有 PCD 的父亲携带两个发生异常的基因 A 而基因 B 正常（aaBB），患有 PCD 的母亲携带有两个发生异常的基因 B 而基因 A 正常（Aabb），那他们的孩子将会从父母那里遗传到一个异常的基因 A 和一个异常的基因 B，这时这两对基因仍各有一个正常的拷贝（AaBb），因此其子女就不会发病。这也是为什么近亲结婚，子女患 PCD 概率较大的原因。PCD 诊断的金标准为纤毛超微结构的电镜检查，同时要联系病史、临床特征、鼻腔纤毛糖精实验和基因检测等诊断方法，以确保诊断的准确性和时效性。本病的治疗原则是对症治疗，在感染急性期应积极抗感染，保护肺功能，缓解期以增强抵抗力为主。

337. 什么是 α_1-抗胰蛋白酶缺乏症？

α_1-抗胰蛋白酶缺乏症（alpha – 1-antitrypsin deficiency，AATD；OMIM#613490）是一种先天性代谢病。在家系中以常染色体隐性遗传的方式进行遗传，是由于 SERPINA1 基因（OMIM * 107400）突变，导致其编码的 α_1-抗胰蛋白酶（AAT）缺陷从而引起的一种先天性疾病。该病最常见的症状是肺气肿，还可引起肝硬化、肝衰竭，极少引起致死性脂膜炎和继发性脉管炎。AAT 的含量是由 SERPINA1 基因的基因型所决定的，其中 PiM 型等位基因可以编码有正常功能的 AAT，PiZ 型和 PiS 型为 PiM 的突变型。由两个 PiM 型等位基因组成的纯合子 PiMM 是最常见的基因型，其 AAT 含量正常，约占总人群的 85% 以上；PiZ 的纯合子 PiZZ 是 AAT 严重缺失的基因型，血清中 AAT 的含量仅有正常人的 15%~20%，这种人常发生阻塞性肺气肿及幼年型肝硬化；其他基因型也具有患肺气肿的倾向，但患病风险要远小于 PiZZ 型个体。目前，AATD 实验室检查主要包括，血浆 AAT 水平检测、表型测定（也即检测病人体内 AAT 的类型）和基因型鉴定（PiZZ 是 AAT 严重缺失的基因型，PiSS 也具有患 AATD 的倾向）

AATD 病人应及早戒烟、避免接触粉尘或雾霾天气、限制酒精摄入、积极接种甲型和乙型肝炎疫苗，以降低患肺气肿和肝损伤的概率。另外，因为 AATD 是一种遗传病，建议 AATD 病人的一级亲属进行基因筛查，以便及早发现，及早预防，防止疾病恶化。

338. 什么是遗传性铁治疗不应性贫血？

遗传性铁治疗不应性贫血（Iron refractory iron deficiency anemia　IRIDA；MIM 206200）遗传方式为常染色体隐性遗传，由于 22q12. 3 – q13. 1 区域的 TMPRSS6 基因突变导致蛋白酶功能异常，对铁调素的抑制减弱，膜铁转运蛋白内化降解增加，导致 IRIDA，此病在人群发病率 <1/1000000。IRIDA 的临床表现主要有先天性小细胞低色素性贫血，血液学呈典型缺铁性贫血表现，血清铁和转铁蛋白饱和度非常低，

总铁结合力水平正常或稍低。铁调素水平异常升高。多数病人在新生儿时期就已表现明确的贫血，病人神经及体格发育正常。经口服铁剂以后血液学指标没有改善，而静脉注射的铁剂治疗有一定的治疗效果，但疗效有限。目前主要治疗方案是采用静脉注射补铁，通过长期的肠道外补铁，使得过载的单核巨噬细胞能在血清铁调素水平升高的情况下，细胞内铁仍可部分被释放入血与转铁蛋白结合，用于合成血红蛋白及组织需要，从而逐步缓解贫血症状。出现遗传性铁治疗不应性贫血的高危家庭所有成员应接受风险评估，通过分子遗传检测确定携带者状态，在孕前进行基因学产前诊断等，避免无症状携带者婚配生育 IRIDA 患儿的风险。已生育一胎患有 IR-IDA 患儿的夫妇再生育子女中有 25% 的可能性为患儿，有 25% 的可能性不携带突变。突变携带者与不携带突变的正常人婚配，则孩子患病的概率为 0。

339. 什么是先天性红系发育异常性贫血？

先天性红系发育异常性贫血（congenital dyserythropoietic anemia，CDA）是一种罕见的常染色体遗传性疾病，可根据红细胞的异常分为五型。

分型	致病基因	遗传方式	OMIM
I a	CDAN1	常染色体隐性	#224120
I b	C15orf41	常染色体隐性	#615631
II	SEC23B	常染色体隐性	#224100
III		常染色体显性	%105600
IV	KLF1	常染色体显性	#613673

以骨髓红系无效造血为显著特征，临床上主要表现为贫血伴网织红细胞减少、黄疸和胆结石、继发性血色病，并常伴有肝脾大及躯体畸形。对轻度或中度贫血的病人不推荐输血支持，除非是发生并发症或怀孕时。病人可以适量补充叶酸来防止因为重度的红系异常增生导致的叶酸缺乏。铁剂、维生素 B 等对 CDA 病人均无明显疗效。当贫血影响病人的日常生活时推荐行脾切除术，可以使输血依赖的病人脱离输血，但是不能阻止进一步的铁超负荷，也可能导致继发感染。

340. 什么是先天性巨结肠？

先天性巨结肠（Hirschsprung disease　HD）又称肠无神经节细胞症，是具有多基因遗传特性的先天性发育畸形，是由遗传和环境因素共同作用所致，分为两种类型。

分型	致病基因	遗传方式	OMIM
HSCR1	*RET*	常染色体显性	#142623
HSCR2	*EDNRB*	常染色体显性	#600155

发病率约1/5000，男女发病率之比约为5：1，居先天性消化道畸形第二位。患儿因肠管缺乏神经节细胞或功能异常，使粪便淤积导致结肠肥厚扩张，腹部可出现条带状突起（宽大肠型）。患儿多于出生后48小时内无胎便排出或仅排出少量胎便，可于2~3日内出现低位部分甚至完全性肠梗阻症状，表现为呕吐腹胀不排便。长期腹胀便秘导致患儿食欲下降，影响营养的吸收造成患儿消瘦，贫血。其病因尚不清楚，目前认为缺血、缺氧、病毒、炎症、遗传等都可作用于神经节发育的不同阶段，抑制神经节的正常发育。先天性巨结肠的治疗包括保守治疗和手术治疗。对于痉挛肠段短、便秘症状较轻者、诊断未完全明确及手术前准备者多采用保守治疗，包括定时用等渗盐水洗肠、扩肛等避免粪便在结肠内淤积。手术治疗包括结肠造瘘术和根治手术。

341. 什么是成人型多囊肾？

成人型多囊肾（polycystic kidney disease in adultsADPKD），是肾囊性疾病中最常见的一种，遗传方式为常染色体显性遗传，发病率约为1/400~1/1000。ADPKD是一种单基因病，根据致病基因的不同，本病可分为三个亚型。

分型	致病基因	遗传方式	OMIM
1型	*PKD1*	常染色体显性	#173900
2型	*PKD2*	常染色体显性	#613095
3型	*GANAB*	常染色体显性	#600666

本病早期常无明显症状，随着囊肿的增大逐渐可出现腰痛、高血压、血尿、尿路感染和腹部包块等症状，，约50%的ADPKD病人在60岁时会发展成为终末期肾病（ESRD），这也是本病最严重的肾脏并发症。由于多囊肾病典型的病理表现，目前主要依据双肾的超声、CT等影像学手段进行诊断。ADPKD超声常表现为肾脏体积增大，肾内出现个大小不等的囊肿以及肾实质回声增强。CT表现为肾脏显著增大，肾实质内

充满多个囊状低密度区，囊肿边缘清楚，互不相通。另外，ADPKD 病人常有典型的家族史。因此，结合其影像学表现及家族史，比较容易对 ADPKD 进行明确诊断。目前 ADPKD 尚无根治方法，临床主要采取控制血压、止痛、预防感染和保护肾功能等对症治疗，延缓疾病进展，减轻病人痛苦。若父母一方患有此病，子女为病人的可能性为 50%，因此产前诊断和遗传咨询很有必要。

342. 什么是遗传性肾炎？

遗传性肾炎（Alportsyndrome，AS），又称为眼－耳－肾综合征，是一种遗传性肾小球基底膜疾病。约85%的 AS 呈 X 连锁遗传，15%的 AS 呈常染色体隐性遗传，常染色体显性遗传者罕见。本病是由于编码肾小球基底膜Ⅳ型胶原α链的基因突变所致。其主要临床表现为反复镜下或肉眼血尿、感音神经性耳聋、晶状体及眼底改变以及进行性肾衰竭。AS 目前较为可靠的诊断手段或者说确诊方法有三条：①肾活检电镜检查可见基膜出现广泛的薄厚不均、致密层分裂甚至断裂、致密层呈网篮状改变以及基膜有不规则的内、外轮廓等，为诊断该病的"金标准"；②皮肤基底膜α（Ⅳ）链表达异常，结合肾组织基膜α（Ⅳ）链的表达；③基因检测 COL4A5、COL4A4 与 COL4A3 突变。本病无治愈方法，治疗主要包括对症治疗、药物治疗以及肾脏替代治疗。提倡少量优质蛋白饮食，纠正肾性贫血，降压、调脂、纠正低蛋白血症及调节钙磷代谢。目前临床治疗药物包括血管紧张素转换酶抑制剂、血管紧张素受体拮抗剂等。对于终末期肾病病人，需进行肾脏替代治疗。此外，耳聋病人可佩戴助听器。眼部病变一般不需要特别干预。根据遗传方式不同，病人后代患 AS 的风险不尽相同。①X 连锁遗传：男性病人与正常女性婚配，其儿子均不会发病；而女儿均获得致病突变，但发病与否不确定。女性病人与正常男性婚配，其后代有 50%的机会获得致病突变，一旦获得突变，儿子会发病，女儿则不一定。②常染色体隐性遗传：病人与正常基因型个体婚配，其后代表型正常，但均为致病突变携带者；与致病突变携带者婚配，其后代 50%的概率为病人，50%的概率为致病突变携带者。③常染色体显性遗传：病人与正常个体婚配，其后代有 50%的机会患病。

染色体位置	表型	遗传方式	OMIM	基因
Xq22.3	遗传性肾炎	X 连锁	301050	COL4A5
2q36.3	遗传性肾炎	AR	203780	COL4A4、COL4A3
2q36.3	遗传性肾炎	AD	104200	COL4A3、COL4A4

343. 什么是家族性低磷酸血症？

　　家族性低磷酸血症（familial hypophosphatemia）是由于基因突变导致的以低磷酸盐血症以及骨发育障碍为特征的遗传性骨病。有三种遗传方式：X 连锁显性遗传、常染色体显性遗传和常染色体隐性遗传，其中超过 80% 的家族性低磷酸盐血症呈 X 连锁显性遗传。本病的致病基因详见下表。患儿多于 1 岁左右发病，主要表现为生长发育迟缓、身材矮小、双下肢弯曲畸形呈 O 形或 X 形腿、下肢疼痛、行走无力。年长儿发病者，生长发育可正常，但可见肋串珠、颅骨软化、郝氏沟等活动性佝偻病的表现。成年后常表现为骨质疏松、多发性骨折、骨骼疼痛以及骨关节畸形等。跟腱、韧带以及关节囊的钙化常引起关节疼痛，关节活动受限，偶尔可因黄韧带的骨化导致脊髓受压等。部分病人牙釉质发育不良，易形成牙周脓肿。此外，骨骼受累严重的病人偶尔会伴有感觉神经性耳聋。本病的诊断主要依据临床表现、影像学检查、生化检查以及基因检测。一般在确诊后应尽早给予磷酸盐合剂和活性维生素 D 联合治疗。治疗必须坚持到青春期后，必要时终身服药。目前，新的治疗药物 KRN23，一种靶向针对 FGF23 的单克隆抗体，已完成Ⅱ期临床试验，为本病的基因治疗带来曙光。根据遗传方式不同，病人后代患家族性低磷酸血症的风险不尽相同。①X 连锁显性遗传：男性病人与正常女性婚配，其儿子均不会发病，而女儿均患病。女性病人与正常男性婚配，其后代有 50% 的机会患病，但疾病的严重程度无法预判。②常染色体隐性遗传：病人与正常基因型个体婚配，其后代表型正常，但均为致病突变携带者；与致病突变携带者婚配，其后代 50% 的概率为病人，50% 的概率为致病突变携带者。③常染色体显性遗传：病人与正常个体婚配，其后代有 50% 的机会患病。④X 连锁隐性遗传：男性病人与正常女性婚配，其子女表型都正常，但所有女儿均为致病突变携带者。偶尔能见到男性病人与女性携带者婚配，其儿子和女儿均有 50% 的发病风险，表型正常的女儿均为携带者。

染色体位置	表型	遗传方式	OMIM	基因
Xp22.11	家族性低磷酸血症	X 连锁显性	307800	PHEX
12p13.32	家族性低磷酸血症	AD	193100	FGF23
4q22.1	家族性低磷酸血症	AR	241520	DMP1
6q23.2	家族性低磷酸血症	AR	613312	ENPP1
Xp11.23	家族性低磷酸血症	X 连锁隐性	300554	CLCN5

344. 什么是先天性肾上腺皮质增生症?

先天性肾上腺皮质增生症（congenital adrenal hyperplasia，CAH）是一组因肾上腺皮质激素合成途径中酶缺陷引起的疾病。包括21-羟化酶缺乏症、11β-羟化酶缺乏症、17α-羟化酶/17，20-裂解酶缺乏症、3β-羟类固醇脱氢酶缺乏症以及先天性类脂质性肾上腺增生（致病基因为STAR）等，其中21-羟化酶缺乏症最常见，占该病的90%~95%。由于不同肾上腺皮质激素不足和底物蓄积，产生的临床表现不尽相同。以21-羟化酶缺乏症为例，由于酶活性缺失程度不一，临床上可表现为三种类型。①失盐型：21-羟化酶完全缺乏，占75%。出生后1~4周左右即出现呕吐、腹泻、体质量不增或下降、脱水、皮肤色素沉着、难以纠正的低血钠、高血钾、代谢性酸中毒等，若治疗不及时，可因循环衰竭而死亡。由于患儿雄激素增高，男性化程度严重。②单纯男性化型：21-羟化酶活性为正常人的1%~11%，约占25%。主要表现为外生殖器发育异常：女性患儿表现为假两性畸形，阴蒂肥大，阴唇融合；男性患儿表现为阴茎增大。③非经典型：21-羟化酶活性达20%~50%，患儿起病隐匿，临床表现轻微，男童表现为阴毛早现、性早熟、生长加速、骨龄提前；女童可出现初潮延迟、原发性闭经、多毛症及不育症等。本病主要依据临床表现、实验室检查以及基因检测确诊。一般在确诊后应立即给予糖皮质激素治疗，需终生治疗。该病呈常染色体隐性遗传，故病人与正常基因型个体婚配时，其后代表型正常，但均为致病突变携带者；与致病突变携带者婚配时，其后代50%的概率为病人，50%的概率为致病突变携带者。

染色体位置	表型	遗传方式	OMIM	基因
6p21.33	21-羟化酶缺乏症	AR	201910	CYP21A2
10q24.32	17α-羟化酶/17，20-裂解酶缺乏症	AR	202110	CYP17A1
8q24.3	11β-羟化酶缺乏症	AR	202010	CYP11B1
1p12	3β-羟类固醇脱氢酶缺乏症	AR	201810	HSD3B2
8p11.23	先天性类脂质性肾上腺增生	AR	201710	STAR

345. 什么是 Kabuki 综合征?

Kabuki 综合征（Kabuki syndrome；OMIM 147920）病人的面容因与日本歌舞伎

演员的装扮相似，又称为歌舞伎综合征。由 KMT2D 基因突变所致的 Kabuki 综合征呈常染色体显性遗传；由 KDM6A 突变所致的 Kabuki 综合征呈 X 连锁遗传。临床表现为典型的面部特征（包括眼睑细长，外侧 1/3 外翻；弓形眉；鼻梁短，鼻尖塌陷，招风耳）；骨骼异常和脊柱畸形；胎儿指尖垫持续存在；轻、中度智力发育迟滞；生长发育迟滞等。50%~75% 的病人出现关节活动过度；有 40%~50% 的病人合并先天性心脏病，其中主动脉缩窄较常见；超过 25% 的病人合并肾脏疾病，包括肾脏异位、肾积水、肾发育不良等；大约 1/3 的病人合并唇裂或腭裂；5% 的病人合并消化系统畸形。其他的症状包括：免疫系统异常、女性乳房提前发育、牙齿发育不全、癫痫、肌张力低下、上睑下垂、斜视、耳聋等。目前遵从的临床诊断标准为：①特殊面容：细长的眼睑、下眼睑外侧 1/3 外翻、弓形眉、外侧 1/3 眉毛稀疏、鼻梁短、鼻尖塌陷、耳郭大、招风耳。②骨骼异常，脊柱畸形。包括脊柱裂、蝴蝶椎、椎间隙狭窄或脊柱侧弯、短指（趾）、第 5 指（趾）并指。③皮纹异常（胎儿指尖垫的持续存在所致），指纹三角缺失，鱼际下纹理增多。④轻、中度智力发育落后。⑤生长发育落后。基因检测可作为确诊标准，52%~76% 临床诊断为 Kabuki 综合征的病人可检出 KMT2D 编码区突变，而未检出 KMT2D 突变的病人中有 1/10 带有 KDM6A 突变。由于 KMT2D 突变导致的 Kabuki 综合征，呈常染色体显性遗传。病人与正常个体婚配，其后代有 50% 的机会患病。目前为止，仅 6 个 Kabuki 综合征病人系 KDM6A 新发突变所致，均为散发病人，暂未发现家族遗传病例。

346. 什么是腺苷脱氨酶缺乏症？

腺苷脱氨酶缺乏症（adenosine deaminase deficiency；MIM 102700）为一种系统性嘌呤代谢异常疾病，主要影响了淋巴细胞的发育、存活和功能。遗传方式为常染色体隐性遗传，由编码腺苷脱氨酶的 ADA 基因突变所致。其发病率为 1 :（20 万 ~ 100 万）。临床分为早发型和迟发型。早发型患儿常于生后 1~2 个月内发病，常出现多部位反复而严重的细菌、真菌、病毒及原虫的感染，如严重腹泻、泛发型皮炎、复发性肺炎以及其他危及生命的机会性感染。可见生长发育迟缓、淋巴组织缺乏。部分患儿可出现肝功能异常及中枢神经系统症状，如神经性耳聋等。偶有病人出现皮肤纤维肉瘤。迟发型患儿症状较早发型轻，常在 1~10 岁才被诊断。主要表现为复发性中耳炎、鼻窦炎和上呼吸道感染。病人常有慢性肺功能不全以及自身免疫性疾病。本病主要依据临床表现、实验室检查以及基因检测确诊。①临床表现为联合免疫缺陷的症状；②外周血淋巴细胞计数小于 500/μl（正常新生儿为 2000~5000），T 细胞、B 细胞以及 NK 细胞计数极低；红细胞中脱氧腺苷三磷酸水平升高，S-腺苷同型半胱氨酸水解酶水平降低；③胸腺以及其他淋巴组织缺乏；④腺苷脱氨酶活性低于正常人的

1%；⑤基因检测 ADA 突变。检测手段包括 DNA 测序和多重探针连接扩增技术。>90% 的病人为该基因点突变致病；大约 3% 的病人为该基因的缺失/重复致病。目前的治疗方法主要包括对症治疗、骨髓/干细胞移植治疗以及酶替代治疗。腺苷脱氨酶缺乏症病人禁用阿糖腺苷和喷司他丁。该病呈常染色体隐性遗传，故病人与正常基因型个体婚配时，其后代表型正常，但均为致病突变携带者；与致病突变携带者婚配时，其后代 50% 的概率为病人，50% 的概率为致病突变携带者。

347. 什么是无丙种球蛋白血症？

无丙种球蛋白血症（agammaglobulinemia）是最常见的人类原发性免疫缺陷病，是一种遗传病，根据遗传方式和致病基因不同可分为以下几型。

分型	致病基因	遗传方式	OMIM
XLA	*BTK*	X 染色体连锁隐性遗传	#300755
AGM 1	*IGHM*	常染色体隐性	#601495
AGM 2	*IGLL1*	常染色体隐性	#613500
AGM 3	*CD79A*	常染色体隐性	#613501
AGM 4	*BLNK*	常染色体隐性	#613502
AGM 5	*LRRC8A*	常染色体显性	#613506
AGM 6	*CD79B*	常染色体隐性	#612692
AGM 7	*PIK3R1*	常染色体隐性	#615214
AGM 8	*TCF3*	常染色体显性	#616941

绝大多数的无丙种球蛋白血症遗传方式为 X 染色体连锁隐性遗传（X-linked agammaglobulinemia，XLA），约占该病所有病例的 85%~90%；其余病例为常染色体遗传。该病临床表现比较典型，根据临床早期反复感染的表现，结合血清免疫学等实验室检查可进行诊断，明确诊断有赖于 BTK 基因检测。XLA 病人在出生后不久便容易出现反复、迁延甚至致死的感染，此外自身免疫病和肿瘤的发生率增高，严重影响儿童的健康，及早诊断和恰当的治疗有可能使预后大为改观。目前本病的治疗主要分两大类：第一种是免疫球蛋白替代疗法，这也是治疗 XLA 的标准疗法，采用肌内注射免疫球蛋白或利用自动泵经皮下将免疫球蛋白注射入病人腹壁，可明显降低

患儿感染的频率及严重程度；第二种为免疫重建治疗，致死性原发性免疫缺陷病是骨髓移植的适应证，由于进行骨髓移植后可能短期内病死率增高，故其风险受益比率应仔细评估。由于本病绝大多数为 X 染色体连锁隐性遗传，因此，有目的的筛选后代性别，避免男性的出生，可达到预防的效果。另外，利用产前诊断技术可以检测胎儿是否携带致病突变，当发现存在基因突变时，可中止妊娠，防止患儿的出生。

348. 什么是毛细血管扩张性共济失调？

毛细血管扩张共济失调（ataxia telangiectasia，AT；OMIM#208900）是一种单基因突变引起的遗传性疾病，在家系中呈常染色体隐性遗传。反复感染为本症的首发症状：以呼吸道感染多见，多数患儿因反复呼吸道感染或（和）伴发淋巴系统肿瘤而于青春期死亡，不伴发者有望症状减轻。40%～80% 的病人血清和分泌型 IgA 缺乏，而 IgM 呈代偿性增高。神经肌肉系统症状以小脑病变所致症状为主，反射减弱，肌无力。多数患儿（通常至 10 岁左右）表现小脑共济失调，随年龄增长缓慢加重。发病初期仅表现姿势和步态异常，闭目难立征阳性，两上肢意向性震颤、眼球震颤和假性眼球麻痹等。可有吞咽困难、膝反射消失。10～20 岁出现手足徐动、舞蹈样动作、发音不清、智力低下。20～30 岁出现脊髓受累症状、深感觉缺失、病理性反射阳性等。还可有手足小肌肉萎缩。约 1/3 病人伴有智力减退，后期病人可有脊柱前凸或侧凸。皮肤黏膜症状病人 1～6 岁发生毛细血管扩张，常见首先见于眼球结膜，然后见于脸部、颈部、锁骨上部、腋窝、肘部等，但不伴出血，也可累及鼻翼、耳郭、肘前、腘部和手背脚背；皮肤早老、变薄、干燥，出现不规则的色素沉着。其他表现为存活到青春期的病人，男性性功能减弱，睾丸缩短；女性无月经或月经失调；半数患儿伴发恶性肿瘤，多见为淋巴肉瘤。患儿发育障碍。免疫缺陷和肿瘤易感性增加是 AT 的特点之一。体外培养 AT 病人细胞显示其 DNA 复制过程存在障碍，染色体畸变率明显增加，说明 DNA 修复能力存在缺陷；此外，还有学者观察到，AT 病人 T 细胞表达的是 γ/δ 受体而不是正常情况下的 α/β 受体，提示 T 淋巴细胞从不成熟的 γ/δ 到成熟的 α/β 的淋巴细胞过程受阻，这说明 T 淋巴细胞的成熟分化发生障碍。在 AT 病人的染色体 7p14、7q34、14q12 和 14qter 等区域参与染色体的重排，而这些位点靠近 IgG 超基因家族基因、T 细胞受体基因、Len2/Tδ（一种 T 细胞分化抗原）基因，这说明 Ig 形成受阻。这三点似乎解释 AT 病人对感染和肿瘤易感性增加的原因。对 AT 病人脑组织生化分析显示，谷氨酸及 GABA 含量也明显降低，这可能与神经系统的功能紊乱有关。AT 的临床诊断方法有 10 岁以下发病，小脑共济失调，毛细血管扩张，免疫球蛋白缺乏，体外培养细胞检测可见其 DNA 缺乏修复能力，染色体检测可见染色体断裂或易位等。

349. 什么是46，XX性发育异常？

46，XX性发育异常（46，XX disorders of sex development，DSD；OMIM # 400045）是一种先天性染色体、性腺及解剖结构异常造成的先天性疾病。46，XX DSD病人核型为46，XX，但表现型为男性，临床表现同Klinefelter综合征相似，无卵巢、子宫；有睾丸但发育不良，隐睾，阴囊发育不良。外生殖器阴茎较小，并有尿道下裂（Klinefelter综合征极少有尿道下裂），无副中肾管结构，无精子或少精子，无生育能力。可有女性型乳房。可有喉结、胡须、腋毛稀少，阴毛成女性分布。平均身高较Klinefelter综合征病人矮。外生殖器可具有两性特征，表现性腺或泄殖腔异常等，病人体内可同时具有睾丸和卵巢两种性腺组织（卵睾），外生殖器模糊难辨，界于两性之间，以性腺和内外生殖器表型不对称为特征。根据致病基因不同分为三型：46，XX I型是包含SRY基因的Y染色体上的片段易位到X染色体上。46，XX II型17q24染色体片段上SOX9基因上游68-kb杂合重复。46，XX III型Xq26染色体上SOX3基因调控区的重复或缺失。46，XX DSD与SRY基因易位、雄激素过量等有关。目前还认为与X-Y异常交换、遗传异质性和嵌合型染色体核型有关。

350. 什么是46，XY性发育异常？

46，XY性发育异常（46，XY disorders of sex development，DSD；OMIM#616425）核型为46，XY，但表型为女性。核型与表型相反，身材高大，无睾丸、阴茎，有呈索条状、发育不良的卵巢；无子宫，盲端阴道，原发性闭经。大小阴唇发育不良，青春期后外阴仍呈幼儿型，无阴毛、腋毛，乳房不发育。根据致病基因不同分为10型：46，XY DSD I型是Yp11.3染色体上SRY基因的点突变或缺失所致。46，XY DSD II型是Xp21.3 – p21.2染色体上NR0B1基因的重复。46，XY DSD III型是9q33染色体上NR5A1基因的突变。46，XY DSD IV型是9p24.3染色体上片段的缺失。46，XY DSD V型是17q25染色体CBX2基因的突变。46，XY DSD VI型是5q11.2染色体上MAP3K1基因的突变。46，XY DSD VII型是12q13染色体上DHH基因的突变。46，XY DSD VIII型是10p15染色体上AKR1C2基因突变和可能和它紧密联系的AKR1C4基因。46，XY DSD IX型是8q23染色体上ZFPM2基因的突变。46，XY DSD X型是17q24染色体上SOX9基因的上游640 kb的XYSR调控区域的缺失。46，XY DSD是因为X/Y或常染色体上的基因突变而导致睾丸决定因子异常或性别分化紊乱，或雄激素合成障碍有致。

351. 什么是Y染色体微缺失综合征？

Y染色体微缺失综合征（spermatogenic failure Y linked 2，SPGFY2；OMIM #

415000）是与 Y 染色体断裂、移位或倒位等引起的 Y 染色体的微小缺失相关的一类男性性功能或生殖异常。病人主要临床表现为少精/无精症、小睾丸、男性不育或妻子习惯性流产、部分病人性功能障碍。其中 Y 染色体短臂微缺失临床表现为无精症、小睾丸，由于睾丸发育不良、生精功能异常，从而导致不育；Y 染色体长臂微缺失临床表现为无精症或少精症，部分病人性功能基本正常，有时有早泄；Y 染色体微缺失嵌合型临床表现均为少精症，性功能障碍程度不同，妻子未孕，或者妊娠早期胚胎停止发育而自然流产；Y 染色体微缺失易位型：易位都涉及 Y 染色体微缺失，临床表现均为精子生成障碍、少精。Y 染色体臂间倒位：由于 Y 染色体长臂明显变小，也可将其列入 Y 染色体微缺失，病人为 Y 染色体臂间倒位携带者，表型正常，临床表现为少精症，其妻妊娠 1 次因胚胎发育停滞而流产，以后再未孕。Y 染色体微缺失综合征的致病机制是 Y 染色体具有大量重复基因序列及回文结构，这些结构在维持 Y 染色体进化稳定性的同时也使回文结构内部基因易于丢失，进而导致不育；缺失率最高的三个影响精子发生的区域被命名为 AZFa、AZFb 和 AZFc，它们之中任何一个出现缺失都有可能导致育性下降或不育。AZFa、AZFb 和 AZFc 三个区域全部缺失的病人，100% 表现为无精子症。AZFa 区域整段缺失通常导致唯支持细胞综合征（SCO 综合征），临床表现为无精子症。AZFb 和 AZFb＋c 整段缺失的典型睾丸组织学特征是 SCO 综合征或生精阻滞。与 AZFa 区域整段缺失的情况类似，这种病人在睾丸穿刺时也找不到精子。AZFc 缺失的临床和睾丸组织学表型多种多样。一般说来，AZFc 缺失病人尚残存精子生成能力。AZFc 缺失见于无精子症或严重少精子症病人，罕见情况下，也可以在自然状态下遗传给其男性后代。在无精子症病人中，AZFc 缺失者通过 TESE 获得精子的机会要大得多，也可以进行 ICSI 受孕。但这些病人的男性子代将是 AZFc 缺失的携带者。另外，有研究发现 AZFc 区域缺失的少精子症病人，其精子数目有进行性下降的趋势，最后发展为无精子症。因此，对 AZFc 区域缺失的少精子症病人，应及早进行治疗或将其精液进行冷冻保存。Y 染色体微缺失综合征与 Klinefelter 综合征都以雄性性腺发育不良、无精症、性功能障碍为特征；二者的不同之处在于 Y 染色体微缺失综合征病人性腺发育不良和性功能低下的程度较轻，病人第二性征基本正常，不需要经常配合雄性激素治疗，部分病人配偶有妊娠史；Klinefelter 综合征病人性腺发育不良和性功能低下的程度严重，需要经常以雄性激素治疗，第二性征女性化明显，迄今未见有生育能力者。

352. 什么是脆性 X 综合征？

脆性 X 综合征（fragile X syndrome，FXS；OMIM#300624）是常见的遗传性智力障碍，发病率仅次于唐氏综合征，男性患病率为 1/6000～1/4000，女性患病率约为男性 1/2。FXS 呈 X 连锁显性遗传，主要由位于 Xq27.3 上的脆性 X 精神发育迟滞 1（fragile X mental retardation，FMR1）基因的功能缺失突变，会导致脆性 X 精神发育迟滞蛋白（fragile X mental retardation protein，FMRP）水平下降或缺乏，从而引起该病。绝大多数 FXS 病例由 FMR1 基因 5' UTR 的 CGG 三核苷酸重复异常扩增导致，极少数（不到 1%）的脆性 X 综合征可以由 FMR1 基因点突变、缺失致病。FMR1 基因 CGG 重复次数超过 200 次，称之为全突变，可引起典型的 FXS；CGG 重复次数在 55~200 次之间，为前突变，不会出现典型的 FXS 表型，但是可引起脆 X 相关的震颤/共济失调综合征（fragile X associatedtremor and ataxia syndrome，FXTAS）、女性过早发生卵巢功能不全（premature ovarian insufficiency，POI）和神经认知障碍。FXS 临床特征因突变状态（全突变不同于前突变）、甲基化程度、性别、组织不同而呈现不同的状态。全突变男性受累程度通常很严重，典型的 FXS 主要表现为认知障碍和行为异常，前者包括全面发育迟缓、智力障碍和学习障碍，后者与注意力缺乏多动障碍（attention deficit hyperactivity disorder，ADHD）、焦虑以及孤独症谱系障碍有共同的特征，可表现为多动、注意力不集中、避免对视、刻板运动、过度觉醒、社交焦虑、不寻常的言语模式等。部分青少年男性病人可有异常体征，如面部瘦长、前额突出和凸颌、大耳以及睾丸增大。而全突变的女性的受累程度差异较大，由于脆性 X 染色体的失活存在个体差异，约 50% 的脆性 X 染色体全突变女性患儿拥有正常的智力，其余 50% 的女性患儿临床表现轻于男性全突变病人。FXS 诊断主要通过 FMR1 基因分子检测，尽早诊断有助于早期开始合适的干预疗法，如言语和语言治疗、特殊教育支持、遗传咨询。对于有家族史，包括 FXS、智力低下、共济失调、震颤、卵巢早衰家族史，以及母亲是全突变或前突变携带者的胎儿，建议进行产前诊断。

353. 什么是肝豆状核变性？

肝豆状核变性也称为威尔逊病（wilson disease，WD；OMIM#277900）是一种铜代谢异常疾病，呈常染色体隐性遗传，患病率大约为每 30000 例活产儿中出现 1 例。WD 由位于 13 号染色体上编码肝脏铜转运 P 型－ATP 酶（P-type ATPase，ATP7B）的 ATP7B 基因突变引起，ATP7B 蛋白功能部分或全部丧失导致铜在肝细胞内转运和经胆汁排泄障碍，引起过量的铜在身体不同部位累积，导致多系统病变。WD 基因在不同人群中常以不同的变异占主导地位。例如：H1069Q 突变是欧洲裔白种人最常见的突变；中国人群中 R778L 突变最常见，占 34%~72.5%。临床上，WD 主要累及肝脏、神经系统和眼睛，其中肝脏是铜蓄积的初始部位和最常见部位，可引起肝脏脂肪变性、急/慢性肝炎、急性肝衰竭以及肝硬化。神经系统受累部位主要为基底核、丘脑、脑干，导致构音障碍、步态异常/共济失调、震颤、肌张力障碍和帕金森症等。Kayser-Fleischer 环是肝豆状核变性特征性的体征，铜细微色素颗粒沉着于角膜的后弹力层而形成的褐色或灰绿色的环。铜也可沉积于其他脏器，导致相应地症状。WD 诊断主要依靠血清铜蓝蛋白浓度、血清铜浓度、24 小时尿铜排泄量检查，辅以肝脏生化检查、全血细胞计数、眼裂隙灯检查。如果上述检查仍无法确诊，可进行肝脏活检（肝铜浓度大于 $250\mu g/g$）、遗传学检测（适用于肝活检后仍无法确诊病人、家族史中已知先证者基因突变的病人）。治疗分为两方面：一是使用强力促进体内铜离子排出的药物，如青霉胺、曲恩汀、二硫丙磺钠等；二是阻止肠道丢外源性铜吸收的药物，如锌剂等。治疗过程中需要定期监测病人 24 小时尿铜水平，来判断疗效。除了处于疾病晚期、发生肝衰竭、溶血的病人，肝豆状核变性一般预后非常好，病人的肝脏生化检查、神经系统症状等会随着治疗而逐渐恢复。

354. 什么是脊髓小脑共济失调？

脊髓小脑共济失调（spinocerebellar ataxia，SCA）是一组具有高度临床变异性和遗传异质性的疾病，发病率大约为 3/100000。目前已知的与 SCA 有关的基因有多达 38 种，全部呈现常染色体显性遗传，存在外显不全和表现度变异，目前已知的 SCA 基因能够解释 60%~75% 的 SCA 病人。根据突变基因将 SCA 分为 38 型（如下表），中国人群中脊髓小脑共济失调 3 型（SCA3，即 Machado-Joseph disease）最常见，几乎占 SCA 约 50%，其次为 SCA2、SCA1、SCA6、SCA7 等。SCAs 常见的突变类型是核苷酸重复突变，例如 SCA3 基因编码谷氨酸的 CAG 重复序列异常扩增，引起突变型蛋白在神经元内异常累积，导致神经元功能异常最终死亡。重复次数越多，发病年龄越早，此外，可能出现遗传早现现象。但并非所有引起 SCAs 的核苷酸重复序列均位于外显子区域，此外点突变、插入/缺失等突变类型也可见于 SCAs。SCA 临床主要表现为进行性加重的共济失调和其他神经系统症状，其中慢性进展的小脑共济失调是所有 SCAs 的共同表现，典型表现为平衡和步态异常、肢体协调性下降、眼震以及构音困难。SCA 病人发病年龄和病情严重程度，多与核苷酸重复次数相关。大部分病人平均在发病后 10 ~ 15 年致残，20 ~ 25 年后死亡。SCA1 进展更快、预期寿命最短，而 SCA6 进展速度最慢。目前尚无针对 SCA 的有效治疗方法，主要为对症支持治疗。

表格　SCA 亚型及相对应的基因。

染色体定位	表型	OMIM 编号	基因
1p36.33	Spinocerebellar ataxia 21	607454	*TMEM240*，*C1orf70*，*SCA21*
1p32.2	Spinocerebellar ataxia 37	615945	*DAB1*，*SCA37*

染色体定位	表型	OMIM 编号	基因
1p13.2	Spinocerebellar ataxia 19	607346	KCND3, KCND3S, KCND3L, SCA19, SCA22, BRGDA9
2p21 – p13	Spinocerebellar ataxia 25	608703	SCA25
3p26.1	Spinocerebellar ataxia 15	606658	ITPR1, SCA15, SCA16, SCA29
3p26.1	Spinocerebellar ataxia 29, congenital nonprogressive	117360	ITPR1, SCA15, SCA16, SCA29
3p14.1	Spinocerebellar ataxia 7	164500	ATXN7, SCA7, OPCA3
3q25.2	Spinocerebellar ataxia 43	617018	MME, CD10, CALLA, NEP, CMT2T, SCA43
4q27	Spinocerebellar ataxia 41	616410	TRPC3, TRP3, SCA41
4q34.3 – q35.1	Spinocerebellar ataxia 30	613371	SCA30
5q32	Spinocerebellar ataxia 12	604326	PPP2R2B
6p22.3	Spinocerebellar ataxia 1	164400	ATXN1, ATX1, SCA1
6p12.1	Spinocerebellar ataxia 38	615957	ELOVL5, HELO1, SCA38
6q14.1	Spinocerebellar ataxia 34	133190	ELOVL4, ADMD, STGD2, STGD3, ISQMR, SCA34
6q27	Spinocerebellar ataxia 17	607136	TBP, SCA17, HDL4
7q22 – q32	Spinocerebellar ataxia 18	607458	SCA18, SMNA
7q32 – q33	Spinocerebellar ataxia 32	613909	SCA32
11q12	Spinocerebellar ataxia 20	608687	SCA20
11q13.2	Spinocerebellar ataxia 5	600224	SPTBN2, SCA5, SCAR14
12q24.12	Spinocerebellar ataxia 2	183090	ATXN2, ATX2, SCA2, ASL13
13q21	Spinocerebellar ataxia 8	608768	ATXN8
13q21.33	Spinocerebellar ataxia 8	608768	ATXN8OS, SCA8, KLHL1AS
13q33.1	Spinocerebellar ataxia 27	609307	FGF14, FHF4, SCA27

续表

染色体定位	表型	OMIM 编号	基因
14q32. 11 – q32. 12	Spinocerebellar ataxia 40	616053	CCDC88C，HKRP2，DAPLE，KIAA1509，HYC，SCA40
14q32. 12	Machado-Joseph disease	109150	ATXN3，MJD，SCA3
15q15. 2	Spinocerebellar ataxia 11	604432	TTBK2，SCA11
16q21	Spinocerebellar ataxia 31	117210	BEAN，SCA31
16q22. 1	Spinocerebellar ataxia 4	600223	SCA4
17q21. 33	Spinocerebellar ataxia 42	616795	CACNA1G，SCA42
18p11. 21	Spinocerebellar ataxia 28	610246	AFG3L2，SCA28，SPAX5
19p13. 3	Spinocerebellar ataxia 26	609306	EEF2，EF2，SCA26
19p13. 13	Spinocerebellar ataxia 6	183086	CACNA1A，CACNL1A4，SCA6，EIEE42
19q13. 33	Spinocerebellar ataxia 13	605259	KCNC3，SCA13
19q13. 42	Spinocerebellar ataxia 14	605361	PRKCG，PKCC，PKCG，SCA14
20p13	Spinocerebellar ataxia 23	610245	PDYN，SCA23
20p13	Spinocerebellar ataxia 35	613908	TGM6，TG6，TGY，SCA35
20p13	Spinocerebellar ataxia 36	614153	NOP56，SCA36
22q13. 31	Spinocerebellar ataxia 10	603516	ATXN10，SCA10
未定位	Spinocerebellar ataxia 9	612876	SCA9

355. 什么是异染性白质营养不良症？

异染性白质营养不良症（硫脂贮积症）（metachromatic leukodystrophy，MLD；OMIM #250100）是一种累及中枢和周围神经系统的溶酶体沉积病，呈常染色体隐性遗传。临床主要表现为智能发育停滞或倒退，伴精神异常、周围神经病变、步态障碍等。根据发病年龄分为三种亚型，晚期婴儿型，6 个月 ~2 岁之间隐匿起病，表现为运动能力倒退、步态异常、癫痫、视神经萎缩等，在三种亚型中预后最差，多于 5 ~6 岁死亡。少年型（3 ~16 岁）和成人型（>16 岁），起病表现差异较大，进展较慢。成人型 MLD，主要以记忆力、精神情绪、个性改变为突出特征。大多数 MLD

病例是由于 ARSA 基因突变导致；少数病人是由于 prosaposin（PSAP）基因突变引起鞘脂类激活蛋白（sphingolipid activator protein，SAP-B）缺乏导致的，该蛋白可以刺激 ARSA 介导的硫酸脑苷脂降解。ARSA 基因有两种类型的等位基因 A 和 I，不同基因型导致不同临床表型。纯合或者复合杂合 I 等位基因导致 ARSA 活性非常低或无法检测，引起的一般是晚期婴儿型 MLD；纯合或复合杂合 A 等位基因导致 ARSA 活性降低，但是仍可检测到，引起成人或少年型 MLD；而两条等位基因分别为 A 和 I 时，则与少年型 MLD 相关。在典型 MLD 病人中，芳基硫酸酯酶 A（arylsulftase A，AR-SA）活性降低，导致硫酸脑苷脂无法正常水解，而在神经元髓鞘内储积。MLD 的诊断应结合多种检查方法综合诊断，包括神经电生理检查、头部 CT 和 MRI、ARSA 蛋白活性降低，但是并不能完全依靠 ARSA 活性对 MLD 进行诊断。约 1% 的健康人可出现 ARSA 降低，但没有 MLD 临床表现，这种现象称为假性芳基硫酸酯酶 A 缺乏（ARSA pseudodeficiency，ARSA-PD），这是由于 ARSA 假性缺乏等位基因上的基因多态性位点的改变导致的。基因突变检测也有助于帮助诊断。MLD 的产前诊断方法是检测绒膜绒毛细胞或者培养的羊水细胞中芳基硫酸酯酶 A 的活性，当检测的 ARSA 水平较低时，需要考虑可能存在 ARSA-PD 的情况，需要进一步进行基因检测。目前尚无有效的可治愈方法，以支持性对症治疗为主。

356. 什么是假肥大型肌营养不良?

假肥大型肌营养不良，包括临床表型严重的杜氏肌营养不良（Duchenne muscular dystrophy，DMD；OMIM#300679）和表型较轻的贝氏肌营养不良（Becker muscular dystrophy，BMD；OMIM#300376），二者均由抗肌萎缩蛋白基因（DMD gene）突变引起，呈 X 连锁隐性遗传。DMD 基因是目前人类发现的最大的基因，跨越 230 万个碱基，其编码的 DMD 蛋白分子量为 427kD，为肌细胞膜提供机械支持。DMD 基因最常见的突变类型是大片段缺失，有 20%～30% 的 DMD/BMD 病人为点突变和小的插入/缺失。大多数 DMD 病人 DMD 基因突变导致阅读框破坏，产生提前终止的截短蛋白，而 BMD 病人 DMD 基因突变，阅读框不发生框移改变而保留结构完整性。DMD 最主要的临床特点是进行性近端肌肉萎缩，伴腓肠肌肥大。患儿通常在 2～3 岁出现肌无力临床发作，选择性先累及下肢近端肢体肌肉，从地面站起时出现 Gower 征。患儿一般 12 岁失去独立行走能力，需依赖轮椅，20 岁左右死亡。此外，DMD 亦可累及心肌，导致扩张型心肌病，但不累及咽喉肌。DMD 病人也可以出现中度智力低下。与 DMD 相比，BMD 的起病年龄相对较晚，20～30 岁起病，病情相对较轻，通常能顺利进入成年生活，部分病人甚至可维持行走能力进入老年。BMD 的心脏受累往往更明显，且较少出现智力受累。DMD 患儿血清肌酸激酶（creatine kinase，

CK）极度升高，通常 2 岁 CK 达到峰值，可达正常上限的 20 倍，但是随着肌肉被脂肪和纤维替代后，血清 CK 随着年龄增长而逐渐回落，许多病人最终达到正常水平。确诊依靠 DMD 基因检测和肌肉活检，后者发现变性、再生、孤立的"不透明"肥厚纤维以及肌肉被脂肪和结缔组织大量替代，抗肌萎缩蛋白染色有不同程度的减少可确诊。糖皮质激素是 DMD 主要的治疗方法，适用于 5 岁或 5 岁以上丧失运动技能或运动能力下降的患儿。新型治疗：外显子跳跃，注射反义核酸，在信使核糖核酸剪接期间诱导特异性外显子跳跃，从而纠正 DMD 基因的读码框，恢复抗肌萎缩蛋白的表达，目前小型人体临床研究结果表明这个方法比较有前景。

357. 什么是亨廷顿舞蹈病？

亨廷顿病（Huntington disease，HD；MIM 143100）是一种常染色体显性遗传的神经系统变性病，以不自主运动，精神异常和进行性痴呆为主要临床特点。该病的致病基因为位于 4p16.3 的 IT 基因，其 1 号外显子上有一段 CAG 三核苷酸重复序列，编码一段多聚谷氨酸序列（polyglutamine，poly Q），正常人的 poly Q 长度小于 35 个，而亨廷顿舞蹈病的病人则超过 36 个。CAG 重复序列的异常扩增造成脑部神经细胞持续退化，机体细胞错误地制造一种名为亨廷顿蛋白质的有害物质。这些异常蛋白质积聚成块，损坏部分脑细胞，特别是那些与肌肉控制有关的细胞，导致病人神经系统逐渐退化，神经冲动弥散，动作失调，出现不可控制的颤搐，并能发展成痴呆，甚至死亡。该病病人的症状表现为精神易激动，由于肌肉延长收缩，导致面部、颈部和背部的异位，不自主地运动，平衡障碍，有剧烈的舞蹈症，生活完全不能自理。因为亨廷顿舞蹈病是一种常染色体显性遗传病，所以若父母一方表现出病症并诊断为该病时，其子女有 50% 的可能性从亲代获得致病基因而患病，比较准确的确诊方法是进行基因检测，目前已可以在胎儿出生前，检测其体内是否携带导致该病的变异基因。一般来说，导致病人死亡的原因是因为突然跌倒或者感染其他并发症。目前药物可以控制、减缓情绪波动和动作问题，但无法根治该疾病。

358. 什么是神经纤维瘤？

神经纤维瘤病（neurofibromatosis，NF），又称多发性神经纤维瘤，是一种先天性发育不良疾病。由于神经脊细胞分化异常会侵害身体多个系统，如神经、肌肉、骨骼、内脏和皮肤，也是一种常染色体显性遗传病。其特征是皮肤色素沉着斑和多发性神经纤维瘤，根据疾病的临床表现和基因定位，可以将神经纤维瘤病分为神经纤维瘤病I型（NFI；OMIM# 162200）和II型（NFII；OMIM# 101000）。NFI型是比较常见的遗传性疾病，主要表现为皮肤牛奶咖啡色斑和周围神经多发性神经纤维瘤，外显率高，基因位于染色体 17q11.2，发病率为 3/10 万；NF Ⅱ型也称中枢神经纤维瘤或双侧听神经瘤，基因位于染色体 22q12。神经纤维瘤病的 NF1 型～NF4 型均为常染色体显性遗传，不同型别外显率不同，由突变显性基因引起的神经外胚叶异常，常表现为不全型和单纯型，约 30% 的病人家族史阳性，男性较多见。NF1 基因位于 17q11.2 的中央周围区，编码神经纤维蛋白，该蛋白负调控 Ras 蛋白转导信号。NF2 的基因位于染色体 22q12.2，为一种肿瘤抑制基因，编码 Merlin 蛋白（神经鞘蛋白），该蛋白将肌动蛋白细胞骨架连接到细胞表面的糖蛋白上，起负生长调控作用，具有传导抑制信号的功能。目前已发现大量 NF1 基因的突变位点，已经验证的突变位点已达 1500 余个，突变位点涵盖了大部分 NF1 的外显子。目前针对该病无理想的治疗方法，主要对症处理。手术切除是治疗本病唯一有效的疗法，部分病人可用放疗，癫痫发作者可用抗痫药治疗，其余措施则主要是对症治疗。可以通过携带者基因检测及产前诊断等，防止患儿出生。

359. 什么是结节性硬化症?

结节性硬化症（tuberous sclerosis complex，TSC）是一种神经皮肤综合征，是源于外胚层的器官发育异常导致病变，累及神经系统、皮肤和眼，本病常侵犯多个脏器及组织器官，以面部皮脂腺、癫痫发作和智力减退为主要临床体征，发病率为（1～3）/10 万，属于常染色体显性遗传病，但散发病例也很常见。本病常侵犯多个脏器及组织，任何器官或组织几乎均可受累，临床表现因病变部位的不同而复杂多样。可出现肾衰竭、心力衰竭、癫痫持续状态、呼吸衰竭等并发症。根据分子生物学和 mTOR 信号通路的研究进展，目前确定的 TSC 病人共有 2 个基因的突变，据此该病主要分为两型，一是 TSC1（OMIM # 191100），突变发生在肿瘤抑制基因 TSC1 的，它位于染色体 9q34，编码 hamatin 蛋白，另一个是 TSC2（OMIM# 613254），是指突变发生在肿瘤抑制基因 TSC2，它位于染色体 16p13，编码 tuberin 蛋白。正常状态下，这两种蛋白结合形成肿瘤抑制基因复合物，再通过脑组织中丰富表达的 Ras 同系物－Rheb，抑制哺乳动物西罗莫司靶蛋白结合物 1 抑制 mTORC1 基因的活化，对细胞的生长和分化有重要的调节作用。当 TSC1 和 TSC2 基因发生突变后，两种蛋白便不能结合，也不能形成对 mTOR1 的抑制，因而该基因的本底表达升高，最后形成身体各部位的错构瘤。目前结节性硬化症的治疗主要为对症处理，如控制癫痫发作，婴儿痉挛可用 ACTH 治疗；应用脱水剂降低颅压，脑脊液循环受阻可手术治疗，面部皮脂腺瘤可行整容术。预防此病可以进行遗传咨询，防止患儿出生。本病的遗传方式为常染色体显性遗传，约 1/3 先证者其父母亦为病人，2/3 为散发型。若先证者为散发型则建议其父母进行皮肤、视网膜、脑扫描及肾 B 超检查。先证者兄弟姐妹的患病危险性取决于其父母是否为病人。若是病人，则其患病的危险率为 50%，若父母无肯定发现，则先证者的兄弟姐妹的患病危险性为1%~2%。这是由于存在生殖细胞嵌合体现象。先证者的子女的患病危险性为50%。

360. 什么是强直性肌营养不良症？

强直性肌营养不良（myotoruc dystrophy，DM）是一种多系统受累的常染色体显性遗传病，外显率高，发病率为1/8000~1/7000。该病是由于位于染色体19q13.2-19q13.3基因三核苷酸（CTG）重复序列的动态突变致病，这一基因编码的蛋白被称为肌强直性蛋白激酶，基因外显率为100%。全球患病率为（3~5）/10万，是成人最常见的肌营养不良症，无明显地理或种族差异。目前根据DM的临床表现和基因检测将其分为DM1（OMIM# 160900）、DM2（OMIM# 602668）两种亚型。本病可发生于任何年龄，但多见于青春期后，男多于女。主要症状为肌无力、肌萎缩和肌强直。并累及身体的多个系统，包括心脏传导不全、心律失常、白内障及一系列特征性的内分泌和血清学改变，如男性睾丸萎缩、女性不孕、胰岛素敏感性下降导致糖尿病及低免疫球蛋白G血症。且有不同程度的中枢神经系统受累。因为强直性肌营养不良的遗传方式为常染色体显性遗传，所以若父母一方为病人，则有50%的可能将致病基因遗传给下一代，其子女的发病率约为50%，并且本病具有遗传早现现象，即发病逐代提前，症状逐代加重，符合三核苷酸重复性疾病的特征。对于该病的预防可以应用DNA分析可以进行产前诊断，有选择性地在患有本病的家系中对孕早、中期的胎儿是否患有强直性肌营养不良进行基因诊断，根据CTG三核苷酸的重复数，提供终止或继续妊娠的选择。对患强直性肌营养不良的一级亲属、无症状或高度怀疑为强直性肌营养不良，肌电图及基因筛查是必需的。

361. 什么是家族性肌萎缩性侧索硬化症？

肌萎缩性侧索硬化症（amyotrophic lateral sclerosis），俗称渐冻人症，是神经系统变性病的一种，属于运动神经元病的范畴，上下运动神经元均会受累，发病前期常可以出现肢体疲乏，运动耐力下降等非特异性症状，继而出现肢体远端无力并逐渐向肢体近端及躯干。头颈肌肉延伸，出现肢体瘫痪、肌肉萎缩，并最终因呼吸肌无力致呼吸衰竭或肺部感染而死亡。ALS的发病率为每年1.5个/10万人，患病率为4~6个/10万。其中约10%的病人具有家族遗传性，即为家族性肌萎缩性侧索硬化症（familial amyotrophic lateral sclerosis）。家族性ALS病人比散发病人的平均起病年龄早10~20年，不同家族之间的差异大于家族内的差异性。目前家族性肌萎缩性侧索硬化症根据突变基因定位将其分为12种亚型，ALS1-ALS8、合并ALS的额颞叶痴呆综合征、X性连锁遗传的ALS、ALS痴呆帕金森综合征、进行性下运动神经元疾病等，其中 ALS2、ALS4、ALS5 为青少年发病，其余均为成年发病，ALS1，ALS3，ALS4，ALS6，ALS7，ALS8，合并 ALS 的额颞叶痴呆综合征，ALS 痴呆帕金森综合征和进行性下运动神经元疾病等呈常染色体显性遗传，X 性连锁遗传的 ALS 呈 X 性染色体显性遗传，ALS1（D90A），ALS2，ALS5 呈常染色体隐性遗传。约有 15% 的 FALS 和 SOD1 基因的突变相关，SOD1 基因编码的蛋白为人体内的一种自由基清除酶，主要存在于细胞质，细胞核和线粒体内膜上，在神经组织，肝脏和红细胞中高度表达，具有重要的抗氧化作用。突变类型主要为错义突变，引起表达蛋白中个别氨基酸的替换，少数为终止突变，产生翻译后蛋白粉子的一段序列缺失。SOD1 对运动神经元的毒性作用可能是由于氧化损伤，线粒体的功能异常，特异蛋白的细胞毒性神经生长因子及谷氨酸兴奋性中毒等。ALS 的亚型众多，不同的亚型各有相应的致病基因，除了 SOD1、ALS2 外还有如 SETX、SPG11、FUS、VAPB、ANG 基因突变分别导致了 ALS4、ALS5、ALS6、ALS8、ALS9，并且有一些易感基因和环境的易感因素一起导致神经元的退变和疾病的发生。ALS 发病的危险因素有男性、中壮年、西太平洋地区、ALS 家族史以及职业因素。ALS 以男性多见，男、女比例为 1.5～2。一般于 40～50 岁发病，在发病后 3～5 年死亡。ALS 有一定的区域差异性，以西太平洋地区的发病率较高。5%~10% 的 ALS 病人有家族遗传史。

染色体定位	表型	遗传方式	MIM 号	基因
1p36. 22	Frontotemporal lobar degeneration, TARDBP-related	AD	612069	*TARDBP*，*TDP43*，*ALS10*
1p36. 22	Amyotrophic lateral sclerosis 10, with or without FTD	AD	612069	*TARDBP*，*TDP43*，*ALS10*
2p13. 1	｛Amyotrophic lateral sclerosis, susceptibility to｝	AD，AR	105400	*DCTN1*，*HMN7B*
2q33. 1	Amyotrophic lateral sclerosis 2, juvenile	AR	205100	*ALS2*，*ALSJ*，*PLSJ*，*IAHSP*
2q34	Amyotrophic lateral sclerosis 19	AD	615515	*ERBB4*，*HER4*，*ALS19*
2q35	Amyotrophic lateral sclerosis 22 with or withoutfrontotemoral dementia	AD	616208	*TUBA4A*，*TUBA1*，*ALS22*
3p11. 2	Amyotrophic lateral sclerosis 17	AD	614696	*CHMP2B*，*DMT1*，*VPS2B*，*ALS17*

续表

染色体定位	表型	遗传方式	MIM 号	基因
5q31. 2	Amyotrophic lateral sclerosis 21	AD	606070	*MATR3*, *MPD2*, *ALS21*
5q35. 3	Frontotemporal dementia and/or amyotrophic lateral sclerosis 3	AD	616437	*SQSTM1*, *P62*, *PDB3*, *FTDALS3*, *NADGP*, *DM-RV*
6q21	Amyotrophic lateral sclerosis 11	AD	612577	*FIG4*, *KIAA0274*, *SAC3*, *ALS11*, *YVS*, *BTOP*
9p21. 2	Frontotemporal dementia and/or amyotrophic lateral sclerosis 1	AD	105550	*C9orf72*, *FTDALS1*, *FTDALS*, *ALSFTD*
9p13. 3	Amyotrophic lateral sclerosis 16, juvenile	AR	614373	*SIGMAR1*, *SRBP*, *ALS16*, *DSMA2*
9p13. 3	Amyotrophic lateral sclerosis 14, with or without frontotemporal dementia		613954	*VCP*, *IBMPFD1*, *ALS14*, *CMT2Y*
9q34. 13	Amyotrophic lateral sclerosis 4, juvenile	AD	602433	*SETX*, *SCAR1*, *AOA2*, *ALS4*
10p13	Amyotrophic lateral sclerosis 12		613435	*OPTN*, *GLC1E*, *FIP2*, *HYPL*, *NRP*, *ALS12*
12q13. 12	{ Amyotrophic lateral sclerosis, susceptibility to}	AD, AR	105400	*PRPH*
12q13. 13	Amyotrophic lateral sclerosis 20	AD	615426	*HNRNPA1*, *IBMPFD3*, *ALS20*
12q14. 2	Frontotemporal dementia and/or amyotrophic lateral sclerosis 4	AD	616439	*TBK1*, *NAK*, *FTDALS4*
12q24. 12	{ Amyotrophic lateral sclerosis, susceptibility to, 13}	AD	183090	*ATXN2*, *ATX2*, *SCA2*, *ASL13*

染色体定位	表型	遗传方式	MIM 号	基因
9p13.3	Amyotrophic lateral sclerosis 16, juvenile	AR	614373	*SIGMAR1*, *SRBP*, *ALS16*, *DSMA2*
9p13.3	Amyotrophic lateral sclerosis 14, with or without frontotemporal dementia		613954	*VCP*, *IBMPFD1*, *ALS14*, *CMT2Y*
9q34.13	Amyotrophic lateral sclerosis 4, juvenile	AD	602433	*SETX*, *SCAR1*, *AOA2*, *ALS4*
10p13	Amyotrophic lateral sclerosis 12		613435	*OPTN*, *GLC1E*, *FIP2*, *HYPL*, *NRP*, *ALS12*
12q13.12	｛Amyotrophic lateral sclerosis, susceptibility to｝	AD, AR	105400	*PRPH*
12q13.13	Amyotrophic lateral sclerosis 20	AD	615426	*HNRNPA1*, *IBMPFD3*, *ALS20*
12q14.2	Frontotemporal dementia and/or amyotrophic lateral sclerosis 4	AD	616439	*TBK1*, *NAK*, *FTDALS4*
12q24.12	｛Amyotrophic lateral sclerosis, susceptibility to, 13｝	AD	183090	*ATXN2*, *ATX2*, *SCA2*, *ASL13*
12q24.12	Spinocerebellar ataxia 2	AD	183090	*ATXN2*, *ATX2*, *SCA2*, *ASL13*
14q11.2	Amyotrophic lateral sclerosis 9		611895	*ANG*, *RNASE5*, *ALS9*
15q21.1	Amyotrophic lateral sclerosis 5, juvenile	AR	602099	*SPG11*, *KIAA1840*, *FLJ21439*, *ALS5*, *CMT2X*
16p11.2	Amyotrophic lateral sclerosis 6, with or without frontotemporal dementia		608030	*FUS*, *TLS*, *ALS6*, *ETM4*
17p13.2	Amyotrophic lateral sclerosis 18		614808	*PFN1*, *ALS18*
18q21	Amyotrophic lateral sclerosis 3	AD	606640	*ALS3*

续表

染色体定位	表型	遗传方式	MIM 号	基因
20p13	Amyotrophic lateral sclerosis 7		608031	ALS7
20q13.32	Amyotrophic lateral sclerosis 8	AD	608627	VAPB, VAPC, ALS8
21q22.11	Amyotrophic lateral sclerosis 1	AD, AR	105400	SOD1, ALS1
22q11.23	Frontotemporal dementia and/or amyotrophic lateral sclerosis 2	AD	615911	CHCHD10, FTDALS2, SMAJ, IMMD
22q12.2	{Amyotrophic lateral sclerosis, susceptibility to}	AD, AR	105400	NEFH, CMT2CC
Xp11.21	Amyotrophic lateral sclerosis 15, with or without frontotemporal dementia	XLD	300857	UBQLN2, PLIC2, CHAP1, ALS15
Not Mapped	Amyotrophic lateral sclerosis, juvenile, with dementia		205200	ALSDC

362. 什么是脊肌萎缩症?

脊髓性肌萎缩症（spinal muscular atrophy, SMA; OMIM#253300, 253550, 253400, 271150）又称脊肌萎缩症，是一类由脊髓前角运动神经元变性导致肌无力、肌萎缩的疾病，在家系中以常染色体隐性方式传递。该疾病在人群中的发病率为 1/100000，致病基因携带者约占 1/50。脊肌萎缩症致病基因为运动神经元存活基因 SMN。SMN 基因有 2 个拷贝，即 SMN1 和 SMN2，一般认为 SMN1 为该病的主要致病基因，SMN2 属调节基因，与疾病的严重性呈反比。SMN1 和 SMN2 高度同源，二者仅有 5 个碱基的差别。综合病人发病年龄、临床表现（肢体近端对称性无力、肌张力低、肌萎缩）、遗传方式（常染色体隐性遗传）、神经肌电图（神经源性损害）、肌酶谱（SMA-Ⅲ型病人肌酸激酶和肌酸激酶同工酶轻中度增高）等检测做出临床诊断，基因检测是确诊的重要手段。通过分析血液 DNA 检测 SMN 基因突变，从而诊断疾病。95%~98% 的病人存在 SMN1 外显子 7 缺失，应用 PCR-限制性片段长度多态性分析，进行 SMN 基因外显子 7 的纯合缺失检测，可快速诊断 SMA-Ⅰ型和Ⅱ型。该疾病的临床表现为进行性、对称性，肢体近端为主的广泛性弛缓性麻痹与肌萎缩，智力发育及感觉均正常。本病无特效治疗，主要为对症支持疗法，预防或治疗 SMA 的各种并发症。

363. 什么是面肩肱型肌营养不良

面肩肱型肌营养不良（facioscapulohumeral muscular dystrophy，FSHD；OMIM # 158900）是一种选择性累及面、肩及上肢肌为特征的肌肉疾病，在家系内以常染色体显性遗传。该疾病在人群中的发病率为 1/20000。FSHD 分为 1 型和 2 型，FSHD1 型由染色体 4q35 上 D4Z4 微卫星重复序列缩短引起，FSHD2 型未见 D4Z4 微卫星重复序列变异，由 SMCHD1 基因突变导致。FSHD1 型约占 FSHD 的 95%，FSHD2 型约占 5%，D4Z4 微卫星重复序列缩短和 SMCHD1 基因突变最终都导致了 D4Z4 片段 DNA 低甲基化和开放的染色质结构，最终导致 DUX4 基因在肌细胞中的异常表达。综合病人临床表现（缓慢进行性加重的面、肩及上肢肌肉无力和萎缩）、遗传方式（常染色体显性遗传）、肌电图（肌源性损害）及组织病理学改变（横纹肌纤维明显萎缩、液化、消失）可以临床诊断 FSHD。该疾病的临床表现为缓慢进行性加重的面、肩及上肢肌肉无力和萎缩。此外，可累及下肢肌肉，伴有神经性耳聋和视网膜毛细血管扩张，一般智力正常。FSHD 的进展通常非常缓慢，并且很少影响心脏或呼吸系统，所以一般认为不会危及生命，大部分病人寿命正常。目前尚无特殊的治疗，支持治疗是主要治疗手段。由于受累的肌肉不同，病人容易出现肩部、背部、腹部及腿部疼痛，通过保守治疗包括非甾体类抗炎药、适当的运动锻炼理疗可以缓解一些不适主诉。

364. 什么是马方综合征?

马方综合征（Marfan syndrome，MFS；OMIM#154700）是先天性中胚叶发育不良性结缔组织病，在家系中以常染色体显性遗传。该疾病在人群中的发病率为 1/3000 ~ 1/5000。MFS 主要是由位于 15 号染色体上的编码 1 型原纤蛋白的基因 FBN1 突变导致的；另外 TGFBR1 和 TGFBR2 等基因突变也会导致类似于 MFS 的 LDS 综合征（Loeys-Dietz syndrome）。"修订版 Ghent 标准"（revised Ghent criteria）是目前国际上关于马方综合征的最新版诊断标准，根据病人的骨骼，眼睛，主动脉扩张程度的表型进行评分，评分大于一定数值则可以被确诊。随着二代测序技术的发展，检测 FBN1 基因是否存在突变成了诊断的重要标准。马方综合征病人躯干纤细，肌肉不发达，皮下脂肪薄，主要临床症状包括心血管异常（主动脉特发性扩张、主动脉夹层动脉瘤和二尖瓣异常），骨骼畸形（蜘蛛指、脊柱弯曲、指腕关节活动度过大、鸡胸、漏斗胸、扁平足），眼部异常（晶状体脱位、高度近视、青光眼、视网膜剥离、虹膜炎等），皮肤改变（皮纹增宽或有萎缩性皮纹）以及神经系统病变（蛛网膜下腔出血和颈内动脉瘤所致的压迫症状动脉瘤引起的癫痫大发作）。一直以来因其成聚集性发病，发病突然，结局凶险，而使得受累病人及家庭背负沉重的心理压力及经济负担。

365. 什么是软骨发育不全？

软骨发育不全（Achondroplasis，ACH；OMIM #100800）又称胎儿型软骨营养障碍或软骨营养障碍性侏儒，在家系中以常染色体显性遗传。该疾病在人群中的发病频率为（1/26000～1/28000）。该疾病是由于位于4号染色体上的编码成纤维生长因子受体3基因的FGFR3变异所导致。ACH病人身材矮小（短肢型侏儒）、头颅大、前额突出、肢体近端缩短（海豹肢），以及手指呈三叉戟状是软骨发育不全的特征性体征，临床诊断须进行影像学检查（颅盖大、前额突出、腰椎前凸、坐骨小切迹狭窄、干骺端成波浪状），FGFR3基因检测可以辅助确诊。临床表现为特殊类型的侏儒–短肢型侏儒（主要以长骨如股骨、肱骨缩短为主），此外，头颅增大、脊柱胸椎后凸、腰椎前凸、胸腔扁而小、肋骨短、手指呈三叉戟状。该病100%外显，病人在婴儿期或儿童期即可确诊。

366. 什么是躯干发育不良？

躯干发育不良（Campmelicdysplasia，CD；OMIM# 114290）是一种骨骼发育不良性疾病，该疾病在家系中以常染色体显性遗传。目前，该疾病在人群中的发病率并没有明确的统计数据。该疾病是由SOX9基因突变导致，以新生突变为主。特征性表现为身材矮小，特殊面容（小且扁平状的脸、鼻梁塌陷、小下颚、眼距较宽、唇腭裂、低耳位及畸形耳朵），长骨短而弯曲成弓形，有X或O形腿，畸形足。CD病人还有一些其他症状，如喉气管软化导致呼吸困难，性别不明或者男性46，XY染色体核型却表现为女性，进行性的脊柱侧弯和听觉受损，多数患儿在刚出生时死亡。该疾病迄今无特异性治疗方法，只能对症和支持治疗。患儿进食困难者，可使用进食相关辅具协助，因胸廓畸形需注意呼吸功能是否正常，必要时可用呼吸辅助用具，脊椎侧弯导致肺功能受损者，依照病人状况提供支撑装置或者进行外科手术，并处理畸形足及骨骼弯曲等相关问题。患儿的腭裂需要手术矫正，46，XY染色体核型的女性性腺无法发育为卵巢，通常建议此类病人进行手术移除，降低因性腺发育不完全增加卵巢肿瘤发生的概率。听力受损的病人应当予以听力辅助，患儿失聪及心脏衰弱的危险性会逐年提高，建议需持续追踪听力及心脏功能，定期监测病人的生长和脊柱的弯曲情况。

367. 什么是颅锁骨发育不全？

颅锁骨发育不全（cleidocranial dysplasia，CCD；OMIM#119600）是一种罕见的以骨化不良为特点的骨骼系统疾病，遗传方式为常染色体显性遗传，染色体6p21的RUNX2基因

（又称为 CBFA1 基因）是目前唯一已知的与 CCD 相关的基因，60%~70% 的病人能检测到 RUNX2 基因突变，该病发病率为 1/1000000。CCD 以先天性全身性膜性骨骨化不全导致的颅顶骨与锁骨发育障碍为主要特征，可多骨或单骨受累。除发生在锁骨和颅骨以外，还伴有牙齿异常、耻骨发育不全等。关节松弛，个别重症者合并脊柱畸形、传导性耳聋等。颅锁骨发育不全临床诊断不难，主要依据特殊症状、体征与多骨 X 线检查即可确诊。当患儿同时具备锁骨发育不良或缺失、囟门未闭和恒牙数目增多时，临床即可确诊颅锁骨发育不全，几乎不需要与其他综合征鉴别。本病畸形虽复杂，但多数患儿智力正常，生活及劳动不受影响，很少引起严重的功能障碍，不需特殊治疗。合并肢体畸形影响活动时或者因锁骨残端压迫肱动脉或臂丛神经时，可手术切除锁骨残端，解除压迫。乳牙不按时脱落者拔除乳牙及多生牙，正畸及修复联合治疗。

368. 什么是成骨不全症？

　　成骨不全症（osteogenesisimperfecta，OI）是一种累及骨骼、肌腱、筋膜、韧带、牙本质和巩膜等部位的结缔组织病。OI 遗传异质性高，大部分为常染色体显性遗传，常染色体隐性遗传比较少见。常染色体显性遗传的 OI 主要由编码 I 型胶原蛋白 α 链的基因 COL1A1 或 COL1A2 突变导致胶原结构缺陷所致，常染色体隐性遗传 OI 比较少见，主要由于编码 3-羟化酶复合体及其他参与胶原翻译后修饰或转运的分子伴侣基因突变引起胶原蛋白翻译后修饰或胶原转运异常导致（见下表），该病发病率约为 1/25000 ~ 1/10000。OI 临床表型变异度大，典型特征为骨骼脆性增加，故又称脆骨病，受累者身材矮小、长骨弓形弯曲、脊柱侧凸或后凸、关节过度伸展或松弛和病理性骨折等，皮肤和巩膜变薄，呈半透明，可透见部分脉络膜使巩膜呈蓝色，同时可伴有听力丧失或牙齿发育不良。成骨不全症临床诊断不难，主要依据家族史、反复发作的骨折史和骨骼畸形以及蓝巩膜等体征即可确诊。此外，可进行听力检测和尿氨酸检查或胶原分解标志物以及基因测序来辅助诊断。

类型	OMIM	遗传方式	致病基因
OI1	#166200	AD	*COL1A1*
OI2	#166210	AD	*COL1A1*，*COL1A2*
OI3	#259420	AD	*COL1A1*，*COL1A2*
OI4	#166220	AD	*COL1A1*，*COL1A2*
OI5	#610967	AD	*IFITM5*
OI6	#613982	AR	*SERPINF1*

续表

类型	OMIM	遗传方式	致病基因
OI7	#610682	AR	*CRTAP*
OI8	#610915	AR	*P3H1*
OI9	#259440	AR	*PPIB*
OI10	#613848	AR	*SERPINH1*
OI11	#610968	AR	*FKBP10*
OI12	#613849	AR	*SP7*
OI13	#614856	AR	*BMP1*
OI14	#615066	AR	*TMEM38B*
OI15	#615220	AR	*WNT1*
OI16	#616229	AR	11p11 区域 *CREB3L1* 和 *DGKZ* 等连续基因缺失
OI17	#616507	AR	*SPARC*

369. 什么是短指（趾）畸形？

短指（趾）（brachydactyly，BD）是由于指（趾）骨、掌（跖）骨发育异常导致指（趾）缩短畸形，一般为常染色体显性遗传。非综合征性 BD 分为 A-E 五型，每型又陆续被分成若干亚型，各类型的致病基因及主要特征见下表该病发病率为 2% 左右，其中 A3 和 D 型较为常见，其他类型相对罕见，大部分病人有家族史，短指（趾）畸形病人后代有 50% 概率为患儿。如家系内致病基因突变已知，则可进行产前诊断。但对于孤立性短指通常不建议此项检查。畸形严重的病人通过骨延长或再造手术改善手功能。

类型	OMIM	致病基因	临床表现
BDA1	#112500	IHH	
BDA2	#112600	*BMPR1B*，*BMP2*，*GDF5*	
BDA3	#112700	—	中节指（趾）骨缩短、缺失或与远节指（趾）
BDA4	#112800	—	骨融合，有时还会累及掌（跖）骨
BDA5	#112900	—	
BDA6	#112910		

类型	OMIM	致病基因	临床表现
BDB1	#113000	ROR2	为 BD 中最严重的一类，主要特点为远节指
BDB2	#611377	NOG	（趾）骨缩短，常伴有指（趾）甲发育不良、中节指（趾）骨缩短和指（趾）间关节粘连，病人多有并指（趾）（第 2～3 并趾常见）
BDC	#113100	GDF5	主要为第 2、3 和 5 指中节指骨缩短，近节指骨分节过多，可有身材矮小
BDD	#113200	HOXD13	拇指（趾）远节指（趾）骨短宽畸形
BDE1	#113300	HOXD13	一个或多个掌（跖）骨缩短，部分病人中度矮
BDE2	#613382	PTHLH	小，颜面圆形，并可伴发其他骨骼异常

370. 什么是并指（趾）畸形？

并指（趾）（syndactyly，SD）是由于指/趾间骨性或软组织融合形成的肢端畸形，SD 主要是常染色体显性遗传，分为五种类型，致病基因及临床表现见下表。该病发病率为 1/2000，其中 50% 为双侧发病，10%～40% 有家族遗传史。并指（趾）畸形家系中病人表型复杂，存在明显的表现度差异，携带相同基因突变的同一家族的不同病人，并指（趾）畸形的严重程度并不相同，不同病人间甚至同一病人不同手、足间表型都可能有差异，并且有不完全外显，即携带致病基因，但没有临床表型。畸形严重的病人采取手术治疗。

类型	OMIM	致病基因	临床表现
I 型	#185900	2q35 区域重复	最为常见，其主要特征为 3～4 指和 2～3 趾并指（趾）
II 型	#186000	HOXD13	即并多指（趾），表现为 3～4 指和 4～5 趾并指（趾），蹼中第 4 指和第 5 趾部分或完全多指（趾）畸形
III 型	#186100	GJA1	双侧 4～5 指并指，多为软组织并指，偶有远节指骨融合，第 5 指中指骨缺失或发育不良，一般足不受累
IV 型	#186200	LMBR1	软组织形成双侧完全并指（趾），双手具 6 根指骨和 6 根掌骨，双手指弯曲为杯状
V 型	#186300	HOXD13	表现为 4～5 掌骨和 3～4 跖骨的融合，4～5 指及 3～4 趾软组织并指（趾）

371. 什么是多指（趾）畸形？

多指（趾）（polydactyly）是正常指（趾）以外的赘生指（趾）或指（趾）的孪生畸形。常染色体显性遗传为主，但并非完全外显，也有隐性遗传的报道，该病发生率约为1/1000。多指（趾）可分为指（趾）骨赘生或单纯软组织成分赘生或伴有掌（跖）骨赘生畸形，单纯性多指（趾）畸形主要分轴前、轴后和中央型多指（趾）三大类，轴后多指（趾）最常见，轴前多指（趾）次之，中央型多指（趾）最少见。轴后多指（趾）（postaxialpolydactyly，PAP）可分为两型PAP-A和PAP-B。PAP-A根据染色体位置不同又细分为7个亚型，轴前多指（preaxialpolydactyly，PPD）根据临床表型分I～IV四型（见下表）：I型（OMIM174400）双重拇指/趾；II型（OMIM174500）3指骨拇指/双重拇趾；III型（OMIM174600）拇指缺失，并有多余的单个或两个轴前指；IV型（OMIM 174700）宽拇指。PPD-II是由位于LMBR1基因第5内含子的SHH调控元件ZRS突变引起，PAP-A1和PPD-IV由GLI-3基因突变引起，PAP-A6和PAP-A7分别由ZNF141和IQCE纯合突变导致。中央型多指（趾）至今未发现相关的致病基因，在OMIM中也没有收录。多指（趾）畸形可采取手术治疗方案，切除多余的指（趾）。

类型		OMIM	基因或染色体定位
轴后多指（趾）	A PAP-A1	174200	7p14.1，GLI3
	PAP-A2	602085	13q21 - q32
	PAP-A3	607324	19p13.2 - p13.1
	PAP-A4	608562	7q22
	PAP-A5	263450	13q13.3 - q21
	PAP-A6	615226	4p16.3，ZNF141
	PAP-A7	617642	7p22，IQCE
	B	174200	7p14.1，GLI3
轴前多指（趾）	I 型	174400	－
	II 型	174500	7q36，LMBR1
	III 型	174600	－
	IV 型	174700	7p14.1，GLI3

372. 什么是维生素 D 依赖性佝偻病？

维生素 D 依赖性佝偻病主要分为两型：VDDR1，即假性维生素 D 缺乏症，和VDDR2，即遗传性抗维生素 D 佝偻病。本病为常染色体隐性遗传。主要表现为骨骼发育不良，包括骨的软化变脆，患儿易骨折，可行走的患儿发生腿部弯曲。婴儿出生数月后儿童佝偻病的发病率约为1/200000，但多数患儿均由阳光照射不足而致病，由遗传缺陷导致的佝偻病占比例较低。VDDR1 和 VDDR2 各自的发病率目前不明。依据致病基因不同，又可细分为 VDDR1A、VDDR1B、VDDR2A、VDDR2B 几型。VDDR1 的致病基因为编码25（OH）D3-1α 羟化酶的 CYP27B1，其功能为骨化三醇，即维生素 D 转化为具有活性的形式；VDDR2 的致病基因为编码维生素 D 受体的 VDR。正常条件下，骨化三醇与维生素 D 受体结合，形成复合物结合 DNA 的特定区域，调节维生素 D 应答基因的表达活性。两基因的突变均可在导致代谢产物1，25－（OH）2D3 的合成障碍或其受体的功能异常，从而引起骨盐沉积障碍与其他相关临床症状。本病常见于儿童，患儿出生时表现正常，出生后12周可出现症状。临床表现包括骨骼矿化不良，骨压痛，易骨折。牙齿发育不良，易于磨损或断裂。肠道钙吸收障碍，低钙血症，严重的肌无力。继发甲状旁腺功能亢进，血液甲状旁腺素升高，磷的肾清除率升高及低磷酸盐血症。VDDR1 和 VDDR2 可通过血液中骨化三醇的高低进行鉴别诊断，VDDR1 病人骨化三醇水平异常降低，而 VDDR2 病人则异常升高。

分型	遗传方式	表型 OMIM 编号	相关基因
VDDR1A	AR	#264700	CYP27B1
VDDR1B	AR	#600081	CYP2R1
VDDR2A	AR	#277440	VDR
VDDR2B		%600785	未知

373. 什么是先天性白内障？

先天性白内障指出生时即表现出或开始产生晶状体浑浊症状，其临床表型的变异度较大，部分病人的晶体浑浊不会进行性加重，且对视力影响较小。而另一部分病人可有严重的视力障碍。先天性白内障可单侧或双侧发病，发病率为（1~6）/10000，是发病率最高的可治疗视力障碍，近10%的先天性失明患儿为先天性白内障所致。通常，约1/3的先天性白内障为某种综合征的表型之一，另有1/3为独立的遗传性状，其余患病原因不明。双侧先天性白内障更多是由代谢疾病所致。先天性白内障可分型为完全性和不完全性白内障，由于晶状体混浊的部位、形态和程度不同，因此视力障碍的表现形式不同。核性白内障、全白内障的视力障碍明显，多为双眼患病。绕核性、前极性白内障对视力影响较小，可不进行治疗。后极白内障为晶状体后极部浑浊，对视力有一定程度影响。多数可遗传的先天性白内障呈常染色体显性遗传，外显率高。少数为常染色体隐性遗传及 X 染色体隐性遗传。大约 50% 的先天性白内障表现出相当强的遗传异质性，相关基因包括编码 α 缝隙连接通道蛋白家族中的 α_3、α_8 连接蛋白基因 GJA3，GJA8，两基因突变可导致晶状体纤维细胞的缝隙连接和代谢异常。MIP 是跨膜水通道蛋白 aquaporin 家族中的一员，位于细胞膜上并参与水分子的快速跨膜转运，其编码基因突变可导致水的转运异常。以上两基因变异可引发晶状体浑浊，占全部先天性白内障的约 50%。对于有先天性白内障连续传递家族史的家庭来说，应尤其注意新生儿的眼部有无白内障表型或视力异常。

分型	遗传方式	表型 OMIM 编号	相关基因
Cataract 8，multiple types	AD	115665	CTRCT8
Cataract 6，multiple types	AD	116600	EPHA2
Cataract 34，multiple types		612968	FOXE3
Cataract 1，multiple types	AD	116200	GJA8
Cataract 29，coralliform	AD	115800	CTRCT29
Cataract 27，nuclear progressive		607304	CTRCT27
Cataract 4，multiple types	AD	115700	CRYGD
Cataract 2，multiple types	AD	604307	CRYGC
Cataract 39，multiple types, autosomal dominant	AD	615188	VCRYGB
Cataract 42	AD	115900	CRYBA2
Cataract 18，autosomal recessive	AR	610019	FYCO1
Cataract 12，multiple types	AD	611597	BFSP2
Cataract 20，multiple types	AD	116100	CRYGS
Cataract 41	AD	116400	WFS1
Cataract 13 with adult i phenotype	AR	116700	GCNT2
Cataract 46，juvenile-onset	AR	212500	LEMD2
{Cataract 28，age-related cortical, susceptibility to}		609026	CTRCT28
Cataract 38，autosomal recessive	AR	614691	AGK
Cataract 26，multiple types		605749	CTRCT26
Cataract 36	AR	613887	TDRD7

续表

分型	遗传方式	表型 OMIM 编号	相关基因
Cataract 30, pulverulent	AD	116300	*VIM*
Cataract 11, syndromic	AD	610623	*PITX3*
Cataract 11, multiple types	AD	610623	*PITX3*
Cataract 16, multiple types	AD, AR	613763	*CRYAB*
Cataract 15, multiple types	AD	615274	*MIP*
Cataract 37, autosomal dominant	AD	614422	*CTRCT37*
Cataract 14, multiple types	AD	601885	*GJA3*
Cataract 32, multiple types	AD	115650	*CTRCT32*
Cataract 25		605728	*CTRCT25*
Cataract 5, multiple types	AD	116800	*HSF4*
Cataract 21, multiple types	AD	610202	*MAF*
Cataract 24, anterior polar	AD	601202	*CTRCT24*
Cataract 10, multiple types	AD	600881	*CRYBA1*
Cataract 43	AD	616279	*UNC45B*
Cataract 7	AD	115660	*CTRCT7*
Cataract 35, congenital nuclear	AR	609376	*CTRCT35*
Cataract 45	AR	616851	*SIPA1L3*
Cataract 19, multiple types	AR	615277	*LIM2*
Cataract 33, multiple types	AD, AR	611391	*BFSP1*
Cataract 31, multiple types	AD	605387	*CHMP4B*
Cataract 9, multiple types	AD	604219	*CRYAA*
Cataract 44	AR	616509	*LSS*
Cataract 22	AD, AR	609741	*CRYBB3*
Cataract 3, multiple types	AD	601547	*CRYBB2*
Cataract 17, multiple types	AD, AR	611544	*CRYBB1*
Cataract 23		610425	*CRYBA4*
Cataract 40, X-linked	XL	302200	*NHS*

374. 什么是先天性无虹膜?

先天性无虹膜是一种先天性虹膜发育不良疾病，其发病率约为1/64000～1/96000，通常为双眼发病，表现为虹膜组织的发育不全，一般在前房角镜下可见残存的虹膜根部。可累及角膜、前房角、晶体、视网膜及视神经。虹膜发育不全本身并非本病影响视功能的最主要因素，而与黄斑、视神经发育不良、并发白内障、青光眼等有较密切关系。无虹膜也可为全身性缺陷的表型之一，其余包括智力发育障碍、先天性生殖器异常、Wilms瘤等。绝大多数先天性无虹膜遗传方式为常染色体显性遗传且几乎完全外显，但具有一定的表现度变异。PAX6 基因是先天性无虹膜的主要相关基因，为调控眼部及多种感觉器官、特定神经组织、外胚层组织发育的重要基因。PAX6 蛋白为一种转录因子，于神经外胚层接受较弱的 sonic hedgehog（SHH）信号和较强的 TGF-β 信号时产生表达，调控组织器官发育。如发生突变则可产生一系列的眼部疾病表型。此外，邻近 PAX6 基因的 ELP4 基因内含子中，存在一 PAX6 的顺式调控元件。当此区域发生杂合突变时，亦可产生先天性无虹膜表型。对于患有先天性无虹膜且有生育需求的父母来说，应在生育前进行遗传咨询。对携带已知致病突变的父母来说，在怀孕期间可进行产前基因检测，以尽早对胎儿进行诊断。先天性无虹膜症往往眼部条件复杂，50%～85% 的病人并发白内障。此类病人特别是婴幼儿病人的手术治疗效果较差，目前的治疗存在较大困难。

分型	遗传方式	表型 OMIM 编号	相关基因
Aniridia 1	AD	106210	PAX6
Aniridia 2	AD	617141	ELP4
Aniridia 3	AD	617142	TRIM44

375. 什么是视网膜色素变性?

视网膜色素变性是指以视网膜感光细胞进行性受损为特征的一组疾病。此疾病是遗传性视网膜退行性变的最常见类型，其发病率约为1/4000。由于视杆细胞的功能受损，病人早期症状为夜盲症，进而表现为周围视野缺损，最终进展为中央视力丧失导致失明，其发病与病人年龄无关。视网膜色素变性可独立发生或合并其他表型，如合并耳聋称为 Usher 综合征，合并眼肌麻痹、吞咽困难、共济失调、心脏传导阻滞则见于 Kearns-Sayre 综合征等。有多种基因的突变均可导致视网膜色素变性，全部视网膜色素变性病人的 15%～25% 表现为常染色体显性遗传，5%～20% 表现为常染色体隐性遗传，5%～15% 为 X 染色体隐性遗传，还有少数病人表现为双基因和线粒体遗传。最初发现的疾病基因为编码视紫红质的 RHO。目前，已有 100 多种 RHO 突变已被确认，约占全部视网膜色素变性的 15%。常染色体隐性遗传模式的相关基因目前已发现超过 45 种，例如在 Usher 综合征中，有 10%～15% 由 USH2A 基因纯合突变导致。本病的 X 连锁隐性遗传模式致病基因有 6 种，其中最常见的为 RPGR 和 PR2。目前，视网膜色素变性还没有根本的治疗手段。但多种具有前景的治疗方法正在接受评估，例如维生素 A，DHA，叶黄素的补充药物对疾病进程可能的延缓作用。

分型	遗传方式	表型 OMIM 编号	相关基因
Retinitis pigmentosa 59	AR	613861	DHDDS
Retinitis pigmentosa 76	AR	617123	POMGNT1
Retinitis pigmentosa 20	AR	613794	RPE65
Retinitis pigmentosa 19	AR	601718	ABCA4
Retinitis pigmentosa 32		609913	RP32
Retinitis pigmentosa 18	AD	601414	PRPF3
Retinitis pigmentosa 35	AD, AR	610282	SEMA4A
Retinitis pigmentosa-12, autosomal recessive	AR	600105	CRB1
Retinitis pigmentosa 67	AR	615565	NEK2
Retinitis pigmentosa 39		613809	USH2A
Retinitis pigmentosa 75	AR	617023	AGBL5
Retinitis pigmentosa 58	AR	613617	ZNF513
Retinitis pigmentosa 71	AR	616394	IFT172
Retinitis pigmentosa 54		613428	C2orf71
Retinitis pigmentosa 28		606068	FAM161A
Retinitis pigmentosa 33	AD	610359	SNRNP200
Retinitis pigmentosa 38	AR	613862	MERTK
Retinitis pigmentosa 26		608380	CERKL
Retinitis pigmentosa 47		613758	SAG
Retinitis pigmentosa 55		613575	ARL6
Retinitis pigmentosa 56	AR	613581	IMPG2

续表

分型	遗传方式	表型 OMIM 编号	相关基因
Retinitis pigmentosa 4, autosomal dominant or recessive	AD, AR	613731	*RHO*
Retinitis pigmentosa 61		614180	*CLRN1*
Retinitis pigmentosa 68	AR	615725	*SLC7A14*
Retinitis pigmentosa-40	AR	613801	*PDE6B*
Retinitis pigmentosa 41	AR	612095	*PROM1*
Retinitis pigmentosa 49		613756	*CNGA1*
Retinitis pigmentosa 29	AR	612165	*RP29*
Retinitis pigmentosa 43		613810	*PDE6A*
Retinitis pigmentosa 62	AR	614181	*MAK*
Retinitis pigmentosa 14	AR	600132	*TULP1*
Retinitis pigmentosa 48		613827	*GUCA1B*
Leber congenital amaurosis 18	AD, AR	608133	*PRPH2*
Retinitis pigmentosa 7 and digenic	AD, AR	608133	*PRPH2*
Retinitis pigmentosa 25		602772	*EYS*
Retinitis pigmentosa 63	AD	614494	*RP63*
Retinitis pigmentosa 42	AD	612943	*KLHL7*
Retinitis pigmentosa 9	AD	180104	*RP9*
Retinitis pigmentosa 10	AD	180105	*IMPDH1*
Retinitis pigmentosa 73	AR	616544	*HGSNAT*
Retinitis pigmentosa 1	AD, AR	180100	*RP1*
Retinitis pigmentosa 64	AR	614500	*C8orf37*
Cone-rod dystrophy 16	AR	614500	*C8orf37*
Retinitis pigmentosa 31		609923	*TOPORS*
Retinitis pigmentosa 70	AD	615922	*PRPF4*
Retinitis pigmentosa 66	AR	615233	*RBP3*
Retinitis pigmentosa 65	AR	613660	*CDHR1*
Cone-rod dystrophy 15	AR	613660	*CDHR1*

分型	遗传方式	表型 OMIM 编号	相关基因
Retinitis pigmentosa 44		613769	RGR
Retinitis pigmentosa 72	AR	616469	ZNF408
Retinitis pigmentosa-50		613194	BEST1
Retinitis pigmentosa, concentric		613194	BEST1
Retinitis pigmentosa 7, digenic	AD, AR	608133	ROM1
Retinitis pigmentosa 27	AD	613750	NRL
Leber congenital amaurosis 13	AR	612712	RDH12
Retinitis pigmentosa 51	AR	613464	TTC8
Retinitis pigmentosa 37	AD, AR	611131	NR2E3
Retinitis pigmentosa 22		602594	RP22
Retinitis pigmentosa 74	AR	616562	BBS2
Retinitis pigmentosa 45	AR	613767	CNGB1
Retinitis pigmentosa 13	AD	600059	PRPF8
Retinitis pigmentosa 17	AD	600852	CA4
Retinitis pigmentosa 36		610599	PRCD
Retinitis pigmentosa 30		607921	FSCN2
Retinitis pigmentosa 57	AR	613582	PDE6G
Retinitis pigmentosa 77	AR	617304	REEP6
Retinitis pigmentosa 78	AR	617433	ARHGEF18
Retinitis pigmentosa 11	AD	600138	PRPF31
Retinitis pigmentosa 46		612572	IDH3B
Retinitis pigmentosa 69	AR	615780	KIZ
Retinitis pigmentosa 60	AD	613983	PRPF6
Retinitis pigmentosa 23	XLR	300424	OFD1
Retinitis pigmentosa, X-linked recessive, 6	XL	312612	RP6
Retinitis pigmentosa 3		300029	RPGR
Retinitis pigmentosa 2	XL	312600	RP2
Retinitis pigmentosa 24		300155	RP24

续表

分型	遗传方式	表型 OMIM 编号	相关基因
Retinitis pigmentosa 34		300605	*RP34*
Retinitis pigmentosa, Y-linked	YL	400004	*RPY*
Retinitis pigmentosa		268000	*RP*

376. 什么是外胚层发育不良？

外胚层发育不良是一种极为罕见的遗传病，新生儿时期即确诊或有家族史者更为罕见，通常不影响寿命。目前全球共有约 7000 名外胚层发育不良病人，在高加索人种中显著高发。本病是由外胚层结构发育不良造成的一组综合征，病人之间有时表现为多种高度相似的症状，但仍具有较强的遗传异质性。病人的疾病诊断和家族传递方式的确认通常依赖于家族成员的医疗史。外胚层发育不良的诊断依据是两种或以上外胚层器官的可遗传异常表型，可有如下临床症状：病人常见毛囊异常，其头皮和体表毛发可能较细、稀疏、颜色浅，生长缓慢，易折断或形态弯曲，但男性病人胡须可不受累。病人指（趾）甲可能较厚，形态异常，甲板中央凹陷，生长缓慢且易碎。汗腺与皮脂腺较少，皮肤菲薄、干燥，掌跖角化过度。牙齿缺损或牙体发育不良。唾液腺的分泌能力可较正常人下降 5～15 倍。颅面部表型包括额头隆起、长且突出的下颌、较宽的鼻部等。眼部的表型可包含眼部干燥、白内障和视力障碍。目前，外胚层发育不良可由遗传方式分为常染色体显性、常染色体隐性、X 染色体连锁遗传几类。本病的致病机制尚不完全清楚，其不同的综合征类型与不同的基因相关，例如 Hay-Wells 综合征、Rapp-Hodgkin 综合征、EEC 综合征与 TP63 关联；闭汗型外胚层发育不良与 EDA、EDAR、EDARADD 关联；外胚层发育不良伴脆性皮肤病与 PKP1 关联等。目前本病无根治疗法，主要针对其症状进行合理的支持治疗手段，使其适应环境。

分型	遗传方式	表型 OMIM 编号	相关基因
Ectodermal dysplasia 12, hypohidrotic/hair/tooth/nail type	AD	617337	*KDF1*
Ectodermal dysplasia 11B, hypohidrotic/hair/tooth type, autosomal recessive	AR	614941	*EDARADD*
Ectodermal dysplasia 11A, hypohidrotic/hair/tooth type, autosomal dominant	AD	614940	*EDARADD*

续表

分型	遗传方式	表型 OMIM 编号	相关基因
Ectodermal dysplasia 10B, hypohidrotic/hair/tooth type, autosomal recessive	AD	224900	*EDAR*
Ectodermal dysplasia 10A, hypohidrotic/hair/nail type, autosomal dominant	AR	129490	*EDAR*
Ectodermal dysplasia 3, Witkop type	AD	189500	*MSX1*
Ectodermal dysplasia 5, hair/nail type	AR	614927	*ECTD5*
Ectodermal dysplasia 4, hair/nail type	AR	602032	*KRT85*
Ectodermal dysplasia 7, hair/nail type	AR	614929	*KRT74*
Ectodermal dysplasia 9, hair/nail type	AR	614931	*HOXC13*
Ectodermal dysplasia 2, Clouston type	AD	129500	*GJB6*
Ectodermal dysplasia 6, hair/nail type	AR	614928	*ECTD6*
Ectodermal dysplasia 8, hair/tooth/nail type	AR	602401	*ECTD8*
Ectodermal dysplasia 13, hair/tooth type	AR	617392	*KREMEN1*
Ectodermal dysplasia 1, hypohidrotic, X-linked	XLR	305100	*EDA*

377. 什么是着色性干皮病?

着色性干皮病（xeroderma pigmentosum, XP）的特点是暴露处皮肤色素改变，伴角化或萎缩及癌变。多见于皮肤色素较深的人种，一般为常染色体隐性遗传，偶有性连锁隐性遗传，是由核酸内切酶缺陷造成 DNA 修复功能异常所致。目前已知的致病基因包括 *XPA*（XPA, OMIM#278700）、*ERCC3*（XPB, OMIM#610651）、*XPC*（XPC, OMIM#278720）、*ERCC2*（XPD, OMIM#278730）、*DDB2*（XPE, OMIM#278740）、*ERCC4*（XPF, OMIM#278760）、*ERCC5*（XPG, OMIM#278780）、*polη*（XPV, OMIM#278750）。由于上述基因突变导致皮肤部位细胞缺乏核苷酸切除修复（NER）功能，而使日光损伤的 DNA 不能正常修复导致本病。该病的临床表现为初起在暴露部如面、唇、结膜、颈部及小腿等处出现雀斑和皮肤发干，类似日光性皮炎，继而皮肤发红，之后出现持久性网状毛细血管扩张。在红斑基础上可发生大小不等的灰色或灰褐色色素斑片，雀斑样皮损或点状色素脱失斑。有时可见结痂性和大疱性损害。严重者可在3~4年内出现恶变的肿瘤，多为基底细胞癌，鳞癌或黑色素瘤，且为多发性，可因广泛转移导致死亡。病人毛发及指甲常正常，牙齿可有缺陷。该病病人20岁前在日晒部位发生皮肤肿瘤的概率比正常人高1000倍。眼损害可见于80%的病人。此外，可有畏光，眼睑外翻和下睑损毁致球结膜暴露等表现。结膜可有色素斑，血管性翼状胬肉，角膜混浊等。病人发育差，体型矮小，很多病人智力显著迟钝。对典型病例根据临床特点即可诊断该病。对不典型症状而临床怀疑时，可检测非程序DNA合成（UDS）的水平，即不发生在细胞周期的S期DNA合成。如UDS水平高，表明NER的活性也高。在XP病人中，NER给你受损，则UDS比正常人低。该方法能快速可靠地诊断XP。基因检测NER相关基因突变是确诊XP的有效方法，可为产前诊断提供帮助。XP病人应防止日光照射，可外涂避光软膏，如25%二氧化钛霜等，内服维生素A及烟酰胺或硫酸锌。如发现肿瘤应早期手术切除。

378. 什么是鱼鳞病？

鱼鳞病（ichthyosis）是一组以非炎性鳞屑为特征的遗传性疾病。目前已经发现至少有15个不同的基因可导致鱼鳞病，它们在临床表现、病理改变和病因学上均存在很大异质性的角化异常。这些导致鱼鳞病的基因控制结构蛋白、脂质代谢、蛋白分解代谢、过氧化物酶体传送和加工处理及DNA的修复等。寻常型鱼鳞病（ichthyosis vulgaris，OMIM #146700）和X连锁鱼鳞病（X-linked recessive ichthyosis，XLRI，OMIM #308100）是最常见的鱼鳞病类型，估计发病率分别为1/250和1/6000（男性）。常染色体隐性先天性鱼鳞病罕见，总发病率估计约为1/200000。寻常鱼鳞病或显性遗传寻常鱼鳞病（dominant inherited ichthyosis vulgaris）的发病特征：常染色体显性遗传，常在生后3~12个月内发病。分布于背及四肢伸面，下肢尤甚，屈侧常不受累，幼儿可累及前额及面部。无自觉症状，冬季加重，轻症病人仅在冬季表现皮肤干燥；严重者类似于板层样鱼鳞病。夏季减轻，病人可有湿疹、鼻炎和哮喘，部分病人随年龄增长可改善。其皮肤损害常表现为细小白色鳞屑，呈菱形或多角形鳞屑，对称紧贴皮肤上，其边缘轻度游离，头发可有糠状脱屑，臀及四肢伸面出现毛囊性角化丘疹，掌跖常有角化过度、线状皲裂和掌纹加深等。不同类型的鱼鳞病有不同的遗传方式，目前有15个不同的基因与先天性鱼鳞病相关。其中寻常鱼鳞病由丝聚蛋白基因（FLG）功能丧失性突变所致，以常染色体半显性方式遗传，不完全外显。有一个突变等位基因的个体表型轻微，而两个等位基因都突变临床表型较为严重。X连锁隐性鱼鳞病通常影响男性后代，这些个体从其无症状的基因突变携带者母亲那里遗传了带有突变基因的X染色体。XLRI是由位于Xp22.3的STS基因突变所致，该基因编码类固醇硫酸酯酶，此酶能水解硫酸酯，包括胆固醇硫酸盐和硫酸类固醇激素。

在大多数情况下，突变是完全基因缺失，不过约10%的病例会出现单纯的点突变。罕见情况下，基因缺失会扩展到相邻的基因，导致相邻基因综合征。目前无根治方法，治疗目的是缓解症状，增加角质层含水量和促进正常角化。全身治疗，可试用维生素A、13-顺维甲酸或氨甲蝶呤。局部可用增加角质层含水量，去除过度角化的物质。有感染可外用抗生素软膏。中药治疗以祛屑生新，荣肌润肤，改善血液微循环系统，强化皮肤新陈代谢，调节人体自生免疫功能为主。

379. 什么是掌跖角化病？

掌跖角化病（Palmoplantar keratoderma）又称角胼胝，由于掌跖部位蛋白形成过度而产生局限性或者弥漫性掌跖增厚的一组慢性角化性皮肤病。掌跖角化病可分为遗传性掌跖角化病和获得性掌跖角化病。遗传性掌跖角化病可为常染色体显性、隐性或性连锁遗传。中斑状和纹状掌跖角化病（OMIM #148600）为常染色体显性遗传，致病基因位于15q22.23 – q23 的 AAGAB 基因。遗传基因位于常染色体上，并由显性基因控制的遗传方式。婴儿接受来自父母一方的致病基因即可发病。患儿既可以是患病父母基因表达的结果，也可以是新的基因突变发生所致。表皮松解性掌跖角化病（OMIM #144200）多为常染色体显性遗传，由编码角蛋白9（KRT9）的基因突变引起。角蛋白以中间纤维的形式构成细胞骨架，是表皮和毛发角质形成细胞内的主要结构蛋白。根据角蛋白分子量、等电点及极性的不同，分为 I 型角蛋白和II型角蛋白两大类。其中 I 型角蛋白（主要蛋白为K9 ~ K20，K18 除外，Hal—Ha8），呈酸性，基因成簇地分布在染色体 17q12 – q2l 上，具有 8 个外显子和 7 个内含子；II型角蛋白（主要蛋白为 K1 ~ K8 和 Hbl ~ Hb6），呈中性或碱性，基因成簇地位于染色体 12q11 – q14 上，具有 9 个外显子和 8 个内含子。弥漫性掌跖角化病（OMIM #607654）由编码角蛋白II（KRT1）的基因突变所引起。该型会遗传给子代且具有遗传异质性。获得性掌跖角化病通常成年发病，无明显家族易感性，如更年期角化病，发生于围绝经期女性，可能与雌激素减少相关，该型不会遗传给子代。弥漫性掌跖角化临床表现为自幼儿时期第 2 ~ 3 个月开始发病，最早的受累部位为双侧掌跖部，表现为皮肤粗糙，1 岁后发展为弥漫性淡黄色角质增厚，质地硬，表面光滑或者有点状角质剥蚀。病情较重者可出现角化过度扩展到掌、跖侧缘及手、足背，甚至累及踝、肘及膝部。可伴有掌跖多汗，指甲、趾甲甲板增厚、浑浊等临床表现。局部机械去除增厚角质可减轻症状，先浸泡皮肤使局部变软，在用刀片削去多余增厚的角质。或者物理治疗应用 PUVA 小剂量 X 线多次照射。口服维 A 酸类药物，可有一定疗效。B-胡萝卜素可以抑制角化细胞增生，但停药后会复发。

380. 什么是遗传性大疱性表皮松解症？

疱性表皮松解（epidermolysis bullosa，EB），又称遗传性大疱性表皮松解，是一组少见的遗传性皮肤病。是由于真皮和表皮或真表皮交界处异常引起。EB 最可靠的患病率和发病率数据来自国家大疱性表皮松解登记处（national epidermolysis bullosa registry，NE-BR），其收录了关于美国 1986～2002 年间约 3300 例 EB 病人的横断面和纵向数据。在1986～1990 年，EB 的患病率估计约为 8/100 万人，发病率为 19/100 万活产。本组疾病的共同特点为：皮肤脆性增加，自发性或轻微创伤后，发生水疱及糜烂，具有遗传性。根据发生部位可以分为：单纯性大疱性表皮松解症（EB simplex，EBS；OMIM#131800）主要表现为手、足、肘、膝等处多次摩擦后，可发生紧张性大疱或水疱，尼氏征阴性，轻度瘙痒，愈合后不留瘢痕。组织病理显示表皮内大疱。交界型大疱性表皮松解症（junc-tional EB，EBJ；OMIM #226700）一般均出现水疱、糜烂、结痂、萎缩性瘢痕。口腔受累导致小口及舌系带缩短。营养不良性大疱性表皮松解症（dystrophic EB，DEB；OMIM#131750）伴有水疱且尼氏征阴性。并不是所有的大疱性表皮松解症都会遗传给子代。单纯型大疱性表皮松解症家族的外显率高，且它是最严重的亚型，疾病在出生时就表现明显。据报道，至少有 11 种亚型的单纯型大疱性表皮松解症，其中有 7 种为常染色体显性遗传。3 种最常见的亚型包括泛发性大疱性表皮松解症（Koebnet）、局限性大疱性表皮松解症（Weber Cockayne）和疱疹样大疱性表皮松解症（Dowling Meata）为常染色体显性遗传。因此可按相应的遗传方式在家系里传递。单纯性大疱性表皮松解症为最常见的 EB 类型，在西方国家中占全部 EB 病例的 75%～85%。绝大多数 EBS 病例的病因为角蛋白基因发生基因突变，从而导致在基底角质形成细胞层形成分离层。罕见变异型由编码 BMZ 其他结构蛋白的基因发生突变导致，其中包括桥粒斑蛋白、血小板亲和蛋白-1、桥粒斑珠蛋白、整合素 A3、A4 和 B4、XVII型胶原蛋白、网蛋白以及肌张力异常蛋白。EBS 为常染色体显性遗传，但也有极少数常染色体隐性遗传的报道。EBS 是由 KRT5 和 KRT14 基因发生显性负性错义突变导致的，该基因编码大部分表达于表皮基底层的角蛋白。基因型-表型分析揭示，影响位于角蛋白分子中心 α 螺旋结构棒状结构的开始（N-末端结构域）或末端（C-末端结构域）保守区的基因突变抑制角蛋白纤维尾对尾聚合并导致细胞骨架严重破坏、对摩擦应力的表皮脆性以及表型。影响保守性较低区域的基因突变，如头部和尾部结构域，会造成纤维形成受损但仍可能部分纤维形成，且会导致较轻表型。部分角蛋白基因突变可能会影响细胞骨架动力或干扰正常的角蛋白翻译后修饰。疾病的严重程度会受到遗传缺陷是纯合子（重型）还是杂合子（较轻型）的影响，还受到点突变类型的影响。尽管大疱性表皮松解症的遗传学基础已被阐明，但仍无有效的治疗方法。目前，最有效的方法是咨询和预防。本病的治疗主要针对其继发感染，原则为精心护理，保护局部，避免外伤、摩擦、受热，防止继发感染。病人应尽量生活在凉快的环境中，避免高温环境。

381. 什么是遗传性耳聋?

遗传性耳聋指的是由于基因和染色体异常所致的耳聋。这种疾病是由父母的遗传物质(包括染色体及位于其中的基因)发生了改变传给后代而引起的耳聋,并且会在子孙后代中以一定数量出现。在每1000个新生儿中就有一位患有先天性耳聋,其中60%以上是由遗传因素引起的,遗传性耳聋的群体发病率已超过0.27%。在所有耳聋病人中,遗传性耳聋约占50%。遗传性耳聋分为综合征性遗传性耳聋(syndromic hearing impairment,SHI)及非综合征性遗传性耳聋(non-syndromic hearing impairment,NSHI)两大类。前者指除了耳聋以外,同时存在眼、骨、肾、皮肤等部位的病变,这类耳聋占遗传性耳聋的30%;后者只出现耳聋的症状,在遗传性耳聋中占70%。常染色体隐性遗传性耳聋(autosomal dominant non-syndromic sensorineural hearing loss,DFNA),其基因座用DFNA表示。DFNA是遗传基因位于常染色体上由隐性基因控制的遗传方式。此类耳聋只有在两个分别来自父母的等位基因均为致聋基因时才出现耳聋。尽管大多不发病,但配偶均为基因携带者,其子女患病的概率为25%。NSHI致病基因包括HAIDI(DFNA1)、GJB3 \ \ KCNQ4(DFNA2)、GJB2 \ \ GJB6(DFNA3)、MYH14(DFNA4)、DFNA5(DFNA5)、α-tectorin(DFNA8)、COCH(DFNA9)、EYA4(DFNA10)、Myosin7A(DFNA11)、α-tectorin(DFNA12)、COLHA2(DFNA13)、POU4F3(DFNA15)、MYH9(DFNA17)和MYQ6(DFNA22)。常染色体显性遗传性耳聋(autosomal recessive non-syndromic sensorineural hearing loss,DFNB)指遗传基因位于常染色体上,并由显性基因控制的遗传方式。婴儿接受来自父母一方的致病基因即可发病。耳聋患儿既可以是患病父母基因表达的结果,也可以是新的基因突变发生所致。基因携带者几乎总是病人,但病人之间临床表现程度有较大差异。其基因座用DFNB表示,目前确定的有60个。遗传性耳聋约80%为常染色体隐性遗传,常见的致病基因为GJB2和SLC26A4。性连锁遗传性耳聋的致病基因位于X染色体上,随X染色体传递,包括隐性遗传和显性遗传。POU3F4为第一个被发现位于X染色体上的致病基因。线粒体基因突变发病率较低,呈母系遗传。已发现的线粒体DNA(mtDNA)突变:961delT/insC(n)、T1095C、C1494T、A1555G、A827G、T1005C、A1116G、G7444A与而毒性药物相关性耳聋有关。12SrRNAm.A1555G在新生儿中发病率为5% -12%。可以通过耳聋的三级预防来预防耳聋的发生。一级预防主要通过孕前及孕早期的筛查及干预避免耳聋出生缺陷的发生。二级预防主要通过产前诊断减少耳聋出生缺陷的发生。三级预防耳聋患儿出生后的及时发现与干预。

三、基因组病

382. 什么是遗传性压迫易感性神经病?

遗传性压迫易感性神经病（hereditary neuropathy with liability to pressure palsies，HNPP；OMIM#162500）是一种少见的常染色体显性遗传的周围神经病，又称腊肠样神经病、家族性复发性多神经病。临床表现为青少年起病，轻微牵拉、压迫后反复出现受累神经支配区域的麻木和肌无力。电生理学检查提示弥漫性神经传导速度减慢。周围神经病理特点为局灶性髓鞘增厚，形似腊肠样结构。也常见节段性脱髓鞘和/或髓鞘再生。发病率不是特别明确，从 7.3/10 万～16/10 万均有报道。85%～90% 的 HNPP 病人中能够发现染色体 17p11.2 上长约 1.5Mb、含有人类周围神经髓鞘蛋白 22（PMP22）基因的大片段缺失。也有少数病人是由 PMP22 基因的点突变引起，这类突变一般能引起 PMP22 翻译提前终止，从而产生无效等位基因，与 PMP22 基因大片段缺失产生相同结果。诊断主要依据临床表现：急性、无痛、反复发作性周围神经麻痹。大部分有家族史，表现为常染色体显性遗传，但也有散发病人出现。电生理及神经病理检查可辅助诊断。DNA 检测到 PMP22 基因缺失或 PMP22 基因无效突变可以确诊 HNPP。HNPP 为常染色体显性遗传，20% 是由新生突变所致。大部分病人有家族史。HNPP 病人的后代患病概率为 50%。因此家系中携带者筛查及病人产前检测十分有必要。

383. 什么是腓骨肌萎缩症 1A 型?

腓骨肌萎缩症（Charcot-Marie-Tooth disease，CMT）是一组最常见的周围神经单基因遗传病，具有高度的临床变异性和遗传异质性。主要临床表现为进行性四肢远端肌无力、肌萎缩、腱反射减弱或消失和感觉减退。CMT1A 型（OMIM#118220）是最常见的亚型，发病率为 1/5000，有 50%～70% 的 CMT1A 为包含 PMP22 基因的17p12–p11 区域约 1.5Mb 的正向串联重复突变引起，还有部分病人为 PMP22 基因点突变引起。诊断基于临床特征、电生理和神经活检，而基因检测可为 CMT 临床亚型的确诊提供依据。诊断标准：①儿童、青少年或成年期起病，病情进行性加重；②临床主要表现为双下肢对称性肌无力、萎缩；③体查可见大腿下 1/3 以下肌萎缩，弓形足，有感觉障碍；④血清肌酶正常；⑤肌电图为神经源性损害；⑥可有家族史。⑦神经电生理特点多以传导速度减慢为主，少数并有复合肌肉动作电位（CMAP）降低。⑧病理特点为有髓纤维密度明显减少，为正常值的 11%～68%，其包括过度髓鞘化、脱髓鞘化的纤维，同时有大量的洋葱头样结构形成，占 27%～100% 的比例。部分显示出轴索变性的证据。CMT1A 为常染色体显性遗传，约 2/3 的先证者有家族史，

1/3 是由新生突变所致。PMP22 基因重复突变及点突变的携带者个体后代患病概率为 50%，均应进行产前诊断。

384. 什么是史密斯·麦格尼斯综合征？

史密斯·麦格尼斯综合征（Smith-Magenis syndrome，SMS；OMIM #182290）是一种相邻基因综合征，遗传方式是常染色体显性遗传，与遗传印记相关。发病率大约为 1/25000。SMS 综合征的主要临床表现为智力低下，低肌张力，语言发育迟缓，传导性听力丧失，内斜视，牙釉质发育不良，前颌骨突出。另外还有短头，面中部发育不良，声音粗哑，神经运动和生长迟缓。约 2/3 SMS 病人有自残行为。绝大多数 SMS 患儿均有睡眠障碍。绝大多数（90%）SMS 都是由染色体 17p11.2 区域一个长约 3.7Mb 序列缺失造成的。SMS 也可由位于该区域内的 RAI1 基因突变引起。同一染色体区域的序列重复造成的疾病称为波托茨基·拉普斯基综合征（PTLS），二者有部分相似的临床表现。SMS 的诊断主要根据临床表现以及检测到染色体 17p11.2 区域缺失或 RAI1 基因突变。通常 SMS 的确诊需要应用微阵列比较基因组杂交（aCGH）技术或荧光原位杂交（FISH）技术。另外，发现 RAI1 基因突变也可以诊断 SMS。

SMS 为常染色体显性遗传。先证者的父母一般来说表型正常，SMS 都是新生突变造成的。与父母的年龄无关。但是先证者的父母有可能是平衡染色体重排的携带者，因此对新诊断的病例，都应该给病人的父母做核型分析。先证者的弟弟妹妹是否会患病取决于其父母是否为携带者。如果其父母核型正常，则他们再次生育一个 SMS 的可能性小于 1%。未见 SMS 病人生育的报道，但是缺乏关于 SMS 是否有生育能力的研究。如果先证者的父母为平衡染色体重排携带者，则该家系中的其他相关成员应该做核型分析和 FISH。

385. 什么是波托茨基·拉普斯基综合征？

波托茨基·拉普斯基综合征（Potocki-Lupski syndrome，PLS；OMIM # 610883）是一种相邻基因综合征，由染色体 17p11.2 区域长约 3.7Mb 的重复导致，与遗传印记相关。PLS 是一种先天性发育异常综合征，其临床表现有低肌张力、存活困难、智力低下、发育障碍及认知异常和行为异常，包括注意力不集中、异常活跃、孤独症等。PLS 病人面部呈三角形、人中平滑、高腭弓、前额突出、额骨颌骨发育不良等面部畸形。PLS 病人染色体 17p11.2 区域重复一般来源于亲代的常染色体重排，需通过微阵列比较基因组杂交（aCGH）来诊断。PLS 出生时的临床症状并不显著，相比其同染色体区段（17p11.2）的缺失引起的史密斯·麦格尼斯综合征（SMS），PLS 并没有得到临床的关注。绝大多数 PLS 病人均有孤独症谱系障碍（ASD）。因此，临床症状提示时（如有 ASD），必须应用微阵列比较基因组杂交（aCGH）技术来诊断该综合征。PLS 病人都是散发病人，其染色体 17p11.2 区域重复一般来源于亲代的常染色体重排，先证者的父母一般来说表型正常，对新诊断的病例，都应该给病人的父母做核型分析。先证者的弟弟妹妹是否会患病取决于其父母是否为携带者；且家系中的其他相关成员应该做核型分析和 FISH。

386. 什么是 DiGeorge 综合征？

DiGeorge 综合征（DiGeorge syndrome，DGS；OMIM#188400）又称为 22q11.2 微缺失综合征或腭心面综合征，是人类最常见的微缺失综合征。新生儿中该病的发病率为 1/4000。DiGeorge 综合征的表型变异比较大，几乎涉及机体各个部分，常见症状及体征包括心脏流出道结构异常（常见锥干异常和主动脉弓异常）、胸腺和甲状旁腺发育不良，以及特殊面容，咽腭弓发育异常。其他症状包括呼吸问题、肾脏异常、低钙血症、血小板减少、喂养困难、胃肠道疾病、听力障碍等。许多患儿早期存在生长发育迟缓、语言障碍和学习困难。约 90% 是由于染色体 22q11.2 位点经典的 3Mb 亚显微结构的片段缺失造成的，包含 30~40 个基因，其中很多基因功能尚未明确。7%~8% 缺失片段为 1.5Mb，另外还包含一些非典型的小片段缺失以及 TBX1 基因点突变。DiGeorge 综合征为常染色体显性遗传，约 93% 为新发，仅有 7% 左右遗传自异常亲本。病人后代有 50% 的概率患病。有家族史或已生育 22q11.2 微缺失综合征的母亲再次生育该病患儿的风险明显增加，因为有可能存在生殖细胞突变的嵌合体，故需要强调产前诊断的重要性。若亲本一方为涉及 22q11.2 的染色体平衡/非平衡易位携带者，则其后代发生 22q11.2 微缺失综合征风险高。

387. 什么是威廉姆斯综合征？

威廉姆斯综合征（Williams-Beurensyndrome，WBS；OMIM#194050）是人类 7 号染色体长臂近端的 7q11.23 区域缺失所导致的多系统紊乱的微缺失综合征，发病率约为 1/10000。临床主要表现为以下几个方面：①特殊面容，威廉宝宝一般拥有共同的面容，精灵面容：朝天鼻、长人中、阔嘴、厚唇、小下巴、大耳朵、脸颊丰满、眼皮水肿等。②心血管畸形、动脉狭窄、房间隔缺损、室间隔缺损等；③神经系统发育异常，轻到中度智力障碍，行为认知异常；④其他系统临床表现，如生长迟缓、内分泌代谢异常消化道尿道畸形、牙齿、皮肤毛发异常等。WBS 发生的遗传学原因为 7q11.23 区域约 1.5~1.8Mb 的单拷贝缺失，里面包含 26~28 个基因，目前普遍认为 ELN 基因缺失与其特异的心血管（SVAS）异常和结缔组织异常（腹股沟疝）有关，其余基因的功能及其与临床表型之间的关系尚不明确。WBS 是常染色体显性遗传病，WBS 病人生育下一代，其子女的患病率为50%，但大部分病人选择不生育下一代。WBS 多为散发，不携带缺失突变的健康父母，再生一个 WBS 患儿的概率小于1%，但大于普通人群，因为要考虑父母可能为突变的生殖腺嵌合体。

388. 什么是7q11.23 重复综合征?

7q11.23 重复综合征（7q11.23 duplication syndrome；OMIM#609757）由发生于7q11.23 区域约1.5~1.8Mb 的重复引起，遗传方式为常染色体显性遗传。发病率为1/（13000~20000）。临床表现为独特的面部特征：巨头、短头、宽额、直眉、深陷的眼睛、长睫毛、宽鼻尖、短人中、上唇薄、高腭和小耳畸形；心血管疾病：升主动脉扩张在46%的病人中发现，该症状可以在任何年龄中发现并不断进展；神经系统异常：张力减退、癫痫及步态异常和站姿；语音障碍：几乎所有的儿童表现为说话延迟或障碍；行为问题：包括焦虑症（尤其是社会焦虑症）、选择性缄默症、注意缺陷多动障碍（ADHD）、对立违抗性障碍、物理攻击和自闭症等；发育迟缓：大部分患儿在早期表现为运动、语言和社交能力发育迟缓，语言表达能力落后于言语接受能力。学龄期儿童的智力一般低于或处于平均状态，极个别儿童智力高。与 WBS 相反，虽然该区域内包含多个基因，但没有任何一个基因被确定为是导致个体临床特征的原因。再发风险：先证者的同胞：同胞的发病风险依赖于先证者的父母遗传检测结果，如果先证者的父母之一未检测到7q11.23 重复，同胞的发病风险<1%，但大于人群发病率，因为可能存在父母的生殖腺嵌合体；如果先证者的父母之一检测到7q11.23 重复，每一个同胞的发病风险为50%。父母再次怀孕时必须做产前诊断。而先证者的后代有50%的概率遗传该重复突变，故先证者如果计划要后代，必须做产前诊断。

四、线粒体病

389. 什么是 Leber 遗传性视神经病?

Leber 遗传性视神经病（Leber hereditary optic neuropathy，LHON；OMIM 535000）是一种视神经退行性疾病，是最常见的线粒体遗传病之一，在家系中以母系遗传的方式传递。该病以德国眼科医生 Leber 的名字命名，发病率约为1/20000。临床上主要表现为双眼无痛性的急性或亚急性中心视力下降，多于20~30 岁发病，视神经坏死使中央视力迅速丧失，但周围视力仍在。除眼部症状以外，少数病人还可能出现全身症状，如痴呆、耳聋、共济失调等神经系统异常及心电传导异常等。病人常有家族史，外显率低，男性病人多于女性，男女比例为（4～5）:1。该疾病的诊断主要依据临床症状、视觉电生理、眼底检查及阳性的家族史。分子遗传学检测非常有助于该疾病的诊断，目前发现的突变主要集中在线粒体基因组中的 MT-ND1、MT-ND4 和 MT-ND6 基因。Leber 遗传性视神经病是一种母系遗传的疾病，目前尚未发现男性病人将此病遗传给后代的病例，即男性病人的子女无再发病风险。而对于女性病人来说，一定会将突变遗传给下一代，但该病存在不完全外显现象，女性病人的子女的发病风险高低与突变的异质性程度、突变的保守性、核基因组的遗传背景及环境因素都有关，很难一概而论。

390. 什么是肌阵挛性癫痫伴碎红纤维病？

肌阵挛性癫痫伴碎红纤维病（myoclonic epilepsy associated with ragged red fibers，MERRF；OMIM 545000）是一种罕见的线粒体遗传病。在家系中以母系遗传的方式传递，成人中的发病率为 0.25/100000，常在儿童期发病，发病前生长发育无异常，通常以肌阵挛，癫痫起病，超过 90% 病人肌肉活检存在碎红纤维。除以上三种主要症状外，还可出现听力下降、乳酸症、运动不耐症、失忆、神经炎、四肢躯干短小、视神经萎缩等症状。该病致病突变为线粒体基因组中编码赖氨酸 tRNA（MT-TK）基因上的点突变，该基因不直接编码蛋白质，突变后却导致线粒体内蛋白质的合成减少，尤其影响赖氨酸含量高的蛋白质的合成，从而影响线粒体呼吸链的功能，因此这类突变作用更为广泛，可以累及多个系统，具有多系统紊乱的症状。目前发现的 MERRF 的突变位点主要集中在 MT-TK 基因的 A8344G、T8356C、G8363A 和 G8361A 四个位点，该病的分子诊断一般是对上述四个位点直接进行 Sanger 测序。对于携带有线粒体 DNA（mtDNA）突变的女性病人怀孕后，利用羊水脱落细胞或胎儿绒毛组织，对其进行产前诊断，技术上没有问题，但上述组织中的 mtDNA 突变比例不能够代表胎儿体内各组织中真正的突变比例，而且胎儿发育过程中细胞不断进行有丝分裂，突变的比例可能还会发生变化。因此利用羊水细胞或绒毛组织做产前诊断，预测胎儿是否患病十分困难。

391. 什么是氨基糖苷诱发的耳聋？

氨基糖苷诱发的耳聋（aminoglycoside antibiotics induced deafness，AAID；OMIM 580000）是指接受常规剂量的氨基糖苷类抗生素而导致的听力受损，主要表现为耳聋、耳鸣及平衡障碍，这种听力损害一旦发生难以恢复。该疾病是一种线粒体遗传病，在家系中以母系遗传的方式传递。研究表明，线粒体 12SrRNA 基因点突变导致 12S rRNA 与氨基糖苷类抗生素结合增强，干扰了线粒体的蛋白质和 ATP 合成功能，耳蜗细胞中富含线粒体，成为受累的靶组织，最终耳蜗细胞变性坏死，从而导致耳聋的发生。氨基糖苷诱发的耳聋为母系遗传方式，即突变可通过母亲传给每一个子代，子代中的女性仍可将突变向下一代传递。男性携带者/病人的突变则不会遗传给子女。氨基糖苷类抗生素包括链霉素、庆大霉素、卡那霉素、妥布霉素和新霉素等。氨基糖苷诱发的耳聋虽然为一种母系遗传的疾病，但它是由于接受了氨基糖苷类抗生素所致，因此是可以预防的。携带突变的个体，其所有母系亲属，包括其母亲、每一位同胞、姨妈及其子女、舅舅、外婆以及外婆的同胞等均携带该突变，上述成员对氨基糖苷类抗生素十分敏感，均需要绝对避免接受以上氨基糖苷类抗生素，防止产生不可逆的听力损害。基因诊断和遗传咨询对氨基糖苷类抗生素诱发耳聋的高危人群至关重要。

五、遗传性肿瘤综合征

392. 什么是遗传性息肉综合征？

遗传性息肉综合征，又称家族性腺瘤性息肉病（familial adenomatous polyposis，FAP），在家系中以不典型常染色体显性遗传形式传递。发病率为 1/6000 到 1/13000，相关基因主要为 APC（OMIM#175100）。FAP 在结肠癌病人中占比不到 1%。如果不进行结肠切除术，FAP 几乎 100% 发生癌变。FAP 病人患胰腺癌的风险是 2%，患其他肿瘤如肝母细胞瘤、脑肿瘤的风险也增加。

根据大肠息肉数和发病年龄，分为经典型 FAP（classical familial adenomatous polyposis，CFAP）和减毒型 FAP（attenuated familial adenomatous polyposis，AFAP）。CFAP 临床标准为 40 岁以前有 100 个以上腺瘤性息肉或者少于 100 个腺瘤性息肉，但亲属中有被确诊为 FAP 者；AFAP 的临床标准为有 10~99 个腺瘤性息肉或 40 岁以上，多于 100 个腺瘤性息肉或 60 岁前患大肠癌，并且有多腺瘤性息肉家族史。以上病人推荐进行 APC 基因检测。FAP 临床表现多以便血或腹泻为主，同时伴有体重下降、贫血或肠梗阻。主要病理变化为结直肠内广泛出现数十到数百、数千个大小不一的息肉。还需注意的是，FAP 的基因型和表型关系十分复杂。即使相同的 APC 基因突变也可以有不同的表型，在一个家族中病人的临床表现也可以不同，这可能与遗传或环境修饰因素有关。有研究发现 NTHL1（OMIM#616415）基因的纯和或者复合杂合突变，以及 MSH3（OMIM#617100）和 MUTYH（OMIM#608456）基因突变可导致常染色体隐性遗传的 FAP。

393. 什么是遗传性非息肉病性结直肠癌？

遗传性非息肉病性结直肠癌（hereditary non-polyposis colorectal cancer，HNPCC），现统称为 Lynch 综合征，在家系中以不典型常染色体显性遗传形式传递，占所有结肠癌病例的 2%~3%，为最常见的遗传性大肠癌综合征。Lynch 综合征病人一生中患结直肠癌的风险为 70%~80%，也会患其他相关恶性肿瘤。MLH1（OMIM#609310）、MSH2（OMIM#120435）、MSH6（OMIM#614350）、PMS2（OMIM#614337）和 EP-CAM（OMIM#613244）中任一基因突变阳性者方可诊断为 HNPCC。也有研究发现 TGFBR2（OMIM#614331）和 MLH3（OMIM#614385）突变可导致 HNPCC，PMS1 和 MSH3 突变是否导致 Lynch 综合征仍然有待证实。

Lynch 综合征临床诊断标准 Amsterdam Ⅱ标准如下：3 个及以上的家系成员患有 HNPCC 相关癌症（结直肠癌、子宫内膜癌、胃癌、小肠癌、肝胆管癌、肾盂或输尿管癌），其中一人是另两人的一级亲属；连续两代出现病人；50 岁前诊断有一个及以上 HNPCC 相关癌症。Lynch 综合征病人结直肠癌多发生在右半结肠，常多发结直肠癌而且常伴发肠外肿瘤。但其五年生存率却明显高于正常人群发生的结直肠癌病人。肠息肉发生率与正常人无显著差异。Lynch 综合征突变携带者应密切随访监测肠道及肠外恶性肿瘤的发生。对于家系中未检测到突变的个体（即非突变携带者），建议重复进行基因突变筛选试验，并从 30 岁起定期做大便潜血试验以及结肠镜检查。Lynch 综合征的结直肠癌病人总体治疗原则与散发性结直肠癌相似。

394. 什么是家族性乳腺 - 卵巢癌综合征？

家族性乳腺 - 卵巢癌（Familial breast-ovarian cancer），又称为遗传性乳腺癌 - 卵巢癌综合征（hereditary breast-ovarian cancer syndrome，HBOCS），在家系中以不典型常染色体显性遗传形式传递，是指一个家族中有 2 个一级亲属或 1 个一级亲属和 1 个二级亲属患乳腺癌或卵巢癌。一般人群发病率为 1/800。如基因检测发现 BRCA1（OMIM #604370）或 BRCA2（OMIM# 612555）大的缺失或突变，就可以确诊被测个体患有 HBOCS，也有研究发现 RAD51C（OMIM #613399）和 RAD51D（OMIM# 614291）突变也可导致 HBOCS。

HBOCS 的女性病人终生都有较高风险发生乳腺癌和卵巢癌。携带 BRCA1 突变的女性有 65% 的风险患浸润性乳腺癌，39% 的风险患浆液性卵巢癌，而携带 BRCA2 突变的女性在 70 岁之前，患浸润性乳腺癌风险为 45%，浆液性卵巢癌为 11%。BRCA 突变女性携带者患导管原位癌、输卵管癌等风险增高；男性终身患癌风险增加。HBOCS 病人患癌特征如下：绝经前乳腺癌（50 岁以下）、双侧乳腺癌、激素受体三阴性乳腺癌、男性乳腺癌以及多个原发癌等。建议 BRCA 突变女性携带者自 25 岁或者在家族中乳腺癌最早诊断年龄的前 5~10 年起定期行乳房检查。预防性乳房切除术以及对绝经前女性行卵巢切除术均可降低乳腺癌风险。药物预防也是一种有效方法。建议 BRCA 突变男性自 40 岁开始，定期行直肠指检和前列腺特异性抗原检查以及乳房检查。

395. 什么是视网膜母细胞瘤？

视网膜细胞瘤（retinoblastoma，RB1；OMIM#180200），在家系中以不典型常染色体显性遗传形式传递，是一种儿童眼内恶性肿瘤，多在 4 岁以前发病。所有视网膜母细胞瘤的发病率在 1/13500 到 1/20000 之间（其中约 40% 为遗传性 RB）。RB1 基因为其致病基因。至少 90% 家族性 RB 儿童会发生单侧或双侧视网膜瘤。RB 同时发生成松果体细胞瘤则称为三侧性视网膜母细胞瘤。

视网膜母细胞瘤可分遗传型和非遗传型两类。遗传型为双侧且多在 1.5 岁前发病，可有家族史。非遗传型多为单侧且在 2 岁以后发病。至少符合以下一项临床标准时便可以确诊遗传性 RB：双侧 RB；单侧 RB 且具有家族史；RB（单侧或双侧）加二次原发癌。所有被确诊为 RB 的儿童都应该给予遗传检测。据估计，90% 的遗传性 RB 病人可检测到 RB1 基因突变或缺失。RB 临床表现在早期为眼底灰白色肿块，多无自觉症状，肿瘤长入玻璃体使瞳孔呈黄色光反射时表现为"猫眼"。如为单侧发病，此时应立即手术以防止肿瘤扩散及转移。目前 RB 治疗已不仅限于挽救生命和保住眼球，还应尽可能挽救有效视力。化疗联合局部治疗是目前国际上的首选治疗，其他抗肿瘤药物的应用及基因疗法为 RB 治疗开辟了新的途径，但仍需研究与探索。

396. 什么是 Li-Fraumeni 综合征？

Li-Fraumeni 综合征（Li-Fraumeni syndrome 1，LFS1；OMIM#151623），在家系中以不典型常染色体显性遗传形式传递，表现为在过早年龄即出现多种恶性肿瘤，也称为肉瘤、乳腺癌、白血病和肾上腺（sarcoma、breast、leukemiaand adrenal gland，SBLA）癌综合征。发病率高达 1/20000，与肿瘤蛋白 p53 基因（TP53）异常有关。突变的 TP53 基因有很高的外显率。LFS 病人患相关癌症的风险在 30 岁前约为 50%，而 60 岁前约 90%。对于女性来说，终生患癌风险至少 90%，男性这一风险可能较低，约 70%。女性终身患癌的风险比男性高主要是因为女性 TP53 突变携带者乳腺癌风险比男性更高而男性乳腺癌不是 LFS 的一个特征。

确诊 LFS 需要证实存在 TP53 突变，或具有外显子/多外显子重排（缺失或重复）。尽管有一小部分 LFS 家系被发现携带有 CHK2（OMIM#609265）基因突变，但其并不是 LFS 的主要致病基因。有研究发现家族性 LFS 表现出遗传早现的现象，子代癌症发病率高且发病年龄偏早。研究发现一些遗传修饰因素，包括端粒长度的缩短以及 MDM2 基因上与 TP53 基因共同起作用的一个特定标记与这种现象有关系。为早期诊断 LFS 病人的癌症，采取的措施包括每年的体格检查，建议病人寻求医疗帮助以评价任何无法解释的症状，以及采用一些强化的筛查方法（包括全身 MRI）早期发现肿瘤。

397. 什么是遗传性弥散性胃癌？

弥漫性胃癌（又叫作印戒细胞癌）是一种浸润胃壁的低分化腺癌。引起胃壁的增厚或膨出，而不是形成一个肿瘤块。遗传性弥漫型胃癌（hereditary diffused gastric cancer，HDGC；OMIM#137215）是呈常染色体显性遗传的一种弥漫性胃癌，发病率未知，一般认为很罕见。HDGC 的平均发病年龄为 38 岁，年龄范围在 14～69 岁之间变动，绝大多数病人都在 40 岁之前发病。HDGC 的早期症状并不典型，因此经常被医生甚至病人本人忽略。当症状出现时，病已经达到疾病晚期，症状包括腹部疼痛、恶心、呕吐、厌食和餐后饱腹感、体重下降等。胃癌晚期可在腹部触摸到肿块。HDGC 的致病基因是位于 16q22.1 的 CDH1 基因，携带 CDH1 基因致病性变异的病人一般发病年龄早于 40 岁。HDGC 病人表现为外显不全，男性患弥漫型胃癌的风险在 80 岁前约为 67%，女性 80 岁之前约为 83%。携带 CDH1 基因致病性变异的女性病人有 39%~52% 可能性患小叶乳腺癌的终生风险；她们 80 岁前患胃癌和乳腺癌的综合风险是 90%。导管乳腺癌、印戒结肠癌和胰岛细胞胰腺癌在 HDGC 病人中也有报道，可能是该综合征的一部分症状。CDH1 基因突变的女性病人应该自 35 岁开始每年进行一次乳房钼靶检查，也可以考虑行乳房磁共振检查。根据国际胃癌连锁联盟（IGCLC）的标准，诊断 HDGC 需满足以下特征中的至少一个：①一级或二级亲属中有至少两个确诊弥漫性胃癌的病人，其中至少有一个 50 岁前确诊为 HDGC；②一级或二级亲属中有至少三个确诊为弥漫性胃癌，发病年龄无关。HDGC 以常染色体显性遗传方式在家系中传递。当在先证者中检测到 CDH1 基因致病突变时，可根据常规常染色体显性遗传对其他家系成员进行遗传咨询。

398. 什么是自身免疫性淋巴细胞增生综合征？

自身免疫性淋巴细胞增生综合征（autoimmune lymphoproliferative syndrome，ALPS；OMIM：#601859）是由美国儿科医生 Canale VC 和 Smith CH 在 1967 年最先描述的，因此又称为 Canale- Smith 综合征（Canale-Smith syndrome），在家系中以不典型常染色体显性遗传形式遗传。ALPS 是一种非常罕见的遗传性肿瘤综合征，尚无准确可靠的发病率数据。目前发现的 ALPS 相关基因包括：*FAS*（ALPS Ⅰ A，OMIM：# 601859），*FASLG*（ALPS Ⅰ B，OMIM：#601859），*CASP10*（ALPS Ⅱ A，OMIM：# 603909），*CASP8*（ALPS Ⅱ B，OMIM：# 607271），*PRKCD*（ALPS Ⅲ，OMIM：# 615559），*NRAS*（ALPS Ⅳ，OMIM：#614470），*CTLA4*（ALPSV，OMIM：#616100）。研究报道称，ALPS 病人罹患霍奇金淋巴瘤的风险是正常人的 51 倍，患非霍奇金 T 细胞和 B 细胞淋巴瘤的风险是正常人的 14 倍。而且，ALPS 病人罹患乳腺癌、肝癌、皮肤癌等肿瘤的概率也明显增加。

大多数 ALPS 病人为 IA 型，平均在 5 岁左右发病，患儿往往表现为淋巴结和脾脏明显肿大，并可能迅速的发展成癌症。所有 ALPS 病人白细胞中的 α／β 双阴性 T 细胞（DNT 细胞）数量均明显增加，导致免疫系统反应异常升高，因此病人往往还伴有自身免疫性疾病，如：Coombs 阳性溶血性贫血和免疫性血小板减少症等。APLS 的诊断主要依赖于自身免疫状态的检查和相关基因突变的鉴定，参考标准包括慢性非恶性淋巴细胞增生、外周血 DNT 细胞水平升高、Fas 介导的凋亡机制存在缺陷和明确的相关基因的突变等。

399. 什么是贝克威思 – 威德曼综合征？

贝克威思 – 威德曼综合征（Beckwith-Wiedemann syndrome，BWS；MIM：130650），在家系中以一种不典型的、与突变亲本来源相关的常染色体显性形式传递。国际上报道发生率为 1/10000 ~ 1/13700。BWS 是一种过度生长疾病，主要临床特征有脐膨出/脐疝、巨舌、新生儿低血糖、巨大儿、半侧肢体肥大、内脏器官巨大、心肌病、血管瘤、胚胎性肿瘤（如肾母细胞瘤，肝母细胞瘤，神经母细胞瘤，横纹肌肉瘤、肾上腺皮质癌）等等。7 ~ 8 岁时患儿生长速率减慢。病人可能出现多种上述特征，也可能只出现一两种。因临床表现多变，BWS 临床诊断较为困难，常需分子或（和）细胞遗传学检查确定诊断。

BWS 之所以发生，大多数患儿被发现是因为其染色体 11p15.5 区域内发生异常遗传改变。11p15.5 是人类一个重要的印记区域，其内包含了数个与人类生长、发育、肿瘤发生相关的基因，并包含两个印记控制区调控这些基因表达：印记中心 1（imprinting center 1，IC1）和印记中心 2（imprinting center 2，IC2）。正常情况下，IC1 父源等位基因甲基化、母源等位基因非甲基化，IC2 则为母源等位基因甲基化。约半数 BWS 患儿发生 IC2 母源染色体区域低甲基化，有 20%~25% 患儿发生 11p15 区域的父源单亲二体，约 5% 患儿在 IC1 发生母源染色体高甲基化。此外，BWS 患儿约 15% 有家族史，85% 为散发，约半数的有家族史患儿、约 5% 的散发患儿中可发现 11p15.5 内 CDKN1C 基因的杂合母源致病变异。还有极少患儿（有 1%~2%）发生涉及 11p15.5 区域的复制、缺失或易位等细胞遗传学异常。剩余近 20% 患儿遗传基础不明。患儿同胞及后代的疾病复发风险与其不同的遗传基础有关。

病人的肿瘤发生率也与不同遗传基础有关。据 2013 年一项统计显示，确定发生 11p15.5 区域改变的 BWS 病人中，总的儿童期肿瘤发生率为 8.6%；IC1 高甲基化（均为肾母细胞瘤）和 11p15 父源单亲二体的病人的肿瘤发生率分别为 28.6%、17.3%；IC2 低甲基化和 CDKN1C 基因突变的病人的肿瘤发生率分别为 3.1%、8.8%，并且肿瘤类型中都没有肾母细胞瘤。

400. 什么是 BHD 综合征？

BHD 综合征（Birt-Hogg-Dube syndrome，BHDS；MIM：135150），在家系中以常染色体显性遗传形式传递。是一种发病率低临床上较罕见的遗传病，目前报道的相关致病基因是 FLCN（OMIM#6072723）。病人发生肾肿瘤的风险比正常人群高 7 倍。在患有 BHD 综合征的家族中，肾肿瘤的发病风险相差也较大，有的家族中肾肿瘤发病率较高，有的家族中最常见的病变为多发性肺囊肿和气胸，但所有 FLCN 基因突变引发的 BHD 综合征病人中肾肿瘤的发病概率相同。

诊断 BHDS 最好的方法是进行 *FLCN* 基因检测。BHD 综合征的诊断标准是面部、颈部和上身躯干部出现小的白色或正常肤色的丘疹，这些皮肤的病损可随着时间而进展；至少发现 5~10 个纤维毛囊瘤，且至少一个纤维毛囊瘤要经过免疫组化确诊；肾肿瘤发病年龄较早（小于 50 岁），同时合并无法用其他原因解释的囊性肺部病变或者气胸，家族中有其他成员患有纤维毛囊瘤、肺囊肿、气胸以及肾肿瘤，若同时有 FLCN 基因的变异即可确诊为 BHD 综合征。BHD 综合征临床表现的多样性，主要特征表现包括皮肤病变、肺纤维化和自发性气胸以及肾肿瘤。超过一半的 BHD 肾癌病人表现为双侧多发的肾肿瘤，少数病人同时出现腰痛、血尿和腹部肿块的肾癌三联征。部分病人可出现肾癌引起的副癌综合征，如恶病质、体重减轻、高血压、发热、贫血、红细胞增多症、肝功能异常、血沉加快、神经肌肉病变以及凝血功能异常等。

401. 什么是布卢姆综合征？

布卢姆综合征（Bloom syndrome，BS；MIM：210900），在家系中以不典型常染色体隐性遗传形式传递，在普通人群中罕见，德系犹太人中杂合子频率为 1%。由位于 15q26.1 上的 RECQL3 基因（也称 BLM 基因）纯合或复合杂合突变致病，该基因突变引起染色体断裂和重排。BS 病人的癌症发病率大大增加，并且发病年龄早于典型发病年龄，是 BS 个体死亡最常见的原因之一，病人最常见的恶性肿瘤是结肠癌。

BS 的诊断需基于其临床特征：身材比例正常但生长发育障碍以及皮肤对阳光过敏。确诊需要进行实验室检查：观察体外培养外周血淋巴细胞是否存在异常的染色体断裂和重组，以及姐妹染色单体交换率（sister chromatid exchanges，SCE）是否增加。BS 病人的 SCE 率要比正常人群高 10 倍。目前已报道过 BLM 基因的各种突变类型和大片段缺失。

BS 的临床特征表现为严重的生长发育障碍（但身体比例正常），太阳光过敏性面部红斑/毛细血管扩张（蝴蝶疹）、咖啡斑等皮肤损伤病变，以及 BS 特殊面相（颧骨发育不全、鼻突、下颌骨小、长头骨）。有的 BS 病人嗓音高亢或具有某种形式的学习障碍。BS 病人非常容易感染，并且患糖尿病、脊髓发育不良、慢性肺部疾病的风险增加。病人寿命一般不超过 40 岁，BS 女性病人生育率低，男性不育。

402. 什么是蓝色橡皮泡痣综合征？

蓝色橡皮泡样痣综合征（blue rubber bleb nevus syndrome，BRBNS；MIM：112200）在家系中以不典型常染色体显性的遗传形式传递。该病较罕见，致病基因至今仍未确定，少数家系的致病基因定位于染色体 9p。BRBNS 病人病情较重者可累及整个消化道，发展为全消化道的内部血管瘤，血管瘤也可发生在其他器官，引起严重的临床表现。BRBNS 的诊断可通过影像学和内镜检查得到确诊，通常可检测到特征性的皮肤血管瘤（蓝色斑等）以及内部血管瘤。BRBNS 病人都有特征性的皮肤血管瘤，为紫红色或蓝色肿物，质软。血管瘤的大小，数量，发生的位置并不固定，不同病人之间差异较大。BRBNS 发生内部血管瘤的病人常表现为呕血、便血及直肠出血等，并伴有严重缺铁性贫血、呼吸困难等并发症。儿童期的 BRBNS 病人也会表现为成神经管细胞瘤等。

403. 什么是胃肠道间质瘤？

胃肠道间质瘤（gastrointestinal stromal tumor，GIST；OMIM #606764）最初被称为家族性肠神经纤维瘤病，在家系中以常染色体显性遗传方式遗传。GIST 是肉瘤样肿瘤，不表达典型的肌施万细胞标记物。大多数 GIST 是良性的，生长缓慢，只有 10%~30% 被诊断为恶性。发病率未知，可能罕见。约 70% 的 GIST 发生于胃，20% 发生在小肠，而其余的分散在消化道别处，如食管，结肠和直肠。散发 GIST 的平均患病年龄是 67 岁。家族性胃肠道间质瘤（家族性 GIST）确诊平均年龄为 48 岁（范围 29～77 岁）。家族性 GIST70 岁患病风险约 90%，但由于研究基于少数家庭，这种风险可能被高估。GIST 的致病基因有：KIT（4q11－q12）；PDGFRA（4q12）；SDHB（1p36.1－P35）；SDHC（1q23.3）。诊断为 GIST，腹腔肿瘤或者肉瘤家族史的病人，应考虑基因检测。

404. 什么是 Carney 综合征？

Carney 综合征（Carney's Complex，CNC），在家系中以不典型的常染色体显性遗传形式传递。本病较罕见，70% 的 CNC 病人呈家族聚集性。

本病临床表现包括黏液瘤、皮肤点状色素沉着、内分泌功能亢进等一系列症状和体征。黏液瘤可累及心脏、皮肤和乳腺，在受累器官中常为多灶性。累及皮肤的黏液瘤往往发生于眼皮、外耳道和乳头，在切除后常有复发。皮肤点状色素沉着主要包括广泛分布的雀斑样痣和蓝痣，雀斑样痣典型地分布于面部中央、唇缘、结膜，尤其是泪阜和结膜半月襞。内分泌功能亢进相关表型包括 Cushing 综合征、肢端肥大症和性早熟。本综合征最严重的表型为心脏黏液瘤，针对全部病人，建议每年进行超声心动图检测，而有黏液瘤病史的病人则建议每半年进行一次。青春期后及成年病人还应每年进行睾丸、甲状腺超声检查，UFC 及血清 IGF-1 水平检测。针对青春期前男性病人，也应每年进行睾丸超声检查。

Carney 综合征分为 CNC1（OMIM#160980）和 CNC2（OMIM%605244）两型，CNC1 的致病基因为 PRKAR1A，位于 17q24.2；CNC2 的致病基因目前未知，定位于 2p16。PRKAR1A 突变造成的 CNC 约占全部病例的 40%，其突变可干扰环腺苷酸（cAMP）依赖的蛋白激酶 A（PKA）信号通路功能而致病。

目前不推荐所有 CNC 病人均针对 PRKAR1A 进行突变检测，但家系中病人可对本基因已知致病突变进行筛查，以防止对家族中不携带突变者进行不必要的医疗监督。

405. 什么是先天性纯红细胞再生障碍性贫血？

先天性纯红细胞再生障碍性贫血（Diamond-Blackfan anemia，DBA；OMIM#105650），因 Diamond 与 Blackfan 于 1938 年首先报道 4 例此类疾病又称为 Diamond-Blackfan 贫血。在家系中以不典型常染色体显性遗传形式传递。其临床表现主要有婴儿期或幼儿期的进行性正色素性且通常为大细胞性贫血；网织红细胞减少；骨髓细胞构成正常伴红系幼稚细胞明显减少或缺失；白细胞计数通常正常，血小板计数通常正常但可增多或减少；约 50% 病人伴有先天畸形；恶性肿瘤风险增高，相关恶性肿瘤包括急性髓系白血病、骨髓增生异常综合征及实体瘤。每 100 万例活产儿中 DBA 年发病率为 5 例。DBA 病人约 90% 是在出生的 1 年内被诊断的，其中 35% 是在出生后 1 个月内诊断。如果满足以下全部诊断标准，则可诊断为典型 DBA：年龄小于 1 岁；不伴有其他明显血细胞减少的大细胞性贫血；网织红细胞减少；骨髓细胞构成正常，伴红系前体细胞缺乏。如果病人具有 DBA 相关的基因突变，但不满足足以诊断 DBA 的诊断标准，则可诊断为非典型 DBA。DBA 是一种核糖体病，是影响核糖体合成的基因突变所致。核糖体的合成受损影响肿瘤蛋白 p53（tumor protein p53，TP53）肿瘤抑制通路的稳定性和活性，这被认为是疾病临床表现（包括红细胞生成受损）的主要原因。该疾病的特征是遗传异质性，影响不同的核糖体基因位点如下表。

分型	染色体定位	表型 OMIM	致病基因
DBA1	19q13.2	105650	RPS19
DBA2	8p23.3 – p22	606129	
DBA3	10q22.3	610629	RPS24
DBA4	15q25.2	612527	RPS17
DBA5	3q29	612528	RPL35A
DBA6	1p22.1	612561	RPL5
DBA7	1p36.11	612562	RPL11
DBA8	2p25.3	612563	RPS7
DBA9	6p21.31	613308	RPS10
DBA10	12q13.2	613309	RPS26
DBA11	17p13.1	614900	RPS26
DBA12	3p24.2	615550	RPL15
DBA13	14q21.3	615909	RPS29
DBA14	Xp11.22	300946	TSR2
DBA15	19p13.2	606164	RPS28

406. 什么是范可尼贫血？

范可尼贫血（Fanconi anemia）在家系中以不典型的常染色体隐性方式遗传。该疾病在人群中极为罕见，其发病率为（1～5）/10000。目前已经发现 15 个 FA 的易感基因（FANCA、FANCB、FANCC、FANCD1/BRCA2、FANCD2、FANCE、FANCF、FANCG、FANCL、FANCM、FANCN/PALB2、FANCI、SLX4 和 RAD51C，见下表），这些基因均参与维持基因组稳定性功能途径。其中 FANCA 突变是最常见的，大约占所有病人的 2/3。范可尼贫血是一种综合征，临床表现主要包括三个方面，骨髓衰竭、躯体畸形和肿瘤易感性增加。范可尼贫血最重要的临床特征是血液学异常，再生障碍性贫血，骨髓增生异常综合征和畸形白血病在纯合子发生率都显著增加。

国际范可尼研究基金会总结了以下有关范可尼贫血临床诊断的主要和次要指征。主要指征：①同胞是范可尼贫血病人；②骨髓再生障碍；③特征性的先天畸形；④自发性染色体断裂；⑤发生在儿童的原发性骨髓异常增殖综合征；⑥发生在儿童的原发性急性髓性白血病；⑦对化疗、放疗治疗异常敏感病例；⑧具有明显乳腺癌及其他类型肿瘤的范可尼贫血的家族。次要指征：①同胞有全血细胞减少；②不能以维生素 B_{12} 和叶酸缺乏解释的大细胞贫血；③非肝炎性及非酒精性肝炎的肿瘤肝脏；④小于 30 岁的卵巢衰竭，55 岁以下的脑肿瘤，65 岁以下的肾母细胞瘤；⑤不能解释的血红蛋白 F 增高；⑥男或女性的不孕。

染色体位置	表型	遗传方式	MIM 编号	基因/基因座
16q24.3	Fanconi anemia, complementation group A		227650	FANCA
Xp22.2	Fanconi anemia, complementation group B		300514	FANCB
9q22.32	Fanconi anemia, complementation group C	AR	227645	FANCC
13q13.1	Fanconi anemia, complementation group D1	AR	600185	FANCD1/BRCA2
3p25.3	Fanconi anemia, complementation group D2	AR	227646	FANCD2
6p21.31	Fanconi anemia, complementation group E	AR	600901	FANCE
11p14.3	Fanconi anemia, complementation group F		603467	FANCF
9p13.3	Fanconi anemia, complementation group G		614082	XRCC9
15q26.1	Fanconi anemia, complementation group I		609053	FANCI
17q23.2	Fanconi anemia, complementation group J		609054	BRIP1
2p16.1	Fanconi anemia, complementation group L	AR	614083	PHF9

染色体位置	表型	遗传方式	MIM 编号	基因/基因座
16p12.2	Fanconi anemia, complementation group N		610832	FANCN/PALB2
17q22	Fanconi anemia, complementation group O	AR	613390	RAD51C
16p13.3	Fanconi anemia, complementation group P	AR	613951	SLX4
16p13.12	Fanconi anemia, complementation group Q	AR	615272	ERCC4
15q15.1	Fanconi anemia, complementation group R	AD	617244	RAD51A
1q32.1	Fanconi anemia, complementation group T	AR	616435	UBE2T
7q36.1	Fanconi anemia, complementation group U	AR	617247	XRCC2
1p36.22	Fanconi anemia, complementation group V	AR	617243	MAD2L2

407. 什么是幼年性息肉病?

幼年性息肉病(juvenile polyposis syndrome,JPS;OMIM#174900),在家系中以不典型常染色体显性遗传形式传递,新生儿发病率为 1/16000~1/100000。约25%的 JPS 病人有 BMPRIA 基因突变,15%~20% 为 SMAD4 基因突变。也有研究报道 ENG 突变但目前 ENG 突变和 JPS 的关系尚未明确。JPS 病人胃肠道患癌风险增加,其中结肠癌患癌风险高达40%,其他区域也有20%的患癌风险。

目前对 JPS 没有正式临床诊断标准,如果满足以下任一条件应考虑对 BMPRIA和 SMAD4 基因进行突变检测以确诊:有3个及以上幼年性结直肠息肉;整个胃肠道有多个幼年性息肉;同时有一个及以上个幼年性息肉和 JPS 家族史;没有 PTEN hamartoma syndrome(PHS)或者 Peutz-Jegherssyndrome(PJS)的其他特征。JPS 的特点是特征错构瘤性"幼年"息肉的存在,息肉常发生于胃、小肠、结肠或直肠,也可能患结直肠腺瘤性息肉。息肉常是儿童期生成,而癌症通常发生在成年期;息肉可从几个到几百个,多数 JPS 病人在 20 多岁时有至少 1 个息肉。主要临床表现为是贫血,出血,以及消化道息肉引起的疼痛。多数 SMAD4 突变病人可能会出现与遗传性出血性毛细血管扩张相符的症状,儿童病人会有杵状指/趾等。

408. 什么是遗传性平滑肌瘤病肾细胞癌?

遗传性平滑肌瘤肾细胞癌(hereditary leiomyomatosis and renal cell cancer,HL-

RCC；MIM：150800）是一种罕见的遗传综合征，在家系中呈常染色体显性遗传。主要表现为皮肤、子宫平滑肌瘤及乳头状肾细胞癌。也被称为多发性皮肤子宫平滑肌瘤（multiple cutaneous and uterine leiomyomatosis，MCUL1）综合征或 Reed 综合征。

HLRCC 致病基因是位于 1 号染色体长臂的延胡索酸水合酶（fumarate hydratase，FH）基因 FH（OMIM＊136850）异常导致。目前认为 FH 是一种抑癌基因，其编码的延胡索酸水合酶是线粒体三羧酸循环的一部分，但其抑癌机制尚不清楚，有假说认为与缺氧诱导代谢途径激活有关。目前已经报道过的 FH 基因突变类型包括错义突变、无义突变、插入突变、缺失突变和剪切位点改变。

HLRCC 最突出的临床特点是受累女性出现严重的症状性子宫平滑肌瘤，表现为子宫异常出血和不适，需行子宫切除术治疗。20%~30% 的病人会出现肾细胞癌，具有较强的侵袭性，原发灶较小时即可发生淋巴结转移和远处播散。HLRCC 病人常见皮肤平滑肌瘤，通常发生在躯干和四肢，具有明显症状。疑诊为 HLRCC 的病人应当进行全面的影像学检查和早期干预，即使对于局限性病变的病人，也推荐行含淋巴结清扫的完全广泛切除手术。

409. 什么是皮肤恶性黑色素瘤？

皮肤恶性黑色素瘤（cutaneous malignant melanoma，CMM）是自发或来源于良性黑色素痣的新生黑色素细胞肿瘤。黑色素瘤通常发生在皮下（累及皮肤细胞），但是也可能发生在其他部位，如黏膜、眼脉络膜。CMM 是发病率增长最快的恶性肿瘤之一，年增长率为 3%~5%，某些环境和遗传因素都能增加患病风险。生活在太阳高辐射地区的 CMM 综合征病人患有黑色素瘤的比率比那些生活在低太阳辐射地区的高。黑色素瘤家系的标准包括 3 个或者以上有血缘的病人生活在阳光辐射强烈的地区和两个或以上有血缘的病人生活在太阳辐射没那么强烈的地区。目前，家族性黑色素瘤可分为 CMM1-10 共 10 个分型，在家族中以常染色体显性遗传形式传递。

皮肤恶性黑色素瘤的主要分型及其致病基因和定位：

CMM1（OMIM％155600）：位于 1p36；

CMM2（OMIM#155601）：CDKN2A（OMIM#600160）位于 9p21；

CMM3（OMIM#609048）：CDK4（OMIM#123829）位于 12q14；

CMM4（OMIM％608035）：位于 1p22；

CMM5（OMIM#613099）：MC1R（OMIM#155555）位于 16q24；

CMM6（OMIM#613972）：XRCC3（OMIM#600675）位于 14q32；

CMM7（OMIM%612263）：位于20q11；

CMM8（OMIM#614456）：*MITF*（OMIM#156845）位于3p13；

CMM9（OMIM#615134）：*TERT*（OMIMI#187270）位于5p15；

CMM10（OMIM#615848）：*POT1*（OMIM#606478）位于7q31。

410. 什么是多发性内分泌腺瘤病1型？

多发性内分泌腺瘤病 1 型（multiple endocrine neoplasia type 1，MEN 1；OMIM：131100）是一种发生于内分泌系统和非内分泌系统的多发性肿瘤病，在家系中以不典型常染色体显性遗传形式传递。发病率为 1/5000 ~ 1/50000 高加索人群，致病基因为 *MEN1*。患有 MEN1 综合征并且有家族史的病人，经检测有 80% ~ 90% 会发现有 MEN1 基因突变或缺失。个人患病史符合 MEN1 诊断标准，但无家族史的个体约 65% 的人可以检测到 MEN1 突变。而新生突变的病例约为 10%。该病的遗传方式为常染色体显性的，但肿瘤的发生机制为隐性的。因为病人除了携带一个生殖系 MEN1 基因突变外，在肿瘤组织（体细胞）中的另外一个正常等位基因需要丧失功能才能导致肿瘤的发生。MEN1 表现度差异很大，罕见儿童期发病。到 50 岁时，几乎每个 MEN1 病人都患甲状旁腺疾病，50% ~ 75% 的患胰腺疾病，30% ~ 55% 患垂体疾病，16% 患肾上腺疾病。大多数 MEN1 相关的肿瘤是良性的，但它们仍然可以导致严重的健康问题。MEN1 的个体有患恶性胰腺胰岛细胞癌的高风险，胰腺癌是 MEN1 个体最常见的死亡原因；他们还有较高的风险发生类癌瘤，是 MEN1 病人死亡的第二最常见原因。符合下列任一标准的个体应考虑患有 MEN1 综合征：①已经诊断患有两种内分泌瘤包含甲状旁腺、垂体腺或 GEP 通道（胃－肠－胰腺消化道，包括胃、十二指肠、胰腺和肠道）肿瘤的个体。②已经诊断患有 3 种或 3 种以上下列肿瘤：甲状旁腺、内分泌胰腺、垂体、肾上腺或神经内分泌类癌瘤。③已经被确诊为甲状旁腺、腺垂体或胰岛内分泌肿瘤，并有一个直系亲属以前诊断为 MEN1 综合征的个体。④已经患有甲状旁腺、腺垂体或胰岛内分泌肿瘤中的一种，并且已经发现携带一个 MEN1 基因的生殖系突变的病人。

411. 什么是多发性内分泌腺瘤病2型？

多发性内分泌腺瘤病 2 型（multiple endocrine neoplasia type 2，MEN2）又称为家族性甲状腺髓样癌（medullary thyroid carcinoma，MTC）综合征，分两个亚型：MEN2A 型（OMIM：171400）和 MEN2B 型（OMIM：162300）。在家系中以不典型

常染色体显性遗传形式传递。发病率为 1/30000 新生儿，致病基因为 *RET*。

MEN 2 病人患甲状腺髓样癌的风险为 95%~100%。这是与 MEN1 病人的主要区别。这种罕见的甲状腺癌的发病通常发生于 40 岁之前，最早的为 3 岁。2B 型多发性内分泌腺瘤病（MEN2B）的病人，在儿童早期患 MTC 的风险最大。一个病人或其近亲中诊断患有 2 种或者 2 种以上特异性内分泌肿瘤［MTC、嗜铬细胞瘤（pheochro-mocytomas，PCCs）和（或）甲状旁腺腺瘤或增生］即可诊断为 MEN2A；MTC 加上嘴唇和舌头的黏膜神经瘤、髓角膜神经网络纤维、唇部扩大的特殊面容，以及类马方综合征体型，可以诊断为 MEN2B。约 90% 的 MEN2 病人携带一个 *RET* 基因突变，约一半的 MEN2B 为新生突变，而 MEN2A 病人中新生突变只有 5%。建议所有诊断患 MTC 的个体进行 *RET* 基因突变检测。

412. 什么是 MYH 相关性息肉病？

MYH 相关性息肉病（MYH-associated polyposis，MAP）是一种呈常染色体隐性遗传的肿瘤综合征，致病基因为 MYH，临床以多发性结直肠腺瘤和高危险性的结直肠癌为特点，近年来作为家族性腺瘤性息肉病（FAP）的一个亚型被广泛关注。MAP 人群中杂合子携带者频率为 1%，在欧美人群中约 80% 的 MYH 突变集中在 Y165C 和 G382D 两种突变上。病人终生反复发生多个结肠腺瘤，患结肠癌、直肠癌、小肠癌的风险显著增高，罹患结直肠癌的终生风险高达 80%。MAP 的平均发病年龄为 50 岁，而平均癌变年龄为 55 岁。病人结直肠多发息肉，数目从数个到百个以上不等，息肉出现之初并无明显症状，随着息肉增大导致部分肠腔阻塞、破溃出血、感染以及合并结肠癌或息肉癌变而出现症状，包括鲜红色或暗红色血便，腹痛、腹泻、黏液便以及里急后重感，也有胃癌和十二指肠息肉的报道。临床上发病年龄较大、息肉数目较少、有家族史的结直肠腺瘤病人怀疑为 MAP，进而通过检测出 MYH 基因的致病突变进行确诊，需要注意的是，由于 MAP 呈常染色体隐性遗传，MAP 病人的父母可能并不患病，但可能有患病的兄弟姐妹。诊断为 MAP 的病人可进行外科手术治疗、结肠镜下切除息肉或药物进行对症治疗。切除结直肠癌息肉可以降低结直肠癌的发生率和病死率，但遗传病具有终身性，MAP 病人仍然会反复出现结肠腺瘤，因此在及早诊断的基础上，定期胃肠镜检查是监测 MAP 疾病进程的必要措施。

413. 什么是家族性神经母细胞瘤综合征？

神经母细胞瘤（neuroblastoma，NB）是一种在中枢神经系统的恶性肿瘤，多在病人的童年期发病，占到了儿童肿瘤死亡的 10%~15%。患病的原因或是从父母遗传的生殖腺突变，或是由于自己本身的生殖腺或体细胞突变造成。NBLST1（MIM：256700）是位于 1p36 的 KIF1B 基因和 17q21.23 的 NME1 基因突变，NBLST2（MIM：613013）是位于 4p12 的 PHOX2B 基因突变，NBLST3（MIM：613014）是位于 2p23 的 ALK 基因变异，与 NB 相关的连锁位点有 6p22（NBLST4；MIM：613015），2q35（NBLST5；MIM：613016），1q21（NBLST6；MIM：613017）和 11p15（NBLST7；MIM：616792）。家族性神经母细胞瘤综合征（familial neuroblastomas syndrome）在家系中以常染色体显性遗传的形式传递，约占神经母细胞瘤总体的 1%~3%，在家族成员中患病风险在 55%~65% 左右，但部分家庭也存在外显率低的情况。大部分的家族性神经母细胞瘤综合征是由 ALK 基因的突变所导致的，且突变主要集中于酪氨酸激酶结构域；部分患儿伴有神经嵴疾病的症状，如先天性中枢性换气不足综合征和先天性巨结肠症，部分家系也可能携带 PHOX2B 基因的突变。目前没有具体的家族性神经母细胞瘤综合征的诊断标准，但若家族中有 3 名及 3 名以上的神经母细胞瘤病人，其携带 ALK 基因突变的可能性将大大增加，因此建议患有神经母细胞瘤且有家族史的儿童进行基因检测。

414. 什么是痣样基底细胞癌综合征？

痣样基底细胞癌综合征（nevoid basal cell carcinoma syndrome，NBCCS，MIM：109400），在家族中以不典型的常染色体显性遗传方式传递，发病率约为 1/6 万，约 80% 病人为家族性，20% 为散发个体。目前已知的致病基因主要为 PTCH1（50%~85%）和 SUFU（5%）。该病主要表现为先天发育异常和对某些肿瘤的易感性，常见相关肿瘤包括：基底细胞癌（平均发病年龄 25 岁），牙源性角化囊肿（90%），成神经管细胞瘤等，病人患癌风险几乎为 100%。先天发育异常包括：面部形态异常，如前额突出、眼距过宽、鼻根扁平宽阔等；骨骼畸形，常见肋骨分叉或融合、椎骨裂、脊柱侧凸或后凹；中枢神经系统，可见颅内钙化；皮肤异常，表现为手足粉红色坑状凹陷，面、胸、背部多发性色素痣；口腔异常，表现为复发性颌骨囊肿；眼部异常，包括眼球突出、先天性白内障、视神经缺损等；泌尿生殖系统，女性可见卵巢纤维瘤或囊肿，男性可见隐睾症、乳房女性化；部分病人可有心脏纤维瘤等。该病临床表现复杂，但这些表现不全部呈现在病人身上。临床主要诊断标准：①全身多发性基底细胞癌（＞2 个）或年龄小于 20 岁，一个基底细胞癌；②经组织病理学证实的牙源性角化囊肿；③手足粉红色凹陷（温水浸泡 10 分钟后更加明显）；④

颅内层状钙化；⑤父母患有 NBCCS。次要诊断标准：①骨骼异常：分叉肋、融合肋、椎骨裂等；②唇裂或腭裂，多指（趾）畸形，眼距增宽等先天性畸形；③头围增大超过 97% 百分位数，伴有额部隆起；④肠系膜囊肿或胸膜囊肿；⑤心脏或卵巢纤维瘤；⑥儿童成神经管细胞瘤。符合 2 个主要诊断标准或 1 个主要诊断标准和 2 个次要诊断标准即可诊断为 NBCCS。NBCCS 病人对 X 射线敏感，直接的阳光照射，过度日晒可增加基底细胞癌发生的可能性，应注意日常防护。

415. 什么是遗传性副神经节瘤–嗜铬细胞瘤综合征？

遗传性副神经节瘤–嗜铬细胞瘤综合征（hereditaryparaganglioma-pheochromocytoma，PGL/PCC）在家族中以不典型常染色体显性遗传的方式传递，目前国内尚缺乏其发病率的数据。PCC 是起源于肾上腺髓质嗜铬细胞的肿瘤，而 PGL 是起源于肾上腺外的嗜铬细胞瘤，可分为副交感 PGL（源于颈部和颅底分布的舌咽、迷走神经的副交感神经节）和交感 PGL（源于胸、腹部和盆腔的脊椎旁交感神经链，常分泌儿茶酚胺类激素）。遗传性 PGL/PCC 是由抑癌基因 SDHx 突变引起，可分为五型。PGL1 型由 SDHD 基因突变引起（约占 30%，MIM：168000），平均诊断年龄 35 岁，以头颈部、多病灶的副交感 PGL 为主，交感 PGL 和 PCC 少见，多表现为良性肿瘤，恶性频率约为 5%，母系基因传递时失活（印记）表现为父系遗传；PGL2 型由 SDHAF2 突变引起（罕见，MIM：601650），平均诊断年龄 32 岁，表现为头颈部、多病灶的副交感 PGL，存在母系印记；PGL3 型由 SDHC 突变引起（占 4%~8%，MIM：605373），平均诊断年龄 43 岁，主要表现为头颈部副交感 PGL，单病灶多见，无恶性报道；PGL4 型由 SDHB 突变引起（占 22%~38%，MIM：115310），平均诊断年龄 30 岁，主要表现为多病灶胸、腹和盆腔交感 PGL（78%）和单侧 PCC（25%），可伴发肾癌和胃肠道间质瘤，恶性频率高达 34%~70%，76% 的病人有高血压；PGL5 型由 SDHA 突变引起（0.6%~3%，MIM：614165），平均诊断年龄 40 岁，以单病灶 PGL 为主，约 16.7% 为恶性。临床上大多数头颈部副交感 PGL 无症状，诊断多依据影像学发现（CT 首选），随着肿瘤的生长可表现相应部位的压迫和功能丧失可伴有疼痛，而交感 PGL 和 PCC 多表现为阵发性或持续性高血压，血、尿儿茶酚胺类激素升高。对于早发（年龄 <45 岁）、多病灶、复发性和有家族史的副神经节瘤病人应进行基因检测，进行风险评估。

416. 什么是黑斑息肉症？

黑斑息肉征（Peutz-Jeghers syndrome，PJS，MIM：175200）在家族中以常染色体

显性遗传的方式传递，PJS 病人子女患病率为 50%，人群发病率约 1/20 万，55% 的病人具有家族史，约 80% 的病人是由 STK11 基因突变引起，部分病人致病基因尚不明确。PJS 以胃肠道多发息肉、皮肤黏膜色素沉着斑和广泛的肿瘤易感性为特征。胃肠道息肉在 10~30 岁逐渐增多，可出现在消化道任何部位，以小肠多见（46.3%~100%）其次为胃（62.1%）和大肠（42.9%~76%），组织类型以错构瘤常见，其次为腺瘤，直径 >2cm 的息肉易恶变。息肉也可发生在胃肠道外，如支气管、鼻腔、膀胱、输尿管等。皮肤黏膜色素沉着斑，以口腔、口唇黏膜多见（100%），可在婴儿期出现，逐渐变黑终生不变，其次为手掌和足底，也可出现在肚脐周围和肛周，青春期后或成年期逐渐消失变白。PJS 病人肿瘤发生率 23%~48%，平均诊断年龄约 32 岁，以消化道肿瘤常见（结肠癌、胃癌、小肠癌），女性病人可见乳腺癌、宫颈癌和卵巢癌，男性可见睾丸癌，其他如肺癌、骨肉瘤和骨髓癌也见报道，PJS 病人肿瘤风险为普通人群的 18 倍，发病年龄早，肿瘤恶性度高。临床诊断标准：①胃肠道息肉≥3 个，组织学证实为 PJ 息肉。②PJ 息肉合并 PJS 家族史。③典型皮肤黏膜黑斑合并 PJS 家族史。④PJ 息肉合并典型皮肤黏膜黑斑。临床表现，早期可无明显症状，随病情进展可出现反复不规则腹痛、黑便，严重者可出现急性肠套叠，行胃肠镜检查可发现多发息肉。

417. 什么是 PTEN 错构瘤综合征?

PTEN 错构瘤综合征（PTEN Hamartoma Tumor Syndrome，PHTS），是指与体细胞 PTEN 基因突变有关的多种散发性恶性肿瘤的总称。PTEN 种系突变有关的遗传性错构瘤综合征主要包括 Cowden 综合征（Cowden syndrome，CS；MIM：158350）、Bannayan-Riley-Ruvalcaba 综合征（BRRS、MIM：153480）和 Proteus 综合征（Proteus syndrome，PS；MIM：176920）。

CS 是一种常染色体显性遗传病，其发病率≥1/200000，CS 的先证者中 80% 有 PTEN 基因种系突变。患有 CS 的妇女，一生中患乳腺癌的危险为 25%~50%，患子宫内膜癌的风险为 6%~10%，其诊断年龄要早于一般人群 10 岁。男性和女性患甲状腺癌的风险约为 10%，多数为甲状腺滤泡状癌，但乳头状癌也可见。最常见的表现为皮肤、黏膜的损害（毛膜瘤、乳头状丘疹），甲状腺异常，纤维囊性疾病，乳腺癌，多发性、早发性子宫肌瘤和巨头症，有关 CS 的临床资料中报道最多的恶性肿瘤为乳腺癌和甲状腺上皮癌。

BRRS 是一种常染色体显性遗传病，约 60% 的 BRRS 病例都携带着 PTEN 基因的种系突变。三大主要特征为巨头畸形、生殖器着色斑病和肠息肉病。特征性皮肤黏膜表现包括血管畸形、脂肪过多症、阴茎或外阴点状着色斑病、面部疣状或黑棘皮症样皮损，以及颈、腋窝、腹股沟多发软垂疣。

PS 是一种罕见、散发而复杂的疾病，儿童 Proteus 综合征或其类似综合征病人，20%~50% 具有 PTEN 基因突变。以多发性、过度生长的错构瘤、结缔组织痣、皮肤痣和骨质肥厚以及巨头、多脂症、血管畸形为特征。

418. **什么是遗传性乳头状肾细胞癌？**

遗传性乳头状肾细胞癌（hereditary papillary renal cell carcinoma，HPRCC；MIM：605074），在家系中以常染色体显性遗传形式传递。是比较罕见类型的肾细胞癌，约占肾细胞癌的 7%~15%。目前报道的相关致病基因是 MET（OMIM#164860）。HPRCC 综合征病人终身患肾癌风险接近 100%。

大多数 HPRCC 以乳头状结构为主，50% 以上的乳头状结构可作为其诊断标准。然而，对乳头<50% 或无乳头状结构的 HPRCC，应注意观察肿瘤的全部结构，并做细胞遗传学、免疫组化等相关检查。肿瘤边缘伴或不伴纤维性包膜、砂砾体、出血、坏死、囊性变、钙化等条件也具有重要的参考价值。另外，泡沫样巨细胞和胞质内脂褐素是 PRCC 最敏感和最特异的诊断标记。因此，综合分析 HPRCC 的组织学特征比单纯强调乳头的百分比更有诊断意义。HPRCC 综合征个体患典型性乳头状肾细胞癌的年龄介于 19~80 岁之间，而典型的发病年龄在 35~55 岁之间。男性多于女性，男与女之比为（2~3.9）：1。有些病人伴有典型的三联症状（血尿、肋腹痛、肋腹肿块）；也可产生一些异常的肿瘤症状，如高血压、高钙血症、低磷血症等。因长期透析而患获得性肾囊肿者常易患此类肾细胞癌。2/3 病人放射图像显示血管减少已证明 HPRCC 相关癌症主要是乳头状肾腺瘤，这也是 HPRCC 的确定性特征。

419. **什么是 Von Hippel-Lindau 综合征？**

Von Hippel-Lindau 综合征（Von Hippel-Lindau syndrome，VHL；MIM：193300），在家系中以不典型常染色体显性（AD）方式传递，人群发病率为 1/85000~1/36000，该综合征由 VHL 基因突变引起，基因位于 3 号染色体短臂（3p25－26），VHL 的症状有头痛、头晕、行走和平衡问题、视力障碍和高血压等。通常表现为血管母细胞瘤累积视网膜、脑干、小脑或脊髓同时合并其他脏器的癌变，如嗜铬细胞瘤、肾细胞癌和胰腺囊肿等。约有 37.2% 的 VHL 综合征病人出现血管瘤，因此失明也是常见的症状，同时也多有出现卒中及心血管疾病等。该病诊断主要依靠影像学和眼底检查，因有80%的VHL为家族遗传，故家族史及VHL特征性的癌症（嗜铬细胞瘤、肾细胞癌等）的诊断有非常重要的意义。在20%的散发病人中，至少同时诊断出两种VHL相关的特征性癌症（一种血管瘤合并一种其他系统癌变，或两种不同部位的血管瘤），才可以诊断为VHL。目前VHL无有效的治疗方式，但及早准确诊断VHL可有效减少并发症，提高生存质量。

420. 什么是沃纳综合征？

沃纳综合征（Werner syndrome，WS；MIM：277700），又称成人早衰症或白内障－硬皮病－早老综合征，在家系中以常染色体隐性遗传的方式传递，人群发病率小于1/100000，由WRN基因突变引起，位于8号染色体（8p11，8p12）。沃纳综合征的出现常由近亲婚配引起，其中堂兄妹间婚配的后代病人更多。沃纳综合征病人的患癌风险明显上升，特别是恶性黑色素瘤。其中最常见的癌症类型是软组织肉瘤，其他的包括多种皮肤癌，上皮性肿瘤如甲状腺癌、肝癌和乳腺癌以及脑膜瘤等。该病受累个体在出生时表现正常，通常在幼年期到青春期前后出现发育停滞之后迅速衰老，表现为身材矮小、白发、脱发、皮肤萎缩、有硬皮病样皮损，异常脂肪沉积导致的腿和手臂异常瘦小以及跟腱和脚踝周围严重溃疡等。同时也包括一些其他症状如典型的声调变化（弱、沙哑、高亢）、生育能力下降、性腺萎缩、青年时期的双侧白内障、血管钙沉积、动脉粥样硬化、2型糖尿病、骨质疏松症等。该病的发病后诊断基于六个主要症状：脱发或毛发早白、双侧白内障，、皮肤萎缩、软组织钙化、异常的五官面貌以及声音高亢这些特点，发病后易确诊，但发病前诊断目前仍旧困难，该病目前尚无根本治疗方法，只可以对并发的其他疾病进行治疗以延长其生存时间。

421. 什么是家族性肾母细胞瘤？

家族性肾母细胞瘤（Wilms tumor，WT；MIM：194070，607102），家族性肾母细胞瘤约占肾母细胞瘤的1.5%，在家族中以不典型常染色体显性伴不完全外显形式传递，由WT1基因突变引起，位于11号染色体（11p13），且至少一半以上WT1基因突变的病人同时携带有CTNNB1基因突变。有30%的Wilms瘤病人存在位于X染色体上的WTX基因失活。肾母细胞瘤是一种通常发生在儿童而较少发于成人的腹部恶性肿瘤。大多数的肾母细胞瘤为单侧发病，只有不到5%为双侧，若肿瘤发生转移，通常情况下会转移到肺部，一旦发生破裂会发生出血继而增加其他腹腔肿瘤的危险。

Wilms 瘤的发现通常是在无意中触及腹部无痛的包块，其明确诊断主要依赖于影像学，腹部的 CT 以及 MRI 等。儿童的 Wilms 瘤有较好的预后，主要的治疗方式为手术联合放化疗治疗，其 5 年生存率可达到 90%，成人 Wilms 瘤治疗效果差，主要为手术治疗。

六、出生缺陷

422. 什么是神经管缺损？

神经管缺损是人类出生缺陷中较常见、最严重的一组畸形，主要表现类型有无脑畸形，脊柱裂和脑膨出，通常发生流产、死胎、死产，幸存者往往遗留终生残疾，严重影响出生人口素质。神经管缺陷属于多基因遗传病，由众多微效基因和环境因素交互作用造成的，但是其发病机制不详。全球神经管缺损发生率约为 1‰，占出生缺陷的 25%~35%。自 20 世纪 90 年代以来，世界许多国家与地区致力于推广以育龄妇女服用叶酸为主的神经管缺损一级干预，以降低神经管缺损的发生率。大量研究证实，育龄妇女围孕期服用叶酸可以有效预防神经管缺损，预防率可达到 50%~80%。

423. 什么是脊柱裂和无脑儿？

在正常情况下，3~4 周的胚胎中，由神经外胚层增厚形成的神经板逐渐演变成神经沟，神经沟进而成为头尾开口的神经管，然后两端开口闭合，再进一步演化为脑和脊髓。如因某种原因，神经管头端未闭就产生了无脑畸形，无脑儿可与脊柱裂合并发生。如某种原因使部分椎管未完全闭合，则发生脊柱裂，其缺损多在后侧。脊柱裂可以使神经根发育异常，并从裂孔长向外方，可致下半身功能障碍。

目前对其发病机制尚不明确。一般认为是遗传因素与环境因素共同作用的结果，目前发现许多环境因素可以致病，叶酸的缺乏被认为是主要的因素，此外还包括妊娠早期接受 X 线照射、病毒感染、高热或洗桑拿浴；孕期接受某些致畸药物，如氨甲蝶呤；过量摄入维生素 A、酒精中毒、大量吸烟、缺氧等均可引起无脑儿的出生。

424. 什么是先天性心脏病？

先天心脏病（congenital heart disease，CHD），简称先心病。是由于心脏及其血管发育障碍导致其形态及功能方面的异常。先天性心脏病的病因目前还不是十分清楚，多数学者认为是由遗传和环境因素共同作用所致，心脏形成是多种细胞精确协调过程，在此过程中，若受到任何干扰均可导致先天性心脏病的发生。环境因素：孕期发生病毒，细菌，真菌等感染，尤其是风疹病毒感染；孕期营养物质的不均衡摄入，在心脏发育异常的病因中约占60%；孕前及孕早期叶酸缺乏；孕妇的心理情绪波动；孕妇服用药物。遗传因素：是导致先天性心脏病的重要原因，目前研究较清楚的基因有以下几种：转录因子GATA4和TBX5ISL1以及Kruppel因子相互作用，可以导致心肌发育不良和心内膜垫缺损；DNAH，ACFC1，NODAL信号通路均和心脏的不对称发育有关；大动脉转位的病人存在ACFC1基因突变。

从遗传学角度可将先天性心脏病分为单基因遗传、由染色体畸变引起及多基因遗传的先天性心脏病。前两类先天性心脏病为多系统损害的一个组成部分或以综合征形式出现，只有第三类是独立的先天性心脏病，该类疾病心血管畸形为病人的唯一临床表现。多基因遗传的先天性心脏病可由环境因素和遗传因素或两者共同作用而引起，尤以后者为重要，约90%的先天性心脏病是由遗传加环境相互作用共同造成的。单基因遗传的先天性心脏病则主要由遗传因素主导，虽然部分疾病存在不完全外显。许多人认为，先天性心脏病人手术后就和正常人一样了，生孩子没有风险，这种看法是不正确的，他们只注意了心脏的承受能力而忽视了疾病的遗传性，决定患先天性心脏病的遗传背景并没有被修正，仍会由父母传给子女。

425. 什么是颅缝早闭综合征?

颅缝早闭综合征（craniosynostosis syndrome）是一组颅骨发育障碍性疾病的统称，主要表现为出生后颅骨骨缝提早出现骨性融合，从而影响头颅和脑的正常发育，导致颅面部的畸形。常合并唇裂、腭裂、并指或并趾等畸形构成综合征表型。该病发病率约为4/10000～6/10000。常见的颅缝早闭综合征包括Crouzon综合征（OMIM# 123500）、Apert综合征（OMIM# 101200）、Pfeiffer综合征（OMIM# 101600）、Jackson-Weiss综合征（OMIM# 123150）、Beare-Stevenson综合征（OMIM# 123790）、Muenke综合征（OMIM# 602849）、Saethre-Chotzen综合征（OMIM# 101400）和Carpenter综合征（OMIM# 201000）。除Carpenter综合征外，其他颅缝早闭综合征均为常染色体显性遗传。多数颅缝早闭综合征由成纤维生长因子受体（fibroblast growth factor receptors, FGFR）基因的杂合突变所致，包括FGFR1、FGFR2和FGFR3基因。FGFR在骨发育过程中起到重要作用，其基因突变后的分子获得功能，使下游信号异常激活导致颅缝早闭，从而引起颅腔狭小，继发颅压增高及中枢神经系统发育异常等症状。颅缝早闭综合征的诊断主要依据临床表现和骨骼系统影像学检查确定，鉴别诊断主要涉及各个颅缝早闭综合征之间的区分。如果家系中先证者致病突变已经明确，可以对高风险胎儿进行产前诊断。颅缝早闭综合征的治疗以手术治疗为主。

426. 什么是食管先天性畸形？

食管先天畸形中最常见的是食管闭锁（esophageal atresia，EA），新生儿发生率约1/（2000~3500）。该畸形中，食管上下段之间未连接，食管上段终于盲袋。气管食管瘘（tracheoesophageal fistula，TEF）是气管与食管之间发生的异常通道，近90%的EA同时发生TEF。EA/TEF患儿生后不久会出现大量流涎、咳嗽、发绀、呕吐、呼吸窘迫等；出生前则表现为超声见羊水过多、胃缺乏液体、腹部小、胎儿体重偏低、扩张的食管盲袋等。

EA/TEF可以单独发生，但约一半病人同时发生其他先天缺陷，最常伴发心脏缺陷。EA伴发的缺陷中，脊柱（V）、肛门（A）、心脏（C）、气管食管瘘（TE）、肾脏（R）、四肢（L）缺陷常联合发生，一般具有其中三种则被称为VACTERL联合畸形，遗传机制不明。约10%EA/TEF病人为VACTERL联合畸形。

目前认为不伴发其他先天缺陷的EA/TEF病因为多因子遗传，但相关因素尚不确定；有研究认为遗传因素可能并不是主要原因。而EA/TEF伴发其他缺陷时，可能构成一种特定的、遗传基础明确的综合征，也可能遗传基础不明（如上述VACTERL联合畸形）。前者如多种染色体异常或单个基因突变导致的综合征，如18三体、3号染色体短臂末端复制，SOX2、CHD7、MYCN、FANCA等基因发生致病变异，病人可能出现EA/TEF。

427. 什么是先天性肥厚性幽门狭窄？

先天性肥厚性幽门狭窄是一种先天性消化道畸形，是由于幽门肌肥厚和水肿引起的输出道梗阻，是婴儿期最常见的一种小肠梗阻。本病发病率为（1~5）/1000，男病人与女病人比率为（4~4.5）:1，多发于婴儿出生后2~6周内。该病呈现一定的家族倾向性，但不遵循典型的孟德尔遗传规律。一般认为是多因子遗传，遗传因素起重要作用，其遗传度在欧美报道为75%~87%。该病典型临床特征为胃蠕动波、扪及幽门肿块和喷射性呕吐等三大征象。目前通过遗传学研究将其遗传易感基因分别定位于11q14-q22（OMIM：612017），12q（OMIM：179010），16p13-p12（OMIM：610260），16q24.3（OMIM：612525），Xq23（OMIM：300711）。其中12q

（OMIM：179010）区域内 NOS1 基因在某些家系中为常染色体显性遗传。本病最可靠的诊断依据是进行实时超声检查或钡餐检查，结合典型临床表现，诊断即可确定。本病最好的治疗方法是幽门肌切开术，疗程短，效果好。本病属先天性消化道畸形，无有效预防措施。

428. 什么是胆管闭锁？

胆道闭锁是以肝外胆道闭塞、胆汁流出受阻为特征的一种婴儿期疾病。临床常表现为新生儿以结合胆红素升高为主的持续性、渐进性黄疸。胆道闭锁可能单独发生，也可伴有其他异常，常见伴发心脏、胃肠道、泌尿系统异常。胆道闭锁的治疗以手术治疗为主，主要包括肝门空肠吻合术和肝移植，目前这两种手术后的总的 10 年生存率约为 90%。如不行手术治疗，患儿多在 2 岁内死亡。胆管闭锁的发病率在亚洲高于世界其他地区，据报道台湾地区的活产儿发病率为 1.46/10000，在美国为 (0.65~0.85) /10000。

目前认为无其他伴发异常的所谓独立型胆道闭锁，主要为多因子病。其病因包括：决定疾病易感性的遗传因素、免疫调节异常、环境因子如病毒或毒素。此类病例胆道发育基本完好，病毒等病原感染引发的免疫应答导致肝外胆道的炎症和纤维化，导致肝外胆道闭锁。而在伴发其他系统异常的胆道闭锁病例，部分病例具有单基因遗传基础，其致病基因已知或未知，例如 ERCC4 基因突变引起的范可尼贫血互补群 Q 亚型、RFX6 基因突变导致的 Mitchell- Riley 综合征、MKS1 基因突变导致的 Meckel-Gruber 综合征 1 型、致病基因不明的 Lambert 综合征等等。家庭成员的再发风险需视具体病因而定。

429. 什么是尿道下裂？

尿道下裂（hypospadias，HYSP）是指以尿道异常开口于阴茎、阴囊或会阴的腹侧为特征的先天畸形，环境因素和遗传因素在疾病的发生中都起到重要的作用，其中有明确致病基因的 HYSP 有两型，包括致病基因为 AR 的 HYSP1 型和致病基因为 MAMLD1 的 HYSP2 型，两者均呈 X 连锁隐性遗传，此外也有 HYSP 的易感基因报道，如 DGKK 基因。尿道下裂是我国男性儿童主要的先天畸形之一，发病率为 3/1000,欧洲的发病率高达 1/750。目前普遍认为尿道下裂的发生受雄激素的影响，具有复杂的遗传背景，是遗传和环境因素相互作用的结果，雄激素受体基因 AR 突变可导致尿道下裂的发生就是直接的证据。环境中的内分泌干扰物可通过降低雄激素水平、抗雄激素活性或与细胞内雌激素受体、芳香烃受体结合等多方面影响尿道下裂的发生，环境中内分泌干扰物污染是近年来尿道下裂发病率增加的主要原因之一。孕早中期药物（丙戊酸钠、苯巴比妥）有明确的导致男性儿童尿道下裂的作用。雌、孕激素的使用也会使男性后代尿道下裂的发病风险成倍增加。尿道下裂的主要治疗方法为手术修复，患儿在 2 岁之后即可接受手术治疗，但日后仍然会面临一系列的医疗、社会及性功能问题。

430. 什么是唇腭裂？

唇腭裂（orofacial cleft，OFC）是一类常见的口腔颌面部结构异常的出生缺陷，新生儿中发病率约为 1/1000 ～ 2/1000。唇腭裂可分为综合征型与非综合征型两类，综合征型唇腭裂病人伴有其他系统器官畸形或生长发育异常，往往为单基因遗传病，目前有多个明确的致病基因报道，包括 MSX1 基因、TP63 基因、BMP4 基因、DLX4 基因等；而非综合征型唇腭裂病人不伴有其他畸形或异常，较综合征型唇腭裂更为常见，发病原因也更加复杂，是一类受遗传与环境共同影响的复杂疾病，其遗传背景也更为复杂，相关的易感基因包括 IRF6 基因、PVRL1 基因、SUMO1 基因、FOXE1 基因、FGFR1 和 FGFR2 基因等。总体来说，先天性唇腭裂畸形发生的遗传因素中，多基因遗传占 20%~35%，染色体异常占 6%~7%，基因突变占 7%~8%。临床上根据畸形发生的部分将唇腭裂分为两型：唇裂伴或不伴腭裂（cleft clip with or without cleft palate，CL/P）以及单纯性腭裂（cleft palate only，CPO）。目前对唇腭裂的治疗主要为缺损组织的修复，其中唇裂的最佳治疗时间为患儿出生后 10 周或 3 月，腭裂手术的时间为患儿出生后 6 ～ 9 个月或 9 ～ 12 个月，及时的修复在帮助恢复正常的口腔颌面外观和功能外，还有助于病人的心理健康。

431. 什么是马蹄内翻足？

先天性马蹄内翻足（congenital clubfoot，CCF），是最常见的先天性足畸形。发病率因种族而异，中国约为 1‰，男性多于女性，双侧多于单侧。病因尚不明确，一般认为与遗传、神经肌肉病变、血管发育异常等多种因素导致发育异常或肌发育不平衡有关，也可能与胎儿足在子宫内位置不当有关，因此是一种多因子遗传病。其中已发现的位于 5q31.1 的 PITX1 基因突变可导致在家系中以常染色体显性遗传形式传递的马蹄内翻足（clubfoot，congenital，with or without deficiency of long bones and/or mirror-image polydactyly；CCF；OMIM#119800）。CCF 的典型临床表现包括足内侧缘向内上方翻转（足内翻）、前足内收以及踝关节和跗骨间关节跖屈（前足下垂）。足内翻可单独发生，也可能合并其他畸形比如隐性脊柱裂、多关节挛缩、长骨缺失以及镜像多指等。由于足内翻畸形早期即可发现，因此多能及早治疗，但应定期随访至骨骼成熟。CCF 在新生儿中多仅有软组织改变而足部骨骼位置改变较少，随着韧带挛缩畸形加重则会形成固定的骨关节畸形。治疗方法包括非手术治疗和手术治疗，应根据患儿年龄以及畸形严重程度选择相应的方法，早期以非手术治疗为主，保守治疗效果差或畸形严重者则需考虑手术治疗，以矫正畸形，保持足部功能。

432. 什么是脊柱先天性侧弯?

先天性脊柱侧弯（congenital scoliosis，CS），是在胚胎期由于脊椎分节不全或者形成障碍而引起的一种结构性脊柱先天畸形。根据脊柱发育障碍分为椎体形成异常（楔形椎体，半椎体），分节异常（单侧条状，双侧融合）或者形成异常合并分节异常。脊椎的畸形导致脊柱纵向生长的不平衡从而引起脊柱向侧方弯曲。发病率约为 0.5‰~1‰。具体病因尚不明确，胚胎发育过程中基因、环境、药物以及动态力学等因素的异常均可通过不同的途径诱导或者促进椎体异常的发生或发展。目前发现的可引起脊椎肋骨发育不全进而导致脊柱侧弯的基因主要有以下几种：DLL3（OMIM# 277300）、MESP2（OMIM # 608681）、LFNG（OMIM # 609813）、HES7（OMIM # 613686）、TBX6（#122600）、RIPPLY2（OMIM#616566），其中前四种在家系中以常染色体隐性遗传形式传递。先天性脊柱侧弯出现畸形较特发性脊柱侧弯早，由于病人仍有较长生长期，若不予治疗，畸形进展一般较重。主要的临床表现为双肩不等高、胸廓不对称，腰前屈时两侧背部不对称出现剃刀背畸形，心肺功能受影响，神经系统牵拉或压迫出现相应症状等。治疗分为保守的支具治疗以及手术治疗，手术治疗也有多种方法，应根据病人情况矫正畸形并且改善心肺功能，达到获得稳定、保持平衡的目的，提高病人的生活质量。

七、多因子病（常见病）

433. 什么是阿尔茨海默病?

阿尔茨海默病（Alzheimer disease，AD；OMIM #104300）是一种常见的中枢神经系统退行性病变。一般起病时表现为几不可查的记忆力减退，一直缓慢进展到较为严重的不能自理最终到完全不能自理。其他常见症状包括痴呆、判断力丧失、语言障碍、易怒以及幻觉等。大约25% AD病人有家族史，其中95%为晚发型（发病年龄>65岁），5%为早发型（发病年龄<65岁）。欧美数据显示，AD是最常见的痴呆的病因。AD的发病原因有以下几个方面：①染色体病唐氏综合征：唐氏综合征引起的AD约占所有AD的<1%。②单一基因突变：早发型约占所有AD的1%~6%，而60%的早发型有家族史，其中13%家族性早发型AD为单一基因突变，属于常染色体显性遗传。已知的三个家族性早发型AD的致病基因为APP、PSEN1、PSEN2。③多基因遗传：晚发型AD一般认识是复杂疾病与多个易感基因相关。目前证据最充分的是APOE e4等位基因与晚发型AD的关联，其他关联易感基因还有TREM2、PLD3、UNC5C及AKAP9等。

　　确诊AD需要依赖于对病人神经病理学改变的评估，β-淀粉样片状聚集和神经细胞间的神经纤维团是AD诊断的金标准三种家族性早发型AD是有APP、PSEN1、PSEN2基因突变引起的，目前仅已知这三种是由单一基因突变引起的，对于这些病人及其家系成员可以通过基因突变筛查来确诊。因为AD有很强的遗传异质性，在提供遗传咨询时必须根据该家系的情况才能提供准确的遗传咨询。必须指出的是AD是一种常见病，任何人终生患痴呆的概率为10%~12%。对于非家族性AD和他们的家系成员的遗传咨询是基于经验、相对非特异。某家系中仅有一个AD病人，他（她）的一级亲属患AD的终生总风险为15%~30%，有时也会报道为20%~25%。这个风险大约是群体患病率的2.5倍（27%相比10.4%）。若一个人的双亲之一及兄弟姐妹之一<70岁时患AD，则这个人的患痴呆的风险为35%~45%。60%的早发型AD具有家族史，其中的13%以常染色体显性遗传方式传递，遗传咨询按一般常染色体显性遗传给出即可。

434. 什么是精神分裂症？

　　精神分裂症（schizophrenia；OMIM #181500）是一种自我思维和感觉异常的精神疾病，表现为思维、情感及行为的分裂，精神活动与环境不协调等。该病病人有情绪异常和认知功能受损，但这些是继发症状，而非初发，因此与情绪异常和痴呆是不同的。精神分裂症没有如阿尔茨海默病中的神经纤维团那样特征性的病理改变。精神分裂症是一种常见病，在全世界各个种族中普遍存在，发病率为~1%。精神分裂症的病因非常复杂，具有很高的遗传倾向。

　　遗传因素在精神分裂症发病中起大约80%的作用，即遗传度约为80%。精神分裂症是多因素病，多个基因在其发病中起作用。若干个重要的候选基因与精神分裂症的关联被陆续发现，如DTNBP-1、NRG-1、DISC-1等基因。社会环境因素在精神分裂症的发病中也起一定作用，如不良的家庭因素，父母的性格，教育方式及家庭成员见的关系紊乱都会影响子女的身心健康。此外，生活不安定、噪声、环境污染等均对发病有一定作用。

精神分裂症没有特征性的器质性病变指标，因此其诊断几乎全部依赖于医生的主观判断，辅助性的影像学、神经电生理学等检查结果一般用于排除类似于精神分裂症的其他疾病。目前常用的精神疾病诊断标准有美国精神病学会《精神疾病诊断和统计手册》1992年版DSM-Ⅳ诊断标准，以及中华医学会精神科分会2001年出版的《中国精神障碍分类与诊断标准》第三版（CCMD-3）。症状标准如下，至少符合以下两项：①幻听；②思维错乱；③妄想；④情感倒错；⑤紧张、行为怪异；⑥意志减退；⑦强制性思维；⑧被动、被控制；⑩言语新作。符合症状标准至少持续1个月可诊断。

精神分裂症的病因和发病机制都不清楚，因此治疗原则是缓解急性症状改善慢性症状。

435. 什么是孤独症？

孤独症（autism；OMIM %209850）是一种原发性普遍的发育异常疾病，通常发生于3岁之前。主要有以下三个特征：语言交流缺乏或非常有限，无社交互动，及刻板重复的行为或兴趣。本病多见于男孩。该病一般从婴儿期开始出现，一直延续到终身，是一种严重的情绪错乱疾病。孤独症谱系障碍（autism spectrum disorder，ASD）包括更广泛的类似疾病，如不太严重的Asperger综合征，以及广谱发育障碍。这些广谱的孤独症表型可以不必符合全部的孤独症诊断标准。大约2/3 ASD病人有智力低下。ASD在0～6岁残障儿童致残原因中占据首位，高达78%，是严重影响儿童精神健康的最常见疾病。

孤独症是多因素疾病，其病因不明，与遗传因素和环境因素及其相互作用有关。ASD的遗传度大约为50%，孤独症的遗传度大约为54%。全基因组连锁和关联分析鉴定出一些孤独症的易感基因，如FOXP2、OXTR、NRP2、RELN、HOXA1、WNT2、GABRB3及Contactin4等基因。环境污染、抗生素滥用、注射疫苗MMR，食物过敏、胃肠道异常感染等环境因素可能与孤独症的发生有关，但不能确定其机制如何。另外，脑损伤、母孕期风疹感染，出生后患过脑膜炎、脑炎等因素，可能是孤独症发生的危险因素。

孤独症的临床诊断主要依据的是详细客观病史、精神检查、心理评估、神经系统检查及其他必要的辅助检查。其临床诊断标准是依据 CCMD-3 中国精神疾病诊断标准。孤独症存在高度遗传异质性，但是确诊仍需要进行遗传学检测。目前对其遗传学病因了解不多，仅有少数病人可以获得遗传学诊断。研究表明核型异常在 ASD 病人中所占的比例大概为 1%～3%；相关罕见或新发 CNVs 可以解释大约 7%～20% 的 ASD 病人。因此核型分析或者拷贝数变异分析是目前孤独症病人进行遗传学诊断的主要方法。此外，孤独症的诊断还应排除 Asperger 综合征、Heller 综合征、Rett 综合征等单基因遗传病。

孤独症病人的病情轻重程度差异很大。因对其发病原因不明，患儿配合度差，至今没有有效的治疗方法。

该病为多因子遗传病，遗传因素在其发病中发挥重要作用。同卵双生子都患孤独症的概率为 60%～80%，异卵双生子都患孤独症的概率为 3%～10%，同胞都患 ASD 的概率为 3%～5%，是群体中 ASD 患病率的 50～100 倍。一般来说，对于这种多因素疾病无法对其家庭成员提供确切的遗传咨询。另外，要确保病人的临床诊断的准确性，确定诊断是否已排除 Asperger 综合征、Heller 综合征、Rett 综合征等单基因遗传病。因为这些类似表型的单基因病与遗传学病因不太明确的孤独症是不同的，他们都有明确的遗传致病基因，可以给病人及家庭成员提供确切的遗传咨询。

436. 什么是糖尿病？

糖尿病（diabetes mellitus，DM）是指一组因胰岛素作用不足导致异常葡萄糖生物稳态使血糖升高引起的疾病，在发病多年后能引起该病特有的并发症。DM 是最常见的慢性病之一，全世界范围内发病率大约为 5%～10%。DM 是一组遗传异质性很强的复杂性疾病，与遗传和环境因素密切相关。2012 年美国糖尿病协会根据病因修订了糖尿病分型诊断标准，将糖尿病划分为四种类型：1 型糖尿病、2 型糖尿病、特殊类型糖尿病和妊娠糖尿病。1 型糖尿病又称胰岛素依赖型糖尿病（IDDM；OMiM% 222100），是因胰岛 β 细胞破坏引起胰岛素绝对缺乏所致，为多因素复杂疾病。2 型糖尿病又称非胰岛素依赖型糖尿病（NIDDM；OMIM #125853），也是多因素复杂疾病，其遗传度较 1 型更高。特殊类型糖尿病为符合孟德尔遗传方式的单基因遗传病。妊娠糖尿病指妊娠时才发生的或妊娠过程中出现的糖耐量异常。

1 型糖尿病（IDDM）是胰岛素绝对缺乏所致的糖尿病。遗传易感基因主要为 HLA 基因和非 HLA 基因（以胰岛素基因为代表）。其中 HLA 基因对 IDDM 发病风险的贡献为 30%～50%，非 HLA 基因的贡献为 8%～10%。2 型糖尿病（NIDDM）有更多遗传因素参与。至今为止的遗传学研究表明几乎所有的染色体上都有 2 型糖尿病的易感位点，通过基因－基因、基因－环境相互作用影响糖尿病的发生。特殊类型糖尿病包括新生儿糖尿病（NDM）、线粒体基因突变型糖尿病（MtDM）与青少年的成人起病型糖尿病（MODY），为相关单基因突变引起的 β 细胞功能遗传缺陷和胰岛素作用遗传缺陷。妊娠糖尿病以妊娠为契机使糖代谢异常，其病理生理基础与 1 型和 2 型糖尿病相同。

特殊类型糖尿病包括新生儿糖尿病（NDM）、线粒体基因突变型糖尿病（Mt-DM）和青少年的成人起病型糖尿病（MODY）属于单基因突变型，可通过基因诊断进行确诊。新生儿糖尿病致病基因达数十余种，已知基因突变能解释 50%～60% NDM 的病因最常见的突变基因为 KCNJ11、ABCC8 基因和 INS 基因。线粒体 tRNAL-eu（UUR）A3243G 点突变型是最常见的 MtDM 的致病原因。葡萄糖激酶（GCK）基因突变所致的 MODY2 是最常见的一种 MODY，约占所有 MODY 的 50%。这类特殊类型糖尿病的早期基因确诊有助于制定有效的治疗方案。对于多基因突变型糖尿病，单凭基因诊断无法确诊，而且环境因素的参与也无法评估其作用大小，迄今为止仍不能进行确切的发病预测和亚型判断。

1 型和 2 型糖尿病属于慢性病，无法治愈。

对于多基因突变型糖尿病，因为基因诊断无法进行确诊，因此也无法为其家庭成员提供确切的遗传咨询。对于单基因突变型的糖尿病，基因检测可明确诊断，并且在明确遗传方式的前提下，相应的可给病人的家庭成员提供明确的遗传咨询。例如，KCNJ11 突变引起的 NDM 多为常染色体显性遗传病，可按常染色体显性遗传病给出相应遗传咨询。MODY 以常染色体显性遗传方式在家系内传递，迄今发现 11 个致病基因，组成 MODY 的 11 种类型。在遗传诊断明确的基础上，按常染色体显性遗传病给家庭成员提供相应的遗传咨询。